中药学类
专业课程思政教学
设计与案例

主审　匡海学　李永吉
主编　杨　琳

全国百佳图书出版单位
中国中医药出版社
·北　京·

图书在版编目（CIP）数据

中药学类专业课程思政教学设计与案例 / 杨琳主编 .—北京：中国中医药出版社，2022.7

ISBN 978 – 7 – 5132 – 7421 – 0

Ⅰ . ①中…　Ⅱ . ①杨…　Ⅲ . ①思想政治教育—教学设计—教案（教育）—高等学校　Ⅳ . ① G641

中国版本图书馆 CIP 数据核字（2022）第 029773 号

中国中医药出版社出版

北京经济技术开发区科创十三街 31 号院二区 8 号楼

邮政编码　100176

传真　010–64405721

三河市同力彩印有限公司印刷

各地新华书店经销

开本 710 × 1000　1/16　印张 18.5　字数 340 千字

2022 年 7 月第 1 版　2022 年 7 月第 1 次印刷

书号　ISBN 978 – 7 – 5132 – 7421 – 0

定价　79.00 元

网址　www.cptcm.com

服务热线　010–64405510

购书热线　010–89535836

维权打假　010–64405753

微信服务号　zgzyycbs

微商城网址　https://kdt.im/LIdUGr

官方微博　http://e.weibo.com/cptcm

天猫旗舰店网址　https://zgzyycbs.tmall.com

如有印装质量问题请与本社出版部联系（010–64405510）

编委会

主　编　杨　琳

副主编　李　磊　纪宝玉　李英鹏

编　委　（按姓氏笔画排序）

丁常宏　王文静　庆　兆　刘　芳

刘　蓉　刘春生　李珊珊　吴文婷

何建成　沈　群　沈晓君　张　瑜

张　慧　范　刚　拉喜那木吉拉　金素安

周　园　周媛媛　胡　筱　祝　婧

袁立霞　黄　潇　董诚明　韩晓伟

主　审　匡海学　李永吉

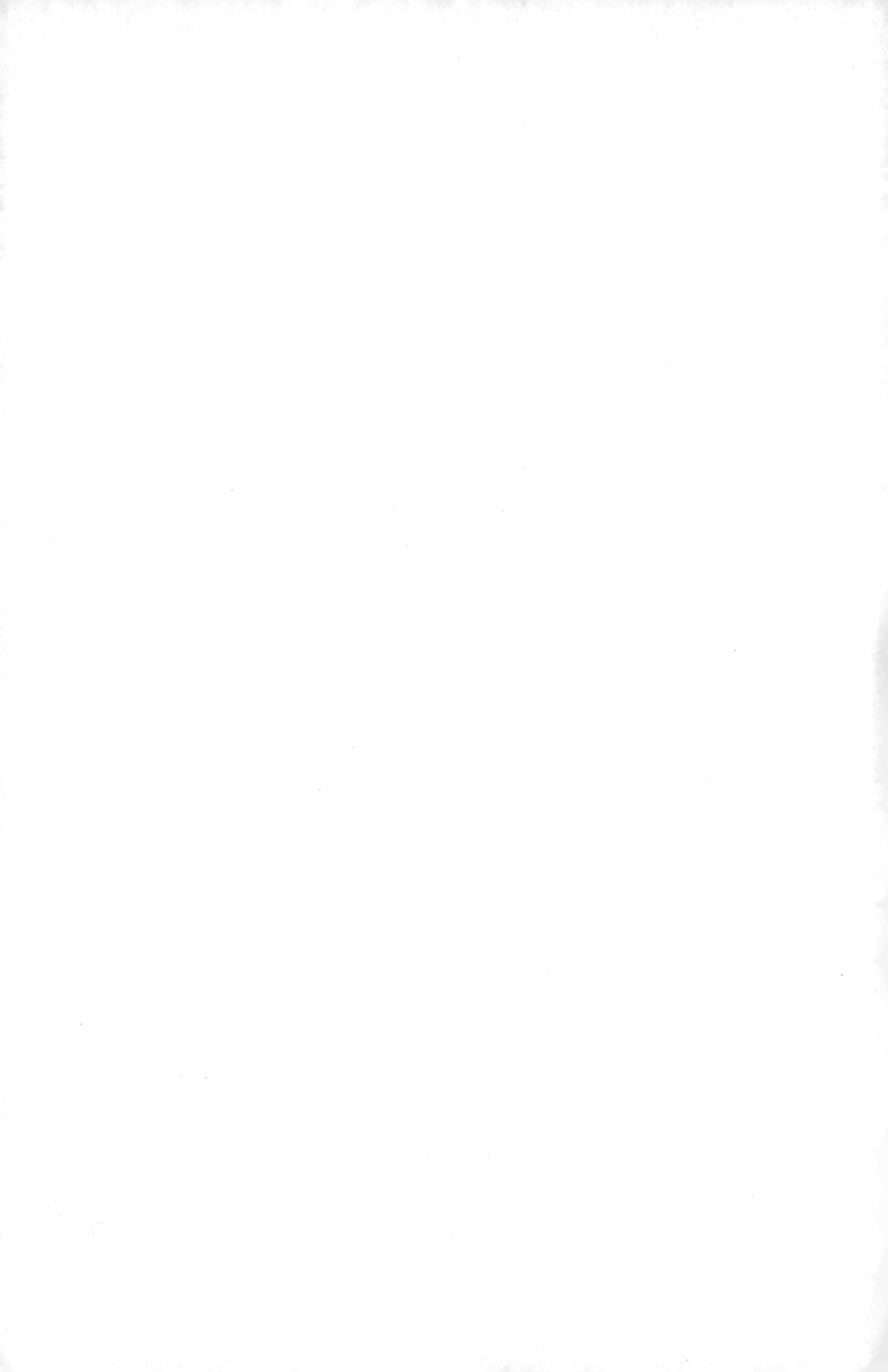

/ 前言 /

2016年12月，习近平总书记在全国高校思想政治工作会议上发表重要讲话，提出“高校思想政治工作关系高校培养什么样的人、如何培养人以及为谁培养人这个根本问题”，强调要“把思想政治工作贯穿教育教学全过程”，开启了中国高校课程思政教学改革的新局面。2020年，教育部印发了《高等学校课程思政建设指导纲要》，并召开了全面推进高等学校课程思政建设工作视频会议，提出要充分发挥好专业课教师“主力军”、专业课教学“主战场”、专业课课堂“主渠道”的作用，推动课程思政建设不断取得新进展、新成效，使专业课与思政课同向同行，构建立德树人长效机制，实现全员全程全方位育人。课程思政成为新时代全面振兴本科教育，构建更高水平人才培养体系，促进学生全面发展的重要着力点。

我国自古以来就重视思想道德教育，《周易》中提到：“刚柔交错，天文也。文明以止，人文也。观乎天文，以察时变。观乎人文，以化成天下。”中医药理论和技术传承发展过程中，更是孕育了独具特色的思政教育元素，比如“神农尝百草”“大医精诚”“济世仁民、报国修身”“取其地、采其时、遵其古、炮其繁”“修合无人见，存心有天知”等。随着科学技术的进步，中医药在维护人民健康、促进经济社会发展、弘扬我国优秀传统文化等方面发挥了重要的作用，我国科学家屠呦呦因为将青蒿素应用于疟疾的治疗而获得2015年诺贝尔生理学或医学奖，2020年新型冠状病毒肺炎疫情防控过程中，中医药发挥了重要作用，成为一大亮点……中医药历久弥新、焕发勃勃生机，无疑为中药学专业课程思政教学改革提供了丰富的德育资源。如何以党史、新中国史、改革开放史、社会主义发展史、中医药发展史为源泉，以经济社会发展和中医药事业守正创新的经典案例为核心，以社会主义核心价值观和中医药文化为引领，深入挖掘课程中蕴含的思政教育元素和所承载的思政教育功能，将课程思政融入课堂教学全过程，落实到课程目标设计、教学大纲修订、教材编审选用、教案课件编写各方面，贯穿课堂授课、教学研讨、实验实训、作业论文各环节，实现思想政治教育与知识传授、能力培养的深度融合，是中医药课程思政建设的关键。

2019年11月，教育部高等学校中药学类专业教学指导委员会在北京中医药大学召开了“高等学校中药学类专业课程思政教学研讨会暨第三届青年教师发展论坛”。会议的中心议题是贯彻落实习近平总书记在学校思想政治理论课教师座谈会上重要讲话精神和教育部相关文件精神，深入推进中药学类专业课程思政建设，促进形成中药学类专业课程教学与思政教育紧密结合、同向同行的育人格局。本次会议共有来自全国50余所院校的教务处长、中药学类专业所在院系的管理干部及一线教师，以及来自海内外的校友代表、教职工代表和学生代表、社会各界人士代表，共计300余人参加。会议邀请了上海中医药大学原党委书记张智强教授、北京中医药大学副校长翟双庆教授、北京师范大学孙宇教授、江西中医药大学副校长杨明教授、北京中医药大学刘春生教授，围绕课程思政教学改革“为什么做、做什么、怎样做”介绍了经验；组织了“课程思政”教师沙龙，来自15所学校的承担中医学基础、方剂学、中药药理学、药用植物学、中药鉴定学、药事管理学、分析化学、无机化学、仪器分析等课程的35位教师和教学管理人员进行了课程思政教学改革经验分享和教学示范；开展了课程思政优秀论文评选，最终在收到的124篇论文中评选出优秀论文一等奖7篇、二等奖16篇、三等奖24篇。本次会议的召开为中药学类专业课程思政教学改革按下了快进键。

在教学交流和教学论文中我们发现，对于专业课程如何发挥德育功能，一些教师在教学实践中已经有了一定的思考和积累，但中药学类专业教育与思想政治教育尚未能很好地形成育人合力。为了更好地激发专业教师开展课程思政教学改革的热情和智慧，中药学类专业教指委秘书处从交流的案例中遴选出教学设计较为完整、课程思政改革较为深入的24个案例汇编成书，并委托杨琳同志主持此项工作。

书稿主要分为两个部分。上篇是中药学类专业课程思政建设概述以及我们的一些思考，由教学管理与研究人员编写，主要包括课程思政的内涵及中医药院校开展课程思政建设的意义，中药学类专业课程思政建设的现状与问题、基本原则、核心要素和中药学类专业课程思政建设的路径。

下篇是中药学类六个专业24门课程的典型思政教学案例。主要体现教师对课程目标的把握，对本门课程的思政教学改革的理解和创造性思考，以及结合具体章节展示如何将思政元素融入教学内容，并在教学过程中层层展开，让学生在潜移默化中接受德育教育。案例的编写包括以下环节：

第一，课程目标。依据《中药学类专业教学质量国家标准》、课程所依托的学科的学术传承发展基本要求，以及学生的身心发展规律，说明课程完成规定的教育教学任务而需要达成的知识目标、能力目标和思政目标。我们在中药学专业认证中发现，大多数课程的大纲和教学设计中缺乏对课程目标的明确界定，多以教材为中心的教学目标代替了课程目标，导致课程教学不能很好地为人才培养目标的达成提供有效的支撑。本书对课程目标进行独立表述是一次大胆尝试，目的是引起教师们对课程目标的重视，主动将《中药学类专业教学质量国家标准》中对毕业生应达到的基本要求与本学科、本课程内容进行关联，进而推动课程教学更好地为人才培养服务。

第二，课程思政教学改革的基本情况。围绕课程思政元素的挖掘、教学内容和环节、教学方法及考核方式，介绍本门课程思政教学改革的思路、方法和取得的效果，体现了中药学类专业课程课程思政教学改革的共性。

第三，教学设计案例。由编者自选一个完整章，围绕本章内容设计一个完整的案例，包括教学目标、教学内容、学习资源、教学测量与评价、教学反思与改进等内容。案例中结合知识点重点叙述需要引入的思政元素和思政案例，引入方法及思政映射点，同时针对课程思政教学效果进行评价和反思。案例体例尽量保持了各校在推行教学设计改革的特点。

本书的编写工作得到了参编院校的高度重视，编写过程中得到了匡海学教授、李永吉教授以及多位专家领导的支持与指导，值此书付梓之际谨向各位领导、专家表示衷心的感谢。

本书编写过程中参考了大量文献，因篇幅有限不能一一列出，在此向原作者表示衷心的感谢。

他山之石，可以攻玉。中药学类专业课程思政建设仍然在路上，本书真实反映了编者对课程及课程思政教学改革的认识、实践和思考，对于一些问题的体会难免不够深入，敬请读者见谅并提出宝贵建议，以期再版时进一步修正完善。

编委会

2022 年 5 月

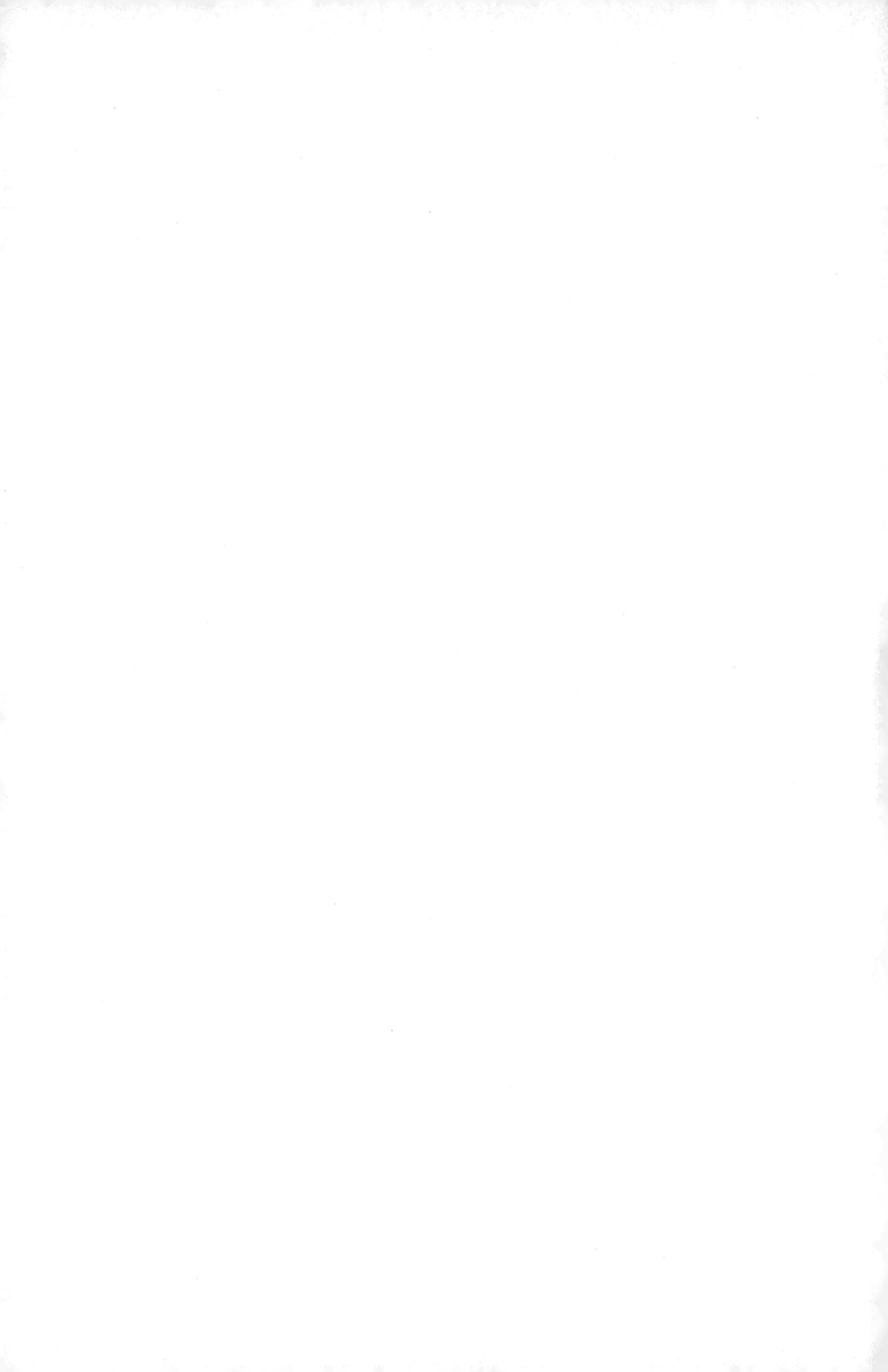

/ 目录 /

上篇　中药学类专业课程思政建设概述

下篇　中药学类专业课程思政教学设计案例

上篇

中药学类专业课程思政建设概述

第一章 课程思政的内涵及中医药院校课程思政建设的意义

党的十八大以来，以习近平同志为核心的党中央高度重视高校人才培养和思想政治工作。习近平总书记在全国高校思想政治工作会议上强调“提升思想政治教育亲和力和针对性，满足学生成长发展需求和期待，其他各门课都要守好一段渠、种好责任田，使各类课程与思想政治理论课同向同行，形成协同效应”。习近平总书记的讲话推动了高校立德树人从思想政治理论课为主渠道向所有课程全覆盖的历史性转变，实现了从以单一的思想政治理论课承担思想政治教育任务为主，向全部课程发挥思政教育功能转变。课程思政教学改革有力地推动立德树人工作的落实，立足制高点，解决了难点，提炼了重点，找到了切入点和突破点，形成了新亮点。

高校人才培养是育人和育才相统一的过程。2020 年 5 月，教育部印发了《高等学校课程思政建设指导纲要》，指出立德树人成效是检验高校一切工作的根本标准。全面推进课程思政建设，有利于推动德育与智育相统一，形成协同效应，构建全员全程全方位育人大格局。

一、课程思政概述

立德之基，课程为要；树人之道，思政为先。课程作为高校人才培养体系中最基本的单元，是高校立德树人的重要载体，是专业建设和人才培养的核心要素。

（一）课程思政的概念

课程思政是指学校所有教学科目和教育活动，以课程为载体，以立德树人为根本，充分挖掘蕴含在专业知识中的德育元素，实现通识课、专业课与德育的有机融合，将德育渗透、贯穿于教育教学全过程，助力学生的全面发展。从本质上来讲，课程思政是大思政教育背景下教育模式的变革，坚持课程思政，坚持立德树人就是要坚持办学的正确政治方向，坚持以培育社会主义建设者和接班人为目标，强化大学生的思想教育与价值引领；把思想政治教育工作贯穿于高校教育教学的全过程，推动各类课程与思想政治理论课同向同行，形成协同效应，构建全员、全程、全方位的育人格局。

虽然目前学界对课程思政的概念未有统一的界定，但学者们多注重从课程思政与思政课程的差异入手来厘清二者的概念。一般认为“思政课程”主要是指学校为达到思想政治教育的教学目标而专门设置且具有明确政治属性的一系列显性课程，课程内容主要是传播以马克思主义为指导的社会主流意识形态。而课程思政旨在将思想政治理论课教学中的思政元素融入通识课和专业课的理论课堂和教学实践中，通过对教育资源全方位、多角度的德育元素挖掘，引导广大学生树立并践行社会主义核心价值观，成为合格的社会主义建设者和接班人。

（二）课程思政的内涵

“国无德不兴，人无德不立”“才者，德之资也；德者，才之帅也”。“德”自古就是中华民族所推崇的思想根基。当前，社会经济快速发展，产业不断转型升级，本科阶段正值学生世界观、人生观、价值观塑造形成的关键时期，高校必须坚持育人为本，德育为先，必须强化课程思政建设，把立德树人的成效作为检验学校一切工作的根本标准，在教育教学的全过程中充分体现知识传授与道德引领并重的理念，不仅传道、授业、解惑，还要重视对大学生价值观的科学引导。课程承载思政的本质是将德育教育贯穿人才培养全过程，充分发挥各学科、各课程价值意蕴，将教书育人、教人求真落到实处。

课程思政建设的基础在课程，没有好的课程建设，思政就将成为无源之水、无本之木。课程思政不是增开一门课，也不是增设一项活动，而是要将思想政治教育融入教学的各个环节，将思政内容与专业教育有机结合，融入课程教学的全过程，实现立德树人。坚持社会主义办学方向，强化社会主义大学的育人导向，要将课程思政教学改革融入课程建设，融入专业建设当中。课程建设是专业建设的基石，加强课程建设是有效落实本科专业类教学质量国家标准和人才培养方案，提高教学水平和人才培养质量的重要保证。推进课程思政教学改革，有助于梳理各门专业课程所蕴含的思想政治教育元素和所承载的思想政治教育功能，不断推进理论与实践知识的融合、学科知识和思政内容的整合，促进课堂内外联动，以课程思政教育为引领，将课程教学与专业实践、社会实践相结合，才能全面适应新时期高等教育教学改革的要求，才能真正培养政治强、本领精、纪律严、作风正的新时代大学生。

因此，必须充分发挥课堂教学的主渠道作用，把课程作为主要载体，明确课程思政的内容和要求，根据不同专业、不同课程特色，深度挖掘、合理融入育人要素，使课堂教学的过程成为引导学生学习知识、锤炼心志、涵养品行的过程，实现育人效果和教学质量的最大化。把大学生的世界观、人生观、价值观问题解决好，用社会主义核心价值观武装头脑，让青年一代成长为对国家、人民和社会有益的人。

（三）课程思政的作用

课程思政是坚持社会主义办学方向的根本举措，有利于构建全员、全过程、全方位育人体系。建设教育强国必须坚持社会主义办学方向，这是教育为人民服务、为中国共产党治国理政服务、为巩固和发展中国特色社会主义制度服务、为改革开放和社会主义现代化建设服务的新时代发展方向，也是努力培养担当民族复兴大任的时代新人，培养德智体美劳全面发展的社会主义建设者和接班人的前进道路。课程思政是高校德育教育的重要组成部分，也是高校育人能力的直接反映。课程思政教学改革，在教育理念上，要正确认识知识传授与价值引领之间的关系，树立全课程育人理念；在课程设置上，要正确处理好显性课程与隐性课程之间的关系；在队伍建设上，要统筹处理好育才能力和育德能力的关系；在资源整合上，要将学科资源、学术资源转化为育人资源，实现知识传授和价值引领有机统一。进而彰显社会主义核心价值观的思想内涵与时代特征，巩固马克思主义理论的指导地位。

课程思政教学改革应避免专业课程“思政化”和思想政治理论课程“通识化”的倾向。所谓专业课程“思政化”，是指虽然在专业课程中强化了思想政治教育意识和功能，但却忽视了专业课程的教学特点和教育规律，结果把专业课程上成了一门类似思想政治理论课的课程。所谓思想政治理论课程“通识化”，是指在思想政治理论课程改革中片面扩大通识性内容，而对思想政治理论课程的中心内容讲解不到位，甚至淡化教学内容的意识形态性。发挥所有课程的育人功能，使各类课程与思想政治理论课同向同行，既要强化显性思政，又要细化隐性思政，深度挖掘高校各学科门类专业课程蕴含的思想政治教育资源，把思想政治理论教育与专业教育变为一个协调同步、相得益彰的过程。就中医药院校而言，应在思政课程中注入中医药元素，深入挖掘中医药文化中的思政教育元素，突出思政教育的特色。如在思想道德修养和法律基础课程中注入救死扶伤和服务健康的职业操守；在中国近现代史纲要课程中注入中医学史上众多医师、药师的先进事迹。很多医药类课程都体现着对生命的尊重意识、对科学的追求精神、对专业的奉献精神、对患者的关怀精神。如在人体解剖学课堂开展“大体良师”致敬教育；在药用植物栽培学课堂引入“绿水青山就是金山银山”的两山理论，凸显生态文明建设与经济和社会建设的融合；在药理学课堂开展动物伦理、动物美学教育等，将课程蕴涵的医德精神升华为学生的内在素质；在医学人文等医药相关课程中将人文精神与科学精神有机融合，塑造学生医者仁心的素养和德能兼修的能力，使各类课程与思政理论课程同向同行。

二、课程思政与思政课程

课程思政与思政课程的核心内涵都是育人，最终目标是高度统一的。但在人才培养过程中又分别承担着不同的任务与功能，二者既有联系也有区别，要把二者有机结合起来，形成协同效应。

（一）课程思政与思政课程的联系

课程承载思政，思政寓于课程。两者是鱼和水的关系，密不可分，主要体现在以下几方面。

一是任务和目标上的共同性。二者都是高校思想政治工作的重要组成部分，共同担负着立德树人的根本任务，旨在通过不同的德育教育方式，构建德育教育共同体，把大学生培养成为德智体美劳全面发展的社会主义建设者和接班人。

二是方向和功能上的一致性。课程思政和思政课程的方向和功能在本质上是一致的，都是发挥思想政治教育功能，都要坚持社会主义办学方向和发挥育人功能。课程思政实际上是课程发挥德育教育功能的升级版，是对课程德育的政治提升，是高校保证正确办学方向、掌握党对高校思想政治工作主导权的重要途径。

三是内容和要求上的契合性。在本质上无论是思政课程中的思想政治理论内容，还是其他课程中的思想政治教育元素，都是思想政治教育体系的重要组成部分，二者具有内在契合性。

（二）课程思政与思政课程的区别

课程思政与思政课程虽在本质上一致，但又有不同侧重，主要体现在以下几方面。

一是思政内容和特点的不同。思政课属于德育课程，具有鲜明的意识形态性，是思想政治教育的显性课程，侧重于思想政治理论教育，主要支撑学科是马克思主义理论学科，是学生思想政治教育的主渠道。而课程思政视域下的课程多为专业课和通识课，就中医药院校而言，支撑学科主要为中医学、中药学、中西医结合、药学、基础医学、生物学、化学、农学、工学、文学等学科，是思想政治教育的隐性课程，对大学生发挥思想价值引领作用，让学生在接受专业知识和技能的同时受到科学精神和中国传统文化的熏陶，从而潜移默化地影响学生的思想、行为和价值选择。其“思政”主要侧重于思想价值引领方面，强调在课程中增强政治意识和加强思想价值引领。

二是课程定位和地位的不同。思政课发挥同向同行的引领作用，是马克思主义在高校发挥领航作用的课程载体，而其他课程则承担同向同行的协同作用，发挥其所具有的思想政治教育作用，与思想政治理论课构成课程共同体。因而，课程思政的课程观虽然强调把思想价值引领放在首位，但不能替代专业知识的学习，不能把专业课思政化。

只有明确课程思政和思政课程的异同，才能同时发挥好二者的育人优势，形成协同效应，增强育人合力。为了防止在课程思政教学改革中出现偏差，需要注意以下几点：

第一，不能将课程思政理解为增开一门课，或增设一项活动。其本质是高校思想政治教育融入所有课程教学改革的各环节、各方面，达到立德树人、润物无声的实效。

第二，杜绝课程思政与思政课程两张皮。思政课隶属马克思主义理论体系，很多教师认为专业课只负责知识传授与技能训练，与思政教育并没有直接关系。实质上，课程思政也包含了思想政治的内容，如专业兴趣、专业认同、科学精神、人文素养、社会责任感以及对世界的正确认知和理解等。

第三，不能将专业课中课程思政上成思政课。专业课的课程思政不同于思政课，其仍然是以专业基础理论、基本知识、基本技能作为重点，同频探索爱国教育、科学素养、人文情怀、创新意识和工匠精神的基本实施路径，实现“盐溶入汤”的目标。

三、课程思政与教育目标

党的十九大报告指出，中国特色社会主义已进入新时代。我国社会主要矛盾已经转化为人民日益增长的美好生活需要和不平衡不充分的发展之间的矛盾。当前，我国总体发展水平进入世界中上行列，人民群众对优质教育资源的需求更加强烈。新时代高等教育改革要全面贯彻党的教育方针，坚持社会主义办学方向，坚持中国特色社会主义教育发展道路，立足基本国情，遵循教育规律，坚持改革创新，以凝聚人心、完善人格、开发人力、培育人才、造福人民为工作目标，培养德智体美劳全面发展的社会主义建设者和接班人，加快推进教育现代化、建设教育强国、办好人民满意的教育。要始终坚持把立德树人融入思想道德教育、文化知识教育、社会实践教育各环节，学科体系、教学体系、教材体系、管理体系的设计不能脱离这个目标。

（一）课程思政适应新时代素质教育的任务与要求

高等教育的本质和发展趋势是重视社会主义核心价值观教育，培育行业特色人才、以市场需求为导向设计课程内容，目的在于提高人才的培养质量，提升课程体系中素质教育的设计价值。大学生素质教育包含思想道德素质、科学文化素质、身心健康素质、能力发展、个性培养等要素，是以注重培养受教育者的态度和能力，促进他们在德智体美劳等方面全面发展为基本特征的教育。现有的人才培养方案中有关思政教育要求，主要体现在培养目标的原则性表述，而这种思政目标要求并没有传递给课程体系，导致专业课教学不重视德育教育。落实课程思政教学改革，增强专业课的德育育人功能，是立足新时代培育和践行社会主义核心价值观，建立育人新格局的探索与尝试，是思政教育融入人才培养目标与课程内容的重要途径，也是践行新时代素质教育要求的方法之一。

（二）课程思政符合思想政治教育的基本规律

思想是在客观外界条件和主观因素相互作用过程中形成、变化和发展的，这是思想政治教育必须遵循的最基本的规律。课程思政是否符合思想政治教育的基本规律，取决于其能否通过贯穿外在条件和主观因素两个层面，反映和影响大学生的思想政治观念。就受教育者主观因素而言，高校思想政治工作当前所面对的对象出现了不少新变化。当前国际国内形势错综复杂，各种社会思潮激烈地交锋和碰撞，思想界呈现出前所未有的多元化态势，时刻影响着当代大学生的学习和生活。如今的大学生都能够熟练地掌握现代信息技术，他们更习惯、也更热衷于从网络上获取有关国内外社会热点问题的信息，进而形成自己的评判。而网络的信息良莠不齐，难免会有一些负面言论对大学生的思想产生消极影响。高校的思想政治工作不可能脱离、更不可能回避复杂多变的社会现实。这就要求广大教育工作者们密切关注具有时代特征的新问题，并及时在教育过程中做出回应。但仅仅通过几门思想政治理论课来解释这些日新月异的形势变化，是一项难以完成的任务，毕竟涉及的学科领域、专业知识背景范围太广，不是思政课程轻易就可以完成的。思想政治教育工作是一项贯穿于学生们整个大学生涯的系统工程，课程思政教学改革可以发挥专业课程的协同效应，让所有教师特别是专业课教师发挥好育人作用，密切关注学生的思想动态，及时做好引导。

（三）课程思政以浸润的方式实现教育目标

思想政治教育方法是在继承传统和改革创新的辩证统一中孕育出来的。有学者指出“思想政治教育方法的发展，是同特定的历史条件分不开的。随着社会的发展和教育环境的不断变化，原来服务于特定历史任务的思想政治教育方法，有的仍然能够满足当前的教育需求，尚有继续存在的价值，有些则因其自身的不适应性被新的方法所代替。”随着国内外形势出现的一系列新变化，传统思想政治教育方式也要与时俱进，不断进行补充和完善。思政课作为思想政治教育的显性课程，具有教育目标明确化、教育主客体固定化、教育效果显著化等特点。而课程思政主要借鉴隐性教育的理念和原则，在不经意中实现教育的功能，即以一种较为潜隐的方式将其渗透于专业课与通识课的教育教学中，使学生在潜移默化的教学环境中接受主流意识形态的熏陶，而非将思政元素直接嫁接到专业课或通识课的具体教学活动中。学科课程要达到育人的功能，不能生硬地把专业课或者通识课讲成思想政治课，而是要将思政元素融入专业课教学过程中。只有把显性教育和隐性教育结合起来，才能更好地实现思想政治教育的目的和功能。培养社会主义建设者和接班人是党和国家对高等教育的要求，是高等教育必须完成好的根本任务，承载着祖国和人民的殷切希望。课程思政是实现显性教育和隐形教育相统一，构建德育教育共同体，探索形成三全育人格局的有效方式，需要从意识培养、步骤设计和机制保障等层面开展建设工作，需要加强顶层设计，层层落实、层层引导，为教育目标的实现发挥重要作用。

四、中医药院校课程思政建设的意义

全面推进高校课程思政建设，是落实习近平总书记关于教育的重要论述的重要举措，是落实立德树人根本任务的必然要求，是全面提高人才培养质量的重要任务。课程思政要求将培育和践行社会主义核心价值观融入课程教学中，将学科资源、学术文化转化为思政育人资源。中医药院校课程思政教学改革，对于引领中医药教育工作者和学生厚植爱国情怀、筑牢信仰之基，坚持严谨治学、弘扬大医精神，发挥中医药优势、培养中医药思维，形成育人合力，共筑文化自信具有重要作用。

（一）中医药学为课程思政提供了独特的德育资源

课程思政是一项系统工程，不同的学科专业领域具有不同的文化底蕴与特色，高校课程思政建设必须结合专业特色与院校的办学实际，因校制宜，进行系统的研究设计，统筹各种资源，将课程思政融入学校的文化建设中，才能真正推动课程思政的实现。中医药学是中华优秀传统文化的重要载体，体现了独具特色的物质文明和精神文明。习近平总书记就经常运用中医药理论和中医药学术语阐述治国理政方略，习总书记2012年在广东考察工作期间讲话指出“改革也要辨证施治，既要养血润燥、化瘀行血，又要固本培元、壮筋续骨，使各项改革发展发挥最大效能”；在参加河南省兰考县委常委班子专题民主生活会时的讲话中指出“作风建设是立破并举、扶正祛邪的过程”；在考察长江经济带时指出“治好‘长江病’，要科学运用中医整体观，追根溯源、诊断病因、找准病根、分类施策、系统治疗”。

中医药学蕴含着许多智慧，如天人合一、道法自然的宇宙观；以人为本、济世活人的价值追求；大医精诚、淡泊名利的精神追求；不为良相则为良医的社会责任感。中医药的核心价值体系内涵丰富，有着强大的号召力、凝聚力和向心力，也蕴藏着富有活力的、鲜明的课程思政基因。中医药与马克思主义真理、与中国特色社会主义建设理论和实践、与新时代治国理政理论与实践具有内在共融相通、相生相契的性质和趋势。这些性质和趋势构成了中医药类课程融入思政教育的前提条件和优势，有助于反哺思政课程建设，推动思政课程和课程思政联动效能的实现。 教师在授课过程中立足中医药学科的学术内涵，发挥学科专业课程特色，将中医药术语与社会主义核心价值观、治国理政与科学技术进步和中医药发展结合在一起，培养学生的爱国情怀、法治意识、社会责任、文化自信、人文精神等，将中医药的理论、技术和诊疗优势转化成社会主义核心价值观教育最具体、最生动的有效载体，通过全方位改革设计、全过程引导推进，将思想政治工作“润物细无声”地融入中药学类专业教育教学，实现从思政课程到课程思政，将价值引领落细、落小、落实在每一堂课。这也是对中医药院校学生的特殊的职业要求。中医药院校培养学生的人文精神和职业道德，促进学生形成“感恩、敬畏、责任”的价值观。要通过课程思政贯穿人才培养全过程，引发学生对作为一个医学生和未来医生的责任，并将这种情感逐渐内化于心。

（二）课程思政建设有利于坚定中医药文化自信

中国特色社会主义进入新时代，对高校的各类课程发挥育人主渠道作用提出新的更高要求。中共中央、国务院印发的《关于实施中华优秀传统文化传承发展工程的意见》提出要深入阐发中华优秀传统文化精髓，将其贯穿国民教育始终。中医药文化是中华优秀传统文化的代表，把古代哲学、人文精华凝练形成了健康文化、生命文化和疾病防治的文化，包括中医对生命的认识、对健康的认识，对防病治病规律的把握，都是中国优秀传统文化的体现。传承弘扬中医药文化是传承发展中华优秀传统文化的先行代表和示范性路径，高等中医药院校在中医药文化传承传播与现代发展上，肩负更为直接、更为重要的使命。因此，推动中医药院校课程思政建设，突出中医药文化内蕴的哲学思维、人文精神、道德观念、伦理价值等层面的内容，有利于传承中华优秀传统文化，有利于增强中医药文化自信。

（三）课程思政建设有利于促进中医药高质量发展

中医药学是中国古代科学的瑰宝，也是打开中华文明宝库的钥匙。十九大报告作出“坚持中西医并重，传承发展中医药事业”的重要部署。大量实践证实，中医药在新型冠状病毒肺炎以及 SARS 感染的肺炎治疗中已经显示出明确疗效，中医药正用其如椽大笔书写着恢弘壮阔的时代画卷。

2019 年全国中医药大会在北京召开，这是新中国成立以来第一次以国务院名义召开的全国中医药大会，习近平总书记对中医药工作作出重要指示，李克强总理作出批示，为今后遵循中医药发展规律，传承精华、守正创新，推动中医药事业和产业高质量发展指明了方向，为中医药院校全方位开展中医药人才培养、科学研究、医疗服务、文化传承与创新、国际交流与合作提供了根本遵循。中医药传承创新发展，传承是基础，如果不能传承原汁原味的中医药，就谈不上创新和发展。高素质人才是推动中医药事业更好更快发展的重要保障。中医药院校开展课程思政建设，首先要传承的就是大医精诚的精神，我国历代医家把普及医道医术作为自身责任，做到医高术精，医民医国，以“仁术”济世、活人、报国、修身。《素问》明确提出了“天覆地载，万物悉备，莫贵于人”，孙思邈在《备急千金要方》中也提出“二仪之内，阴阳之中，唯人最贵”的思想，反复强调“人命至重，有贵千金，全生之德为大”。“仁”是古代儒家思想的最高道德准则，“仁术”要求习医者和为医者对人道生命要具有崇高的仁爱精神。张仲景把医学看成是传播“仁”与“爱”的职业，提出“留神医药，精究方术”，把学习、研究、传承和弘扬医学作为神圣事业。同时要将中医药思维培养贯穿人才培养始终，引导学生在中医药思维的世界观指导下，储备中医药知识，掌握采集中医药信息的能力。课程思政教学改革为中医药院校教师和教学管理者提供了一次重新审视教育教学改革活力的机会，重新思考“教什么、怎样教”的契机，重新设计和组织教学内容、方式方法的抓手，是推进新时期中医药高等教育“回归常识、回归本分、回归初心、回归梦想”的有效途径。

中医药院校课程思政建设要彰显时代使命，要根据新时代的要求培养学生对仁心大德的参悟、对生命价值的敬重、对患者苦难的仁心、对中医药理论的深邃领悟、对中医药技能的深入掌握、对中医药文化的深刻认识、对中医药事业的深厚感情，构建具有中医药特色和德育教育功能的课程体系和课程内容，探索符合中医药教育教学规律的思政教育方式方法，所有的课程都要有十足的“中药味”和饱满的“爱国情”，培养具有品德高尚、学术精通、技术精湛的中医药人才。为推动中医药事业传承创新发展、高质量发展，提供智力支撑和人才保障。

（四）课程思政建设有利于推进健康中国战略

中医药几千年来为我国各族人民的健康做出了重要贡献，其完整的理论体系，确切的诊治技术，科学的养生理念，正在为健康中国建设作出不可替代的作用。党中央提出“没有全民健康，就没有全面小康”。健康自古以来就是中国人的价值理念与生活向往，《尚书・洪范》载“五福”即一曰寿，二曰富，三曰康宁，四曰攸好德，五曰考终命。《礼记・礼运》中对“大同”社会的理想追求是“使老有所终，壮有所用，幼有所长，鳏寡孤独废疾者，皆有所养”，丰富了“健康中国”战略的文化价值内涵。中医药学蕴含着丰富的中华优秀传统文化，对于健康也有着深刻的认识。《黄帝内经》载：“上古之人，其知道者，法于阴阳，和于术数，食饮有节，起居有常，不妄作劳，故能形与神俱，而尽终其天年，度百岁乃去。”中医还认为健康不单单局限在形体上，它还强调心理、精神上的健康，《素问・上古天真论》中有言：“恬惔虚无，真气从之，精神内守，病安从来。”中医里还有“仁者寿”的说法，即道德崇高、怀有仁爱之心、胸怀宽广的人容易长寿，这些都是医学及我们自身维护健康追求的方向。随着人们对健康的理解越来越深化，对优质的健康服务的需求越来越迫切，全面推进健康中国建设已经成为全社会一种重要的价值追求。中医药是大健康产业的重要资源，中医治未病理念符合大健康市场需求，大健康概念的普及必将为中医药大健康产业转型升级和新兴业态的孵化带来诸多机遇。中医药必将为健康中国战略的推进发挥重要作用，同时也为课程思政建设提供丰富的、独具特色的思政资源。因此，中医药院校课程思政建设要从“健康中国”及实现中华民族伟大复兴中国梦的战略高度全面把握其中蕴含的重大意义。围绕“健康中国”发展战略，以立德树人为根本，以具有高尚人文情怀、尊重科学、敬畏生命、关爱苍生，志愿为人类健康服务为思政目标，深入挖掘“天人合一”的哲学思想、“大医精诚”的伦理道德、“精益求精”的工匠精神、“忧国忧民”的家国情怀，深挖课程蕴含的思政元素，发挥积极的情感传递及价值引领作用，以培养适应“健康中国”发展战略需求的优秀中医药学人才。

修身立德是我国传统教育的出发点和落脚点，立身之本就是立德树人。新时代中医药院校不仅承载着用中华优秀传统文化引导青年学生传承经典和涵养道德的使命，还承载着助力学生传承中医药理论和技术，坚定中医药理论自信、技术自信和文化自信的使命，更是承担着为推动中医药事业更好更快发展，培养德智体美劳全面发展的建设者和接班人的重任。课程思政在新时代服务人民、社会治理、经济发展、生态文明、文化强国、一带一路和人类命运共同体构建等方面具有很大的作为空间，中医药院校要不断整合学科资源、丰富教学内容、完善教学模式、改进教学方法，不断推进课程思政教学改革，让所有课程发挥育人功能，引导学生“扣好人生第一粒扣子”。

第二章　中药学类专业课程思政建设的现状与问题

党的十八大以来，以习近平同志为核心的党中央把发展中医药提升到国家战略高度、作为健康中国建设的重要内容，谋划和实施了一系列具有基础性、全局性、开创性的重大举措，出台了《中华人民共和国中医药法》，印发了《中医药发展战略规划纲要》，建立了国务院中医药工作部际联席会议制度，发表了《中国的中医药》白皮书，中医药的认识高度、实践深度、影响广度前所未有。党的十九大部署了"坚持中西医并重，传承发展中医药事业"的重要任务，充分表明了党和国家发展中医药事业的坚定信心，中医药振兴发展迎来了天时、地利、人和的大好时机。"人才是实现民族振兴、赢得国际竞争主动的战略资源"。传承发展中医药事业，人才是关键，教育是根本。六十多年来，中药高等教育从无到有、从小到大，始终与国家高等教育发展和中医药发展同向同行，实现了由传统教育方式向现代教育方式的转变，培养了一大批中药专门人才，取得了一大批学术研究与科技创新成果，为构建我国独具特色的医药卫生体系、支撑和促进中医药事业发展提供了强有力的人才保障。近年来，中药学类专业的教育工作者们在课程思政方面做了很多有益探索和尝试，初步形成了思想政治教育与专业教育有机结合、知识传授与价值引领相辅相成的育人新态势。

一、加强实践，探索构建中药学类专业课程思政新格局

（一）更新观念，落实立德树人的根本任务

教书是手段，育人是目的。作为教师，不仅要明确教育的责任和教育的使命，更要引导学生树立坚定的理想信念，将个人的理想追求融入国家和民族的事业中，把远大抱负落实到实际行动中，锤炼高尚的道德情操。"教育者先受教育"就是要求教师对教育理念的内涵深植于心。因此，中药学类专业教师要坚持党的教育方针，不断提升自身的政治素养和理论水平，不仅对专业知识有真知灼见，还能够根据国家的战略方针、社会发展、政策法规，将专业知识与思政元素有效融合，从而实现协同育人的建设目标。

一直以来，各开设中药学类专业的院校都非常注重教育观念、理念的更新，强化师德师风建设，提高三全育人意识，推动教师的观念由重知识传授、技能培养向知识、能力、素质协调发展转变。中药学类专业教师把教书育人和自我修养结合起来，做到以德立身、以德立学、以德施教，深度挖掘专业课程中的思政资源，优化教学内容和教学方法，切实提升德育教育能力。开设中药学类专业的院校通过教育思想观念大讨论、专题讲座培训等活动，引导专业课教师由以往“只埋头拉车不抬头看路”，转向关心当前国家和社会经济发展，关心中医药事业发展，正确认识并理解“大思政”理念和专业课程教学中开展思想政治教育的必要性，引导教师在教学过程中把显性思想政治教育和隐性思想政治教育理念相融合，用渗透性的、潜移默化的方式对学生进行价值观教育，使学生在耳濡目染、无声无息中受教育。通过课程思政建设解决了专业课与思政课两张皮，专业课教师只教书不育人，思想政治教育只是思政课教管人员自弹自唱“独角戏”的顽疾，使思政课不再陷入“孤岛”和孤军奋战的困境。

近年来，开设中药学类专业的高校在课程思政建设方面进行了很多有益的探索和尝试，各院校大多探索构建了全面覆盖、类型丰富、层次递进、相互支撑的具有中医药特色和思政功能的思政教学体系。加强课程思政建设的整体设计，在价值导向上体现人文关怀和对学生发展的关注，达到了知识学习和价值引领的内在契合；在教学方式上体现润物无声与同向同行合一，实现了专业课程与思政元素的有机结合；在管理方式上体现课程协同与教评协同、党政协同与机制协同的多元化协同，使各层级的管理人员都能肩负起课程思政建设直接责任人的使命。广大教师进一步更新教育理念，做到思想认同、理念认同、责任认同，开创了全员全课程融入思政的新格局，大力推进了思政课程向课程思政拓展延伸，为共创“中药味浓”的中药学类专业课程思政新格局注入了“强心剂”，提振了精气神。

（二）上下同心，构建三全育人新格局

课程思政是落实立德树人根本任务的重要抓手，需要全校教职员工共同努力，统筹谋划，系统实施。课程思政教学改革的重点在教师，但重心在学校。中药学类专业的课程思政建设，既要求教师转变教育观念，明确课程思政目标，优化教学内容，创新教学方法，完善考核评价体系，也涉及全校各个部门、各类各门课程的协调配合、统筹推进，因此建立全校“一盘棋”管理体制和机制尤为重要。

随着我国高等教育规模的迅速扩大，许多高校实行了校－院（系）两级

管理，院（系）管理层面又实行院（系）–教研室两级管理，这种“三级”管理体制在人才培养方案制订、专业建设、课程建设、教学改革、教学基层组织建设、教师发展、质量监控、管理考核等方面能更加充分地发挥作用。课程思政建设和实施是课程建设的重要内容，校–院–教研室要明确各自在课程思政建设中具体责任、课程思政教学改革的重要性，并上升到提升办学水平和人才培养质量所必需的高度来认识和把握，探索出行之有效的方式方法以及上下贯通的体制机制。目前大部分院校为校党委书记、校长作为学校思政课程和课程思政建设第一责任人；马克思主义学院党委书记、院长作为思政课建设直接责任人，协助指导全校开展课程思政建设；各专业所在院部的党委书记、院长作为课程思政建设直接责任人，课程负责人直接承担本门课程的课程思政建设工作。大多数高校的课程思政建设由学校的党委统筹规划，由宣传部、教务处、教学评价或教师发展中心等几个部门协同开展工作，各二级学院落地实施。有的高校充分发挥学科带头人、专业负责人、双带头人党支部书记的圈层效应，将中医药学科前沿、教师科研、扶贫故事、中医药事业发展过程中的优秀案例引入课堂，促进中药学类专业课程思政建设。课程思政的主导思想本身就是全员、全程参与，意味着不仅是教师和学生的全员参与，与教师、学生密切相关的管理和服务部门等也应参与其中，这种管理体制在一定程度上有利于专业课之间整体协同开展课程思政建设。从根本上杜绝“上热中温下凉”的现象，确保将各门课程“同向同行、协同育人”的理念和举措真正落到实处。另外一些高校的人事部门在教师的师德考核、职务（职称）评聘、评优考核奖励等方面，把课程思政实施的效果和课程育人功能的发挥作为重要参考指标，有力助推了课程思政建设进程。由此可见，只有党政同心、上下联动抓顶层设计，统筹推进，学校、院系、基层教学组织同向同行，形成协力，才能真正将课程思政建设贯彻落实在人才培养全过程，推动形成“学校有氛围、学院有特色、专业有特点、教师有引领、课程有品牌、成果可推广”的课程思政建设良好态势，切实保证各项工作落到实处、抓出实效。

（三）多措并举，示范引领作用显著

课程思政建设要立足学校、学院、学科和专业特色，将培养社会主义建设者和接班人的根本任务与人才培养目标相结合，打破课程壁垒，构建互学互鉴互通的整合课程。很多高等院校对课程思政建设进行了整体规划，在制度、项目、经费、团队建设、教师发展、督导等方面实行多方位平行推进。一些院校建立了院部–教研室–教师的联动机制，在课程思政建设上予以整体规划和保障，尤其是针对专业的办学定位和特色，在凝练模式、形成共识方面开展了

很多卓有成效的实践探索，有的院校设立了课程思政教学改革专项，同时结合教师的日常教学活动，开展课程思政的说课、评课、教学设计大赛；有的院校依托教研室开展课程思政集体备课，通过教师之间的交流和沟通，让教师进一步了解课程思政建设的关键环节，以此带动基层教学组织的建设和发展，从而更有利于课程思政建设的整体推进。

近年来，开设中药学类专业的高校加强课程思政教学改革的顶层设计和统筹规划，多措并举推进改革进程。大多院校都建设了一批涵盖中药学类专业基础课程、核心课程和专业课程的育人示范课、培育课；遴选具有中医药特色的课程思政典型案例教学设计编印成册，开发了基于院校和课程特色的思政辅助读物及思政教学延展资料等；举办校院两级课程思政示范课程讲课比赛、微课制作比赛，提升了中药学类专业教师的课程思政教学能力，培育了一批可复制可推广的课程思政教学改革典型示范案例和特色做法，遴选了具有一定影响力的课程思政教学名师；同时逐步完善专业课课程思政效果评价。此外，开设中药学类专业的院校强化党委对课程思政教学改革的领导，加强各部门的工作联动，明确职责，协同合作，确保思政育人工作落到实处。党委宣传部加强舆论宣传和政策引领；教务处完善课程思政建设的管理体制机制；学工部讲好“思政故事”和辅助引导；教师发展中心建设高素质队伍和搭建交流平台；马克思主义学院提供政策咨询和实践指导；教学院部以主题教育、一流专业建设为契机深入推进课程思政试点改革。通过明确理念、上下联动、协同推进，中药学类专业课程思政的建设中涌现出一大批“领头雁”“样板田”，形成全员、全过程、全方位育人格局，示范引领作用凸显。

（四）联动推进，协同保障育人成效

马克思说：“思想根本不能实现什么东西，为了实现思想，就要有使用实践力量的人。”课程思政建设归根结底还要靠教师去落实，打造一支具有育德意识和育德能力的教师队伍，是确保实现专业课程与思政课程同向同行、协同育人的智力保障。开设中药学类专业的高校要持续性地引导广大教师树立课程思政的理念，以思想引领和价值观塑造为目标，带动广大教师既要当好“专师”，又要做好“人师”。

在推进课程思政教学改革进程中，举办中药学类专业的高校坚持立德树人的根本任务，坚持以学生为中心，在“人”字上下足功夫。有的院校依托教师发展中心或人事处开展“四有”好老师提升计划，助力教师提升思政素养、德育水平、知识功底、教学能力，成为明道信道，具有大品格、大品行、大品味的教师。有的院校通过举办课程思政培训班、教学比赛、座谈会、党课、支部

学习等多种培训与交流方式，提高专业课教师思想政治水平和课程思政能力。还有的学校针对新入职教师开展上岗前培训、集体备课、老教师传帮带、骨干教师结对子、课程思政教育教学改革专项培训等多种措施，切实增强年轻教师的育德意识，培养和提升年轻教师的育德能力，使青年教师群体自觉地在课程教学中融入课程思政元素，具有开展润物细无声的思政教育的意识。

此外，有些学校组建了思政课教师与专业课教师互助教学团队，建立共建、共享、共惠的教学平台。有的中药学类专业所在院部联合马克思主义学院、团委、学工部等职能部门开展多领域、多维度的课程思政建设交流。有些学校积极开展构建通识教育与专业教育相融合、实践教育与行业协同相结合、创新创业教育及思想政治教育与专业教育全方位深层次融合的人才培养模式改革。有的学校善于借力，通过聘请符合条件的专家学者、各级党政领导、知名企业家、知名校友、社会各界的先进人物担任特聘教师，夯实课程思政的人才基石，鲜活课程思政的育人案例。也有院校通过开展中医药文化教育活动、实施课程思政育人示范项目、建设中医药文化宣传教育基地或中医药博物馆、营造具有中医药特色的大学校园环境等等联动推进，迅速形成“课程思政”改革的内生动力。

二、提升效果，实现专业教育与思政教育有效统一仍需固根强基

“行百里者半九十。”中药学类专业课程思政教学改革虽然取得了显著的成效，但仍然没有从根本上解决专业教育与思政教育有效融合的关键问题，教师的德育意识和德育能力有待进一步提升，究其根本是中医药文化未能在人才培养过程中充分发挥作用，教师的育人意识和育人能力有待加强，对于课程思政教学研究不足，教学方法欠佳，学校对于课程思政教学改革的管理体制和机制有待进一步理顺。总之，要系统梳理、准确把握中药学类专业课程思政建设的形势特点，解决好统筹推进“不到位”、探索实践“有误区”、教学能力“有短板”等突出问题。

（一）专业课教师的育人意识有待进一步提升

提高课程思政教学质量，教师队伍是关键。教师是教书育人实施的主体，也是课堂教学的第一责任人。目前一些中药学类专业教师还限于只做传授书本知识的教书匠，未能扮演好塑造学生品格、品行、品味的“大先生”，未能达到胜任善任、乐教善教的境界和层次。

中药学类专业课程思政的核心就是结合思政元素对专业知识体系或知识单

元进行再梳理、再设计、再完善，促进学生扎实掌握中医药基本理论、基本知识和基本技能，帮助学生形成专业认同感，深植中医药文化自信。目前从事中药高等教育的教师大多是中医药、西医药、生物医药或农学教育背景，教育理论和教育技术功底相对单薄，一些教师对于德育教育的认识存在偏差，甚至认为思政教育是思政课教师的事，是辅导员和学生管理人员的工作，与专业课教师无关。因此，当前的首要任务就是提升专业课和通识课教师的育德意识。

育人者必先育己，立己者方能育人。中药学类专业教师要坚持立德树人，用习近平新时代中国特色社会主义思想铸魂育人；要坚持以文化人，传承弘扬中华优秀传统文化的精髓；要加强理论与实践研究，实现思想引领和知识传授相统一；要潜心研究如何紧密结合专业和课程的特点对学生进行积极正确的思想价值引领，不断推进中药学类专业课程思政建设改革。

（二）中医药助力课程思政的显性作用有待进一步凸显

《中药学类专业教学质量国家标准》明确指出，中药学类专业人才培养应坚持“中医药思维和现代科学思维并重”。我国高等教育设置中药学专业六十余年来，经过几代中医药教育工作者的努力，教育规模不断扩大，专业布局不断拓宽，很多高校都已建立并形成了具有自身办学特色的中药学类人才培养体系，培养了数以万计的高素质中医药人才。但由于近些年新办专业、博士授权点评估、学科评估、院校审核评估、专业认证、课程评估等多方面的要求，很多中医药院校药学院或中药学院为补充师资，引进了大批综合性大学或医药院校药学类、生物类、化学类等学科的教师。非中医药专业教育背景的新入职教师对中医药理论的内涵缺乏深入认识和理解，导致专业课教学过程中缺乏“中药味”，不利于中医药思维培养和中医药理论、技术的传承。“大学者，非有大楼之谓也，有大师之谓也。”各高校从“盖大楼”到“引大师”，吹响了人才“集结号”，近几年很多高校都发布了高层次人才引进信息，此举虽然在某种层面上表达了回归本科教育的意愿，但引进的高层次人才大多承担着非常繁重的科研任务，一定程度上存在“重科研、轻教学，重待遇、轻奉献”的现象，没有时间投入教学，更没有强烈的参加教育教学培训或研讨从而提高自身教学能力的意愿，使得中药学类专业教师偏重现代科学思维，忽略或轻视中医药思维培养，导致中药学类专业教学“药学化”、中药学类专业课程特色和内涵缺失、中医药理论和技术优势传承堪忧，中医药文化传承被削弱，学生的专业思想不巩固，难以树立专业自信。

因此，现阶段如何在教学中做好“原汁原味”地传授中医药理论和技术，强化中医药思维，帮助学生建立中医药思维模式至关重要，这更是中药学类专业开展课程思政的核心要义。中药学类专业教师要把全国中医药大会精神落实到立德树人的实践中去，秉承“传承有特色，创新有基础，服务有能力”的要求，进一步强化中医药思维培养，把中医药思维、现代科学思维与课程教学内容有机结合，加快构建符合中医药学术传承和中医药大健康产业发展需求的人才培养模式，不能让人才培养成为制约中医药学术传承和中医药大健康产业转型发展的瓶颈。

（三）课程思政融入专业教学的方式方法有待进一步优化

社会对教师的要求随着时代的变迁和社会经济发展、科技进步而不断演化升级。随着科技日新月异和全球化进程加快，大学生获得信息的途径越来越多，各种各样的思想文化对大学生的价值观产生了不同程度的冲击。当代大学生表现出综合素质较高、学习能力较强、思维活跃度高等特点，但也存在主体意识强而合作意识薄弱，接受新生事物能力强但判断是非能力弱，自信张扬但抗挫折能力弱等问题，给新时期思想政治教育工作提出新的命题，高校必须因事而化、因时而进、因势而新做好思想政治工作。课程思政的提出，为高校提高思政工作的效率和效果提供了新的途径。课程思政实现价值引领、知识教育、能力培养的有机统一的关键在教师，教师的关键在于教育教学理念的更新，教学内容和方式方法的融会贯通，这对教师、特别是专业课教师也提出了新的教学要求。

目前，中药学类专业部分教师还未摆脱教书匠的单一角色，对课程思政的内涵理解不深，主要体现在课程思政教育元素的挖掘不到位，阐释不够深刻，对课程思政融入教学的方式方法运用效果不佳。有的教师忽视专业课程思政的重要性，教学过程中多关注授课知识点的掌握，对学生的思政教育乏味空洞，流于形式，对于学生思想引导基本处于“随机无序状态”，并未积极地将教学内容与思想教育元素深度融合。经过各类培训、学习和研讨，一些教师对课程所蕴含的思想政治教育元素和所承载的思想政治教育功能有了一定的认识和理解，但是大多理念趋同，多集中体现在家国情怀、工匠精神、核心价值观等方面。这固然没错，但是课程思政元素的挖掘也要立足中医药学科特色、专业培养要求、课程内容以及区域中医药事业和产业发展现状和学校办学特色，同时也要考虑到教师个人的授课习惯等。特别是一些专业课教师的思想政治素质、思想政治教育意识与能力也因学科的不同而有所差异，有些教师在实施课程思政的实践中，存在生搬硬套、强行植入，不同的专业和课程之间存在千篇一律的现象，让学生产生疲劳感，未能体现润物无声、溶盐入汤的无痕效果。课程思政对教师的综合能力的新要求，教师除了要先行认识以外，还需要拓展能力。思政元素本身就是课程的有机组成部分，如何结合课程教学内容把思政教育元素完整挖掘出来，再有机融入教学过程中去，这需要一定的能力和水平。课程思政教学改革不能一蹴而就，而是要常学常新，不断提高对课程思政的认识，进而指导教育教学改革工作的稳步推进，营造百家争鸣、百花齐放课程思政教学改革的氛围，做到学校有氛围，学院有特色，专业有特点，课程有品牌，讲授有风格。

（四）推动课程思政建设的体制机制有待进一步完善

目前，中药学类专业所在院校对于推进课程思政建设做了很多工作，大多建立了党委领导下的管理方式，层层传导，狠抓落实。但仅仅靠行政干预，很难真正保证课程思政与专业教育有机统一，目前课程思政仍然存在与专业教育“两张皮”的现象。推动课程思政建设，需要构建多学科间的合作机制，这是课程思政常态化发展的重要保证。有些高校课程思政建设的顶层设计和整体规划不够完善，在建立涵盖领导机制、管理机制、运行机制、保障机制、评价机制等一系列连贯紧扣、切实有效的制度体系方面，存在任务重叠无法有效落实，或是任务空白无人组织实施的问题，导致合力难以形成，使课程思政建设仍然停留在任课教师自觉完成的初级阶段。有的学校存在课程思政建设走过场的现象，重制度，轻效果，对于课程思政建设的主体责任不够明确，各部门、各环节协同互助的体制机制不健全，很多教学管理人员认为课程思政教学改革就是教师的事，一纸行政指令，教师完成就好；而对于改革过程中教师所需的教学资源、教学服务支持并未做通盘考虑，导致课程思政建设过程中推诿扯皮的现象时有发生，影响了课程思政教学改革的进程。在教学团队建设上，存在专业教师及所在院部与思政教学团队缺少主动融合意识，制约了工作合力的真正形成。对于课程思政改革的评价方式不健全，未能建立符合中医药特点的课程思政效果评价体系，教学基本状态数据监测体系中缺乏对课程思政效果的监测指标，使教师仅能凭主观分辨、不能客观地判断学生的思想动态，进而有的放矢地进行思政教育。而在教学督导方面，无论是督导听课还是管理干部听课，目前的听课重点仍然停留在知识传授和技能训练的效果，常常忽视对思政元素的融入和思政教育效果的评价，这也提示了随着课程思政教学改革的不断深入，在教学质量评价体系方面应对其进行研究，建立相关考评方式，体现课程思政的评价指标。另外，由于不同地域文化、不同类别学校的中药学类专业办学实际不同，加之课程思政仍然处于探索和尝试阶段，目前尚未形成较为成熟的模式供各院校借鉴，这就需要各高校、各专业之间加强经验交流，相互取长补短，总结出具有共性的、普遍的、通用的经验和成果，进而形成一个上下贯通、多元参与的联动运行机制。

（五）课程思政教学改革研究投入有待进一步加强

中共中央办公厅、国务院办公厅《关于深化新时代学校思想政治理论课改革创新的若干意见》中指出，要深度挖掘各高校各学科门类专业课程蕴含的思想政治教育资源，解决好各类课程与思想课相互配合的问题，发挥所有课程的育人功能。推进课程思政建设的关键在于研究，需要广大中药学类专业教师立足中医药传承发展的需求，立足专业、课程建设的实际，进行深入地研究与实践，将课程思政真正融入课程教学的各个环节。目前很多学校在课程思政研究立项、经费支持、课程覆盖比例等方面都有很大的投入，也取得了阶段性成效，但仍然有很多不足。比如在对育人对象的研究方面，仅有为数不多的教师对学生的知识建构、思想、态度、价值观、学习习惯、兴趣、能力等进行深度研究；在教学手段融合方面，大部分学校尚没有建立教学研究成果与教学过程的双向融合模式，缺乏师生互动的平台，教学方法手段缺乏互动性。再如对课程思政的环境与氛围的营造，学生兴趣的激发，探究式、启发式、讨论式等教学方法可行性以及对教学目标达成度的测量缺少有效的评价方式。另外，教师能否立足专业课程和思想政治教育两个维度，是否能够利用科学有效的评价工具和方法，对课程思政教育教学效果进行客观评价，对教学实施全过程进行教学反思，都需要进行思考和探究，才可以保证课程思政的预期教学效果。随着教育信息化、现代化进程地加快，教师借助数字化、云平台等开发技术和软资源，开发课程思政资源或教学辅助资源的主动性仍然不高，一方面是由于育人意识有待提升，更重要的是由于教师对现代信息技术的掌握不够熟练，不足以支持其进行相关资源的开发，这也提示了教师发展工作也要对现代信息技术在当前教学中的应用进行培训，同时也应给教师提供信息技术的相关教学服务支持，避免信息技术不足成为教师推进教学信息化改革的桎梏。

推进课程思政建设仍然在路上。新时代中药学类专业课程思政建设要落实全国中医药大会精神，传承精华，守正创新；中药学类专业教师不断提高自身教学能力，积极投身中药学专业课程建设和教学改革，加强中医药思维和科学思维并重，传承弘扬中医药文化，树立中医药文化自觉自信，为党育人，为国育才，做党和人民满意的新时代好教师。

第三章　中药学类专业课程思政建设的基本原则和核心要素

中医药高等教育是中国特色社会主义高等教育体系的重要组成部分，肩负着培养德智体美劳全面发展的中药人才的历史使命，事关健康中国战略目标的实现，事关中医药事业的传承发展，事关广大人民群众的健康福祉。“中医药学是中国古代科学的瑰宝，也是打开中华文明宝库的钥匙”，中药学类专业虽属于医学门类，却具有医理、医文、医工、医农相结合的特征，因此中药学类专业课程思政建设首先就是要弄清“干什么”，确保“抓准”。要根据中药学类专业特点主动探索符合中医药高等教育规律的课程思政教学改革之路，建立起一整套符合专业育人特点、符合认知科学要求、使思政工作落地见效的课程思政教学体系，实现知识传授和价值引领有机统一，培养厚德精业的高素质中药专门人才。

一、中药学类课程思政建设的基本原则

2004 年 10 月，中共中央国务院颁发了《关于进一步加强和改进大学生思想政治教育的意见》（中发〔2004〕16 号）（以下简称《意见》）明确指出了高等学校各门课程都具有育人功能，所有教师都负有育人职责，要深入发掘各类课程的思想政治教育资源，在传授专业知识过程中加强思想政治教育，使学生在学习科学文化知识过程中，自觉加强思想道德修养，提高政治觉悟。《意见》是课程思政教学改革政策话语的原点，在实践层面开启了课程思政教育教学改革的进程。课程思政教学改革的形成与发展，既是国家教育政策的前瞻，也是教育实践改革的自觉。

2017 年 12 月，教育部党组印发了《高校思想政治工作质量提升工程实施纲要》，指出要充分发挥课程、科研、实践等十个方面工作的育人功能，建构高校十大质量提升体系。在课程育人质量提升体系中，明确提出大力推动以课程思政为目标的课堂教学改革，优化课程设置，修订专业教材，完善教学设计，加强教学管理，梳理各门专业课程所蕴含的思想政治教育元素和所承载的思想政治教育功能，融入课堂教学各环节，实现思想政治教育与知识体系教育

的有机统一。

此后，全国各地各高校都结合自身实际，开展了理论研究和实践探索。上海作为课程思政教学改革的发源地，在大中小学德育课程一体化建设中，逐步形成“课程思政”理念，推出了《大国方略》等一批“中国系列”课程。同时选取部分高校进行课程思政改革试点，充分发掘专业课程的思想政治教育资源，其中上海中医药大学人体解剖课的感恩教育，成为中医药院校课程思政教学改革的范式。

2020 年 5 月，教育部印发《高等学校课程思政建设指导纲要》，进一步明确了课程思政的地位、作用，课程思政建设的工作目标、工作思路、工作举措、保障措施、工作要求等。这一文件是在总结前期全国各高校课程思政建设的基础上，对课程思政建设的进一步深入，具有高站位、可操作、重长效的特点。这一文件成为未来一段时间高校课程思政建设的指导性文件。

中药学类专业课程思政建设，要以党的十九大精神为指针，贯彻落实全国高校思想政治工作会议精神和《高等学校课程思政建设指导纲要》，以“思想引领、价值渗透、素质培养、专业融入”为目标，着力将思想政治工作贯穿教育教学全过程，突出中医药学科和中药学类专业特色，使每门专业课程都能做到“守好一道渠、种好责任田”，与思政课程形成协同育人效应，构建“大思政”教育格局，形成“校校有精品、门门有思政、课课有特色、人人重育人”的良好局面。

中药学类专业课程思政建设**一是要坚持系统设计**。根据课程思政教育教学改革的总体目标，遵循思想政治工作规律、遵循教书育人规律、遵循学生成长规律，立足中药学学科专业特色，设计好思政资源勘探、采掘、冶炼、加工的工艺流程，整体规划课程思政改革方案，做好专业课与真善美的结合，找准不同课程“结合”切入点，体现到教学全过程。**二是要坚持特色创新**。充分学习和借鉴兄弟高校的建设经验，结合各院校办学实际和中药学类专业特色开展工作，因事而化，因时而进，因势而新，契合时代发展要求和学生成长成才需求，将特色创新贯穿于改革的全过程。**三是坚持分类推进**。中药学类专业虽属于医学门类，却具有医理、医文、医工、医农相结合的特征，要结合中药学知识教育引导学生深刻理解社会主义核心价值观，自觉弘扬中华优秀传统文化、革命文化、社会主义先进文化和中医药文化；要着力培养学生“敬佑生命、救死扶伤、甘于奉献、大爱无疆”的医者精神，注重加强医者仁心教育，引导学生始终把人民群众生命安全和身体健康放在首位；要注重科学思维方法的训练和科学伦理的教育，培养学生探索未知、追求真理、勇攀科学高峰的责任感和使命感；要注重强化学生工程伦理教育，培养学生精益求精的大国工匠精神，激发学生科技报国的家国情怀；注重培养学生的“大国三农”情怀，以中药资源可持续发展为己任的使命担当。突出前瞻性、可行性和协同性，注重统筹学科基础课、专业课的育人作用，明确课程思政改革的课程目标和内容，分类型、分阶段有序建设。

二、中药学类课程思政建设的核心要素

课程思政是一种教育理念，任何课程教学的第一要务是立德树人。课程思政也是一种思维方法，任何课程教学都肩负德育的责任。课程思政不是将所有课程都当作思政课程，也不是用德育教育取代专业教育，而是充分发挥课程的德育功能，提炼专业课程中蕴含的文化基因和价值范式，将其转化为坚定理想信念，爱党、爱国、爱社会主义、爱人民、爱集体，系统进行中国特色社会主义和中国梦教育、社会主义核心价值观教育、法治教育、劳动教育、心理健康教育，是中华优秀传统文化教育具体化、生动化的有效教学载体，在“润物细无声”的知识学习中融入理想信念层面的精神指引。

（一）在课程目标上，坚持立德树人

课程作为人才培养体系中的最基本单元，是高校立德树人的重要载体。课程思政以课程承载思政，将思政寓于课程，表达了高等教育对育人要义的回归，反映了高等教育对课程教学观念的重塑，体现了高等教育的政治属性。立德树人，是课程思政的本质属性。育人为本，德育为先，育人先育德。我国教育的传统一直是注重传道授业解惑、育人和育才的有机统一。我们党历来重视学校德育工作和思想政治工作，探索形成了一系列教育方针、原则，为解决“为谁培养人、如何培养人、培养什么样的人”这一根本问题提供了基本的工作遵循。课程思政是将思想政治教育融入其他课程之中，实现立德树人的目标。因此，中药学类专业课程思政建设在课程目标上要坚持以德立身、以德立学、以德施教，注重加强学生的世界观、人生观、价值观教育，传承中医药理论和文化，践行社会主义核心价值观，培养德智体美劳全面发展的社会主义事业建设者和接班人。教师在课程目标设计上，要结合中药学类专业的特点，将社会主义核心价值观的基本内涵、主要内容等有机、有意、有效地纳入整体教学布局和课程安排，做到中药专业教育和核心价值观教育相融共进，引导学生在专业实践中做社会主义核心价值观的坚定信仰者、积极传播者、模范践行者。教师应坚持正确的政治方向，要“坚持教书和育人相统一，坚持言传和身教相统一，坚持潜心问道和关注社会相统一，坚持学术自由和学术规范相统一”，坚守“学术研究无禁区，课堂讲授有纪律”，不在课堂上传播违反《中

华人民共和国宪法》，违背党的路线、方针、政策的内容或言论，不在课堂上传播动摇中医药行业自信、诋毁中医药的言论，带着情怀开展中药专业思想和专业伦理教育，使课堂成为弘扬主旋律、传播正能量的主阵地。

（二）在教学内容上，坚持寓德于课

课程思政作为一种新的课程教学观念，着力破解思想政治理论课的“孤岛”现象，实现专业课程与思想政治教育在育人方式上的同频共振，搭建协同育人共同体。长期以来，高等教育领域存在着知识理性主义的课程观念，在课程价值取向上，首推知识的重要性，在课程教学实践中注重知识的积累、认知的发展与理性的获得，将“情感、态度与价值观”等教学目标置于从属或虚无地位，将大学的“德行之教”推诿于思想政治教育。

课程思政提出之前，专业课教师仅教授自己课程中的专业知识，忽视了涉及除专业内容以外的具有思想政治教育元素的知识。虽然课程都包括专业内容和思想政治教育内容，但过去由于对专业分化的误解，专业课程教育过程中有意无意地忽视了与专业内容相联系的“德”的内容，使得专业教育变成一种残缺的教育。课程思政的提出，要求在课程教学中充分挖掘各门课程所蕴含的思想政治教育的资源，在专业课程教学中无形地融入思想政治教育元素，用马克思主义的价值观引领专业知识的传授，实现课程协同育人的效果。

中药学类专业课程思政建设就是将思想政治教育融入专业课程的全要素与全过程，通过提升育人能力优化课程思政教学设计，更新教育内容以丰富课程思政内涵，改革教学方式与手段以增强课程思政亲和力，完善考核评价方式以保障课程思政教学质量，实现课程思政育人效果的最优化。中药学类专业课程思政的教学内容要融入专业伦理，培养学生的职业操守。专业伦理教育是对未来从业人员掌握并遵守的人与人之间的道德准则和职业行为规范的教育活动。中药学类专业教师要从中医药大健康产业从业人员素质的角度，在传授中药学专业知识的过程中，明确职业伦理操守和职业道德教育，给予学生正确的价值取向引导，以此提升其思想道德素质及情商。

除了符合中药学类专业特点的专业伦理教育外，在教学内容上还要突出学习伦理，促进学生的全面成长。学习伦理是人们在学习活动中建立起来的人伦关系和处理这些关系应遵守的法则，是基于对类、群的伦理性认识和对学习内涵、价值、内容等方面的伦理反思和构建。中药学类专业教师要引导学生树立良好的学习伦理，尊师重教，志存高远，脚踏实地，遵守纪律，在学习过程中体悟人生，弘扬人性，完善修养，培育理性平和的心态，让勤奋学习成为青春飞扬的动力。

（三）在课程资源上，坚持多元立体

课程思政意味着教学内容的变化，要实现的是知识传授、价值引领、能力提升，多元立体。因此，课程思政要求教师将现实中割裂的教育功能统一起来，在教学中积极探索，将教学与学生当前的人生境遇和心理困惑相结合，回应学生在生活、学习、社会交往中遇到的真实问题和困惑，触及学生认知和实践的隐形根源，在向学生传授普遍的、客观的知识同时，促进其心灵成长、价值塑造。因此，课程思政的教学资源是全方位的、立体的。比如，可以从纵向历史与横向现实的维度出发，通过认识世界与中国发展的大势比较、中国特色与国际的比较、历史使命与时代责任的比较，使思政教育元素既源于历史又基于现实，既传承历史血脉又体现与时俱进。

中药学类专业课教师在实施课程思政教学改革过程中要关注隐蔽性、随机性、渗透性课程资源。

1. 隐蔽性课程资源　中药学类专业有自身的教材体系和教学体系，这是其成为专业课的前提，因此在课程思政的教学实践中，挖掘的思想政治教育资源绝不是系统性的思想政治教育理论知识，而是以中医药行业的行业规范、职业操守、价值理念等隐蔽形态加以呈现，从而在微言中体现大义。

2. 随机性课程资源　中药学类专业课包括传统中医药学内容，也包括现代科学内容，不同的学科背景和知识架构，其蕴含的思想政治教育资源存量也是有所区别的。比如，传统中医药学方面的课程既有自然科学属性，也有人文属性，历史悠久，其思想政治教育资源更为丰富、更为生动，基础化学、数学等理工类专业课则要相对刻板。这要求教师在课程思政实践中不能主观盲目，以引用中医药相关的思政资源为主，也要充分考虑基础化学、基础医学等课程的发展历程，否则可能造成对专业课知识体系的破坏，或者生搬硬套，画蛇添足。

3. 渗透性课程资源　教师对思想政治教育资源的使用不应以灌输式展开，而是借助专业课的理论教学、实践教学，运用不同的教学方法进行渗透，使学生在潜移默化中实现对思想政治教育资源的有效接收和内化。

这些特征，也决定了课程思政要想有更丰富的教育元素，不应从抽象的理论概念中推论出来，而要从社会实际中寻找，从相关学科和行业的发展进程中寻找，从中药学学科知识与中药行业的社会实践相结合中去寻找；不能简单地从理论逻辑出发来解释实践，还要从社会实践出发来解释中药学术传承的必然要求，依据实际来修正理论逻辑。坚持理论与实际相结合，因事而化、因时而进、因势而新。

（四）在教学方式上，坚持显隐结合

高校思想政治教育是以思政课程为核心，努力形成“其他各门课都要守好一段渠、种好责任田”的局面。这就需要把思政课程和课程思政有机结合起来，而两者之间的结合充分体现了显性教育和隐性教育相统一的教育学原理。显性教育和隐性教育二者不是一种具体方法的名称，而是一种类型的方法。前者指的是教师组织实施的，直接对学生进行公开的道德教育的工作方式的总和。后者指的是引导学生在教育环境中，直接体现和潜移默化地获取有益学生个体身心健康和个性全面发展的教育性经验活动方式及过程。课程思政是通过隐性渗透、寓道德教育于各门专业课程之中，通过润物细无声、滴水穿石的方式，实现显性教育与隐性教育的有机结合。

具体来说，思政课程显然属于显性教育，其通过公开系统的课堂教学方式，对学生开展思想政治教育，是高校思想政治教育的主渠道。课程思政属于隐性教育方式，大学生在学习中药学类专业知识的过程中更容易感同身受、更容易受到触动和震动，也就更容易接受蕴含在中药学类专业教育中的思想政治教育理念。课程思政正是利用中医药学隐性思想政治教育资源，采用比较含蓄、隐蔽的方式，运用文化、制度、管理等潜移默化地进行教育，使中药学类专业的大学生有意无意间受到触动、震动、感动，增强教育效果。实践证明，课程思政通过把思想政治教育元素融入通识课程和专业课程，在潜移默化中完成对学生的教育，反而取得了更好效果，同时也加深了学生对思想政治理论课上所学专业内容的理解。课程思政作为一种隐性思想政治教育方法，能够巧妙地化解部分学生因对思想政治理论课的误解而产生的抵触情绪，顺其自然地将思想政治教育内容转化为学生的内心信念，从而达到更为持久的教育效果。

（五）在评估考核上，坚持注重实效

任何事物的发展都是共性与个性的结合、统一性与差异性的融合。就思想政治教育而言，教育目的的价值取向是一种共性、统一性，个体的独特体验则是事物的个性、差异性。课程思政教学设计，必须遵循共性与个性相结合的原则，既注重教学内容的价值取向，也应遵循学生在学习过程中的独特体验。因此，在课程思政的评估考核上，要坚持注重实效。

对中药学类专业课程思政建设成效进行评估，可以按照问题导向式的方式，回答这些问题：课程思政要达到哪些教育目标；开展什么样的课程设计才能实现这些目标；课程目标的达成度如何。一是**评估内容**上，要基于高校的教学管理过程和中药学类专业课的具体实际，从课程思政的管理手段、责任主

体、资源分类、协作状况及教学效果等方面入手，从整体上对中药学类专业课程思政的建设水平进行考量。二是**评估标准**上，以学生的满意度为核心指标，建立中药学类专业课程教学内容和模式的动态评价制度，提高教学实效性，以此作为创新课程思政教学理念的重要依据。三是**评估方法**上，为确保评估过程的科学性，应以开放的姿态和眼光，着力形成多元主体参与评估的发展格局，在实践中既可以是高校课程思政管理主体展开的“自上而下”的评估，也可以是作为受教育对象的大学生群体“自下而上”的评估。此外，还可邀请思政课教师对课程思政的教学过程进行专业性评估，多举措促进中药学类专业课程思政建设水平的提升。

（六）在课程师资上，坚持先受教育

《高等学校课程思政建设指导纲要》指出，全面推进课程思政建设，教师是关键。要推动广大教师进一步强化育人意识，找准育人角度，提升育人能力，确保课程思政建设落地落实、见功见效。因此，课程思政教学改革能否有效推进，根本上取决于专业课教师的素质和能力是否得到提升，专业课教师的能力水平是课程思政建设的核心变量。中药学类专业课教师要坚持教育者先受教育，努力成为先进思想文化的传播者、党执政的坚定支持者，更好地担起学生健康成长指导者和引路人的责任。专业课教师要以德立身、以德立学、以德施教，为学生点亮理想的灯、照亮前行的路。对于专业课教师而言，课程思政所需的能力绝不仅限于专业知识和技能，更重要的是要形成在专业课中嵌入思想政治教育内容的相关理论和技巧。

中药学类专业课教师在开展课程思政教学改革时，其前提是要具备多种能力和素质。一是**具备一定的马克思主义理论基础知识，具有一定的马克思主义理论素养**。这要求专业课教师在构建专业知识体系的同时，要知晓马克思主义的立场、观点、方法，知晓中国化的马克思主义最新成果，知晓党和国家的大政方针，尤其和中医药事业发展相关的路线、方针、政策等。这是开展课程思政教学改革的基本前提。二是**具备过硬的政治素质，具有高度的责任心和使命感**。作为中药学类专业课教师能够做到既教书，又育人，既要“在马言马”，更要“在马信马”，有育人的担当和天下兴亡、匹夫有责的情怀，切实做到言行一致，知行合一。这是保证课程思政有效实施的根基。三是**具备一定的思想政治教育教学技巧，掌握一定的思政课程教学方法**。思想政治教育有自身的规律，要将思想政治教育规律运用到专业课教学中，达到事半功倍的效果。这是课程思政有效运转的保证。必须看到，中药学类课程专业教师在这方面还存在一定的不足。一方面是专业课教师来自中医学、中药学、药学或相关专业，其

学科背景不同，大都未经过系统的思想政治教育理论训练，存在思想政治教育理论储备不足、思想政治教育方式方法缺失的劣势。另一方面，在知识优先的专业课教学环境下，思想政治教育内容更容易被边缘化，限制了中药学类专业课教师思想政治教育教学能力的提升，并在客观上提升了课程思政教学改革的难度。

（七）在课程建设上，坚持突出特色

中药学类专业从其学科属性来说，属于医学门类。伴随着现代医学模式的演进，人们对医学基本属性的认知又重新回归到社会和心理上来，“生物—心理—社会”医学模式被人们广泛认可。医学所有学科和专业都可以提炼专业课程中蕴含的文化基因和价值范式，将其转化为社会主义核心价值观具体化、生动化的有效教学载体。因此，医学门类的专业课课程思政建设的必然性、紧迫性、可行性不言而喻。这就要求中医药院校的教学管理者和教师要及时更新教育理念，明确课程思政建设在教学、课程层面的要求，教师群体应系统、深入地研究课程思政的内涵，并将之具体、恰当地体现在专业课教学的知识与技能设计中，彰显中医药院校专业课课程思政的个性特点。

中药学类专业是培养德智体美劳全面发展的，掌握中药学基础理论、基本知识、基本技能，具有中药生产、质量控制及新产品研发等专业能力，能够在中药生产、检验、流通、应用和新产品研发等部门从事生产管理、质量检验及新药研发等工作，富有社会责任感，具有创新意识和创业精神的高素质专门人才。

实施课程思政教学改革，就要围绕中药学人才培养目标，在知识目标、能力目标、素质目标方面求特色。目前随着人们对高质量医疗服务的需求不断提高，中药质量安全问题备受关注，中药从种植、采收、炮制、加工、研发、生产、流通到进入临床，各个环节都需要检测控制和质量保障，这些环节必然会落实到中药学类专业的各门课程之中。同时中医药行业从业人员的工作态度、责任心、职业道德均对药品安全影响重大。在市场经济浪潮的冲击下，从业人员面对医药行业激烈的竞争与各种利益的诱惑，能够坚守职业操守，践行社会主义核心价值观尤为重要。中药学类专业毕业生在进入工作领域后，不仅需要熟练掌握、运用中药学知识和技能，更要具有严谨求实的工作作风，认真细致的工作态度，以及社会责任感等。实践教学需要联系学术道德和学风建设，培养学生尊重原始实验数据的真实性，在学术研究中保持诚信。在实验课程教学中要通过举例告诉学生区分误差与造假的区别，在完成实验后必须做出科学报告，不得捏造篡改数据，告诉学生药品检验中的记录和检验报告是具有法律效

力的技术文件，药检人员必须本着认真负责的态度，根据检验记录认真填写检验结果等。通过这样的课程思政教学环节，培养学生诚信守法的观念，认真负责的工作作风，实事求是的科学态度。这些都需要在课程思政中得以体现。

第四章　中药学类专业课程思政建设的路径

2020年5月，教育部印发了《高等学校课程思政建设指导纲要》明确了课程思政建设的总体目标和重点内容，对推进高校课程思政建设进行了整体设计，把课程思政从工作要求转化为政策实施表和行进路线图。中药学类专业课程思政教学改革要找准“怎么干”，做实“谁来干”，确保抓实、见效。要完善制度设计、整合教学资源、创新教学方法、完善教学评价、建立育人共同体，将课程思政教育理念和思政元素融入教学全过程，体现在教学实践各环节，形成“校校有精品、门门有思政、课课有特色、人人重育人”的良好局面。同时，要避免课程思政教学内容碎片化、教学效果浅层化、教学评价虚无化、教学实践个体化等问题。

一、加强制度建设，提升课程思政育人力度

课程思政既要有科学、正确的立德树人意识，更需要建立相应的制度体系作为支撑和保障。

（一）明确高校党委直接领导

举办中药学类专业的高校要立足于办学定位和办学特色，建立起以党委直接领导，各部门、各单位齐抓共管的工作局面。课程思政关系着高等教育“培养什么人”“怎样培养人”和“为谁培养人”的关键问题。高校党委要牢固树立主体责任意识，亲自抓课程思政的建设和实施，定期召开课程思政建设工作布置和推进会，形成齐抓共管的建设格局。以党委牵头完善规章制度，建立课程思政教学管理体系，推进课程教学内容与思政元素的有机结合，加强教师德育意识和德育能力的培训，健全课程思政教学效果评价体系，加强管理干部及教学督导对课程思政教学效果的评价，科学规范地展开课程思政教学改革。此外，加强课程思政的教学服务工作，提高教学服务包括硬件设施服务和软件设施服务水平，真正实现全员育人、全过程育人和全方位育人，确保举办中药学类专业的高校始终成为培养社会主义事业建设者和接班人的坚强阵地。

（二）加强教务部门牵头抓总

课程思政的有效开展与实施需要学校教学管理部门的统筹指导。教学管理部门应对课程思政教学改革做出统筹规划，明确和细化课程思政目标，优化课程教学设计，完善相关考核评价机制。组织开展教师培训，通过会议、讲座、宣讲等多种形式，及时组织任课教师学习党和国家的相关政策和重要会议精神，以及对中医药事业传承发展进程产生重要影响的事件，使任课教师提高德育意识和德育能力，增加德育元素的储备。加强课程思政工作监督检查，落实日常教学检查和督导工作，形成定期检查和不定期抽查相结合的制度，确实保证专业课程与思政课程协作育人的联动制度真正在所有教学过程和教学环节（包括实践教学环节）中得到落实。整合全校人力、物力资源，重点打造横跨院系的具有品牌效果的课程思政示范课程，先行在校内树立典型，形成示范效应。

（三）强化学院落实推进主体责任

学院是课程思政建设的重心，压实学院的主体责任，课程思政建设才能凸显成效。中药学类专业所在院系应组织教师以教研室为单位开展集体备课，挖掘本门课程的思政元素，研讨课程思政方案，设计教学内容，研究教学策略和方法，开发课程思政教学资源，交流教学经验。同时要打破课程壁垒，通过教学研讨、举办课程思政教学大赛等方式促进课程间思政教学经验和思政教学案例的分享，提高教师课程思政教学水平。建立课程遴选机制，分期分批开展课程思政建设，逐步实现全覆盖。

（四）建立有效的评价制度

建立健全有利于教师积极参与的课程思政教学改革考评制度，以制度促进课程思政建设长期有效、稳步推进。合理的教学评价能够引导教学活动实现育人目标；能够提供反馈以发现教学中的不足，从而为教学的改进奠定基础；能够促进教师、学生等参与教学活动的内驱力。教学管理干部和教学督导应开展定期和不定期课程思政专项检查，促进课程思政教学水平提升；健全绩效考核管理机制，把课程思政的教学业绩作为考核教师教学质量和水平的评价指标之一，对课程思政业绩突出的教师给予一定的奖励，在年终测评、职称晋升、评奖评优等方面体现课程思政的权重。

二、整合教学资源，提升课程思政育人厚度

课程思政教学资源的梳理与总结是课程思政教学的重要前提。中华优秀传统文化、红色革命文化、职业精神、地域特色资源与学科课程特点都可以提炼出中药学类专业课程思政教学的重要教学资源。

（一）优秀传统文化

《高等学校课程思政建设指导纲要》指出，大力弘扬以爱国主义为核心的民族精神和以改革创新为核心的时代精神，教育引导学生深刻理解中华优秀传统文化中讲仁爱、重民本、守诚信、崇正义、尚和合、求大同的思想精华和时代价值，教育引导学生传承中华文脉，富有中国心、饱含中国情、充满中国味。中医药学是在中国传统文化土壤中萌生、发展与成熟的医学体系，“阴阳五行”“天人合一”“道法自然”“调和致中”等哲理观与中国哲学一脉相承，是儒家、道家、佛家等多种文化形态的重要凝结，是对优秀传统文化观澜索源的典型代表。中药学中的药名、药理等可以在中国优秀古典文学中探踪循迹，如龙骨与甲骨文，莲子与《爱莲说》，《红楼梦》中的黄酒、药酒等。此外，中医药学作为中国古代科学的瑰宝，蕴含着丰富的自然科学精神，如饮片鉴别、中药炮制、传统制剂等是对传统中医药技艺、匠人精神的继承与发展，也是现代中医药技术创新的源泉。优秀传统文化作为中药学类专业课程思政的首选教学资源，有利于提高学生专业认同，增强文化自信。

（二）红色文化精神

革命文化精神是中国革命、建设和改革时期，党和人民群众在长期斗争中孕育形成的高尚品德与精神价值体系。挖掘与中药学类专业课程内容相关的革命故事，引导学生继承和弘扬革命精神。红医精神，“罂粟壳”与鸦片战争，苍术、三七、当归等道地药材产地的抗日故事，新型冠状病毒肺炎和非典疫情中的中医药，屠呦呦获得诺贝尔奖等，不仅充分表现了中华民族不畏强权、自强不息的民族精神，也蕴含了中医药人守正创新、乐于奉献的奋斗精神，都是激励当代青年学生发展中医药事业、实现中国梦的强大动力。

（三）职业精神

《高等学校课程思政建设指导纲要》指出，教育引导学生深刻理解并自觉实践各行业的职业精神和职业规范，增强职业责任感，培养遵纪守法、爱岗敬业、无私奉献、诚实守信、公道办事、开拓创新的职业品格和行为习惯。职业

精神是中医药大家在长期与疾病斗争的实践中所凝结的职业信念和行为规范，《神农本草经》《本草纲目》等典籍皆有职业操守、职业观念的论述。此外，在中药学类专业课程教学中，依据课程特点，教师也可自行凝练符合专业特质的职业精神，如中药学类专业核心课程中，既强调"大医精诚、医乃仁术，济世仁民、报国修身"职业信念，也坚持"取其地，采其时，遵其古，炮其繁""修合无人见，存心有天知"职业行为规范。

（四）地域特色资源

学校是文化的承载地，高校所在的地域蕴含着丰富的、独具地域特色的思想政治教育资源。中药学类专业课程思政要结合学校所在地域特色和实际情况开发课程思政教育资源，可以依托地方人文历史、风俗习惯、思维方式和语言特点，对中华民族共同体的历史渊源、理论基础和现实依据进行挖掘。少数民族地域院校要注重培育学生对中华民族、中华文化、国家的认同意识；红色文化地区的院校应该着力加强对红色历史文化资源的挖掘和运用，弘扬革命精神和优良传统道德，自觉践行社会主义核心价值观；具有历史文化古迹的院校可以结合英雄人物、历史事件等对学生进行人文素养、爱国情怀、民族共同体意识等培育。

（五）学科课程特点

中药学类专业每一门专业课程都蕴含着丰富的课程思政元素，要结合课程性质与特色开展课程思政建设，拓展育人资源。要深入挖掘专业课程中蕴含的人文精神和科学精神，重点强化创新意识、科学素养、生态文明和工匠精神；实践课程则可以通过行业杰出人物、优秀代表事迹的宣传，弘扬其奉献精神、家国情怀等。中药学类专业课程有自身学科发展历史及特点，在历史的时间跨度中，它根植于中国传统文化，在地域的空间跨度里，吸收了中华山川万物的地域文化精神，形成了自身的特色，成为这一学科薪火相传的精神财富，这些都是课程思政的重要教学资源。总之，教师依据中医药学科特点与中药学类专业人才培养目标，在课程思政教学实践中引导学生坚定马克思主义的立场，坚持对中国特色社会主义的道路自信、理论自信、制度自信和文化自信，坚持传承精华、守正创新，让专业课上出人文味，通过润物无声实现立德树人，实现中药学类专业学生从专业成才到精神成人。

三、改进教学方法，提升课程思政育人温度

选择恰当的教学方法是保证课程思政教学效果的关键。中药学类专业课程

思政要选择符合中药人才成长规律和教育教学规律，符合课程教学需要的教学方法，不断提升课程思政的亲和力和针对性。

（一）情境教学法

情境教学法就是为了激起学生的学习兴趣、提高学习效率而运用具体生动场景的一种教学方法。在教学实践中，情境教学法囿于教学客观需要，多以模拟情境为主，以图画再现、音乐渲染、话语描述等方式实现情境建构。中药学类专业课程思政教学，可以通过创设典型场景与营造氛围，开启情感体验，将认知活动与情感活动有机结合，提升教学参与度，增强教学活跃度。一方面可以运用角色扮演创设情境，通过组织学生扮演具有情感冲突的角色，以角色表演激发学生分析、判断、反思等思维活动，树立正确的价值观念；另一方面运用仪式创设情境，比如上海中医药大学的人体解剖学课程，通过致敬大体教师仪式传递了感恩、敬畏生命的教育内涵。又如医学生与护生誓言仪式、实验动物纪念仪式等教育活动，唤起学生情感共鸣，增强职业认同。

（二）以问题为导向的教学法

以问题为导向的教学法旨在增强课程思政教学的解释力、传导力，提升课程思政教学的针对性，避免教学过程中教师意志的过度添加，导致空洞说教、“你说我听”的独角戏现象。在教学实践中，注重学生发展中遇到的思想困惑与成长疑问，关注重大现实问题与社会热点问题，以提出“问题”激发学习兴趣。梳理教学重点、难点，重置教材体系与结构，由教材体系向教学体系转变，整合教育专题，以回答“问题”实现知识传授与价值引领统一。江西中医药大学的中药炮制学课程，立足中药炮制思行统一、立俗施事、应事变化、转化协同的特点，坚持价值引领的炮制追求、中药发展中的炮制特色、文化育人的炮制底蕴，引导学生认识到中药炮制承袭了我国古代哲学的精髓，为中华民族的繁衍生息和繁荣昌盛做出了突出贡献，培养学生坚持“炮制虽繁必不敢省人工”的匠人精神，实现了古代哲学思想、现代创新思维、大国工匠精神和爱国奉献精神在中药炮制教学中的和谐统一。

（三）运用现代信息技术

当前，信息技术发展日新月异，互联网、大数据、云计算、人工智能、虚拟现实技术等等，深刻地影响着人们的生活，也改变了高等教育形态。信息技术与课程思政的深度融合，使课程思政教学更具智慧性。课程思政要充分发挥信息技术优势，术道结合，契合了青年学生成长特点，增加课程思政的带入感。信息技术可以极大地丰富课程思政的教育资源，使“互联网+”的微课、翻转课堂等线上线下互动式教学改革成为提升课程思政教学效果的重要方式。信息技术的即时性、互动性，可以让教师获得法律与伦理许可的前提下，运用大数据技术收集学生在日常生活中留下的数据痕迹、电子脚印，从中筛选、识别学生的行为模式、兴趣特长等，为教师及时调整教学策略和教学方法提供全面的参考，通过实现有效互动来保证课程思政育人效果的精准实现。

（四）实现课堂内外、校园内外的协同育人

课程思政需要有效构建育人同心圆，做好第一课堂、第二课堂的联动，有效发挥文化育人、实践育人、管理育人的力量，做好师生互动，实现全员育人、全过程育人、全方位育人，齐抓共管。同时，将课堂向校外拓展，打通课内课外、校内校外和线上线下等的“立交桥”，实现思想引领、价值塑造在校内外全域的贯穿，实现教育家陶行知先生提出的“生活即教育，社会即学校，教学做合一”的主张。

（五）言传身教中落实立德树人

教师作为课程思政实施的重要主体，其自身的言传身教也是课程思政隐性的育人途径与方式。中药学类专业教师要加强师德修养，营造良好的教学氛围，实现师生之间充分交流与沟通，把教书与育人、言传与身教统一起来。教师通过课堂互动、课后答疑、小组讨论、网上交流、教学反馈、学业指导等教学方法加强与学生的对话、交流和沟通，用好课堂讲坛，用好校园阵地，增强学生的价值判断能力、价值选择能力、价值塑造能力，引领学生健康成长。要遵循中药学类各课程固有的逻辑性，遵循中药学类专业学生思想观念发展变化的一般规律，再具体结合新时代大学生接受教育的特殊性，引导大学生关心国家和社会最需要解决的社会热点问题，关心中医药事业的传承发展和中药大健康产业的转型升级等，提炼课程思政教育元素，融合教学内容，让立德树人教育达到“随风潜入夜，润物细无声”的效果。

四、优化教学评价，提升课程思政育人效度

教学评价是依据教学目标对教学过程及结果进行价值判断的过程，具有评价、激励与调节功能，其根本目标在于促进学生、教师与课程的发展。

（一）优化教学评价体系

课程思政将专业知识传授与价值引领融合，其教学评价既不能概化为思想

政治教学评价，也不能简化为专业课程教学评价。制定中药学类专业课程思政教学评价标准，以学生的满意度为核心指标，建立教学内容和方法的动态评价方式，提高课程思政教学实效性，以此作为进一步优化课程思政教学内容和教学方法的重要依据。课程思政教学评价应注重优化现有的课程教学评价体系，在学生评教、教师评学与同行评价的评价机制中，针对已有的教学设计、教学方法、教学效果等指标，合理增设课程思政评价维度，反映课程思政教学效果。如在教学方法评价指标下，可增设对课程思政实施点、结合度的评价。在学习效果评价中，依据课程思政目标，应设计学生对课程思政教学内容的接受度、认可度等方面评价。

（二）多元主体评价

中药学类专业课程思政的评价具有多元主体性，评价主体涵盖学生本人、班级评价小组、任课教师、课程组或教研室、中药学类专业所在院系的教学管理人员、思想政治理论课教师、辅导员、实践导师、学业导师等。围绕中药学类专业课程思政目标涉及的教学内容和相关标准，由各个主体独立评价，并在协商的基础上形成综合性评价。任课教师主要对学生在课程学习中所表现出来的情感、态度、价值观的变化，对中药学类专业的认同度，对中医药学科和中药学类专业价值的认知，对与中医药事业发展和中药产业转型过程中出现的现象及问题的分析能力等进行评价。学业导师更为侧重对学生学业理想、学业价值、未来的职业选择、个人学业与社会发展的关系认知等进行评价。而思想政治理论课教师则更为侧重社会主义核心价值观对学生专业思想引导的评价。辅导员则更为关注学生学业行为的变化，如积极性、主动性及对专业相关活动的参与度、与专业相关的社会活动尤其是公益活动的参与度。

（三）关注表现性评价

课程思政所实现的情感认知、意志发展、价值塑造等思想层面变化，具有明显的内隐性与差异性，无法单纯依靠量表、问卷调查等方式进行客观评价。中药学类专业课程思政教学评价需要在已有的过程性评价、发展性评价、定性与定量相结合评价原则基础上，探索基于系统观察学生行为表现的教学评价方式，即表现性评价。通过可考察、可观测的外在表现，如学生参与药用植物野外见习、中药饮片市场见习、中药制药企业生产见习、中药房药学服务实习、大学生创新创业项目、中药学类专业课教师科研等活动所展现出的行为动作、话语表达等推断学生内在思想认识及精神状况的变化，进一步检验学生价值成长的过程与发展程度。

（四）注重学生自我评价

课程思政作为思想政治教育的重要教育方式，具有鲜明的主体性。因此，在中药学类专业课程思政的教学评价中，要充分发挥学生的主动性，激发主体意识，以自我评价促进学生对课程思政的学习动机、态度、过程及效果进行总结，发挥自我反思、自我提升与自我完善的教育功能，提高课程思政学习的主动性与积极性。在实施中，注意运用小组讨论、学习分享等形式，组织学生撰写学习心得和课程读书笔记，并作为课程考核的依据。

五、建立教学共同体，提升课程思政育人广度

共同体是基于情感、习惯、记忆及地缘、精神而形成的一种社会有机体，每个共同体成员具有共同的传统和价值观，彼此相互依存，亲密互动形成共同成长的整体。由于课程思政教学的复杂性和高标准性，需要举办中药学类专业的高校树立协同育人的理念，建立课程思政教学共同体。

（一）专业教师发挥优势

全面推进课程思政建设，关键在教师。课程思政教学以专业教师为主体，以课堂教学为主阵地，专业教师的育人能力是影响课程思政教学质量的重要变量。因此，中药学类专业教师在充分发挥课程思政育人优势的同时，要坚持正确的政治方向，恪守教师职业行为准则，夯实中医药学科专业基础，加强人文素养，强化中医药思维，关爱学生成长发展，要进一步强化育人意识，找准育人角度，提升育人能力。要着力加强“五个注重”，即注重能力提升、注重合作交流、注重示范引领、注重资源共享、注重理论研究，确保课程思政建设落地落实、见功见效。尤其要强化新入职教师育人意识和育人能力的培养，让更多的青年教师参与到中药学类专业的课程思政建设之中。

（二）课程团队支撑助力

课程思政作为回归教书育人初心的重要实现方式，不仅是国家要求，也是高等教育改革的重要诉求。既需要专业教师充分发挥育人的主体性、主动性，也需要教研室、学科组等课程团队的支撑。《高等学校课程思政建设指导纲要》指出，要充分发挥教研室、教学团队、课程组等基层教学组织作用，建立课程思政集体教研制度。中药学类专业课程思政建设要充分发挥课程团队的力量，通过教师协商与集体备课，梳理课程育人主线，整合课程育人资源，找准课程思政切入点，交流课程思政教学的形式与方法，提升课程思政教学质量。

（三）思政课教师指导咨询

课程思政的隐性教育与思政课的显性教育共同构建全课程育人格局。思想政治理论课教师应该在中药学类专业课程思政建设的进程中扮演支持者的角色，参与专业课课程思政的规划、设计及课程思政资源的开发，密切关注整个思想政治教育的状态，对其中的偏离及时作出调整，帮助专业课教师进行教学反思，并为其提供理论支持及实践层面的答疑解惑。思政课教师基于学科先天优势，长期教育经验累积，能够更好地指导专业课教师结合思想政治工作规律、教书育人规律与学生成长规律，因事而化、因时而进、因势而新，帮助专业课教师将课程思政教育元素，科学、合理、恰当地引入中药学类专业的课堂教学过程中，实现专业课程与思政课程同向同行。

（四）名师大家示范引领

中药学类专业课程思政建设可以借鉴上海大学课程思政“项链模式”，传递榜样力量，汲取大师精神。将符合任课条件的各级党政领导、知名企业家、专家、学者、各行各业先进模范人物请进校园，聘请他们担任学校课程思政名誉教授，吸引具备条件的感动中国优秀人物加入课程思政之中，中药学类专业课程思政还可以充分发挥中医药行业杰出代表、优秀人物、名师大家的示范引领作用，通过名家讲坛、大师报告等方式，为课程思政教学画龙点睛，增强课程教学的吸引力，提升学生对中药学类专业的认同感。

（五）育人共同体联动

构建中药学类专业课程思政的“三全”育人格局，需要建立多部门联动的育人共同体，围绕课程思政所要求的价值塑造、能力培养、知识传授三位一体的教学目标，为课程思政建设提供相应的教学管理和教学服务方面的条件。协调中药学类专业所在院校宣传、教学管理、学生管理、信息技术等相关部门，实行课程思政一体化管理路径，将专业课教师、思想政治教育课专职教师、辅导员及其他社会资源打造成“育人联动共同体”，实现教书育人、管理育人、服务育人、环境育人的职能互补、优势叠加育人共同体。

六、克服课程思政建设的不良倾向

课程思政作为新时期思想政治教育的重要方式，是实现“三全”育人格局的有益探索，在中药高等教育领域内掀起了改革的热潮。但不可忽视的是，在课程思政建设的背后也存在着一些亟待解决的问题，需要冷静地对待与认真地反思。

（一）课程思政教学内容的碎片化

全球化、信息化的背景下，由于多元文化涌入、多种价值观碰撞，课程思政建设面临着新的挑战与任务，特别是中药学类专业学生正处于价值塑造的关键期，这也决定了课程思政具有长期性与系统性。但是目前，中药学类专业课程思政教学中存在着育人资源片段化、育人内容分散、育人主题零散化等问题，特别是部分教师将教学内容与马克思主义理论硬性关联，缺少系统性的课程思政内容体系建构与连贯性的主题切入，极大削弱了课程思政育人的长效性。

（二）课程思政教学效果的浅层化

课程思政不仅是对学科理论知识的学习与掌握，更是价值引导与内在精神培育，是真善美教育目的的重要实现方式。不仅需要学生内化于心，更要外化于行，实现知情意行的统一。当前中药学类专业课程思政教学存在着浅表化的现象，课程思政多以思想教育的陈述性知识传递为主，中医药专业知识的价值传递不强，学生内在情感激发与感染力不足，意志性主导不够，难以对学生思想产生深层次的影响，行为转化乏力。

（三）课程思政教学评价的虚无化

目前，在中药学类专业课程思政的教学中存在着课程思政开展组织多，总结反思少，评价改进虚无的现象。在现有师生教学评价体系中，缺少对课程思政教学评价的标准与内容、评价方式与手段、评价信度与效度的研究与构建。教学评价是教学总结、反思与改进的重要环节，对于课程思政教学评价虚无化的“熟视无睹”，只会造成课程思政教学改革的虚假繁荣，难以实现质量提升与效果改进。

（四）课程思政教学实践的个体化

课程思政的有效开展，不仅需要教师有着深厚的中医药学科底蕴，对课程知识体系的全面掌握，还要挖掘课程内容中内隐的育人元素，运用适当的方法将二者融合，在潜移默化中实现知识传授与价值引导的有机统一。由于教师时间精力投入不够、教学经验不足、教学方式方法不当等因素，仅仅依靠教师个人很难推进课程思政教学改革。课程思政教学改革既需要教师个体智慧，也需要集体合力，实现优势互补、资源共享，提升中药学类专业课程思政育人效果。

总之，课程思政不仅是一个理论问题，更是一个实践问题。中药学类专业课程思政建设要始终坚持理论中深化、实践中提升，坚持教书育人初心不变、立德树人目标不动摇，不断探索实践高素质中药人才的培养机制，为中医药事业发展提供智力支持。

下　篇

中药学类专业课程思政教学设计案例

中药学专业

中医学基础
课程思政教学设计案例

一、课程目标

中医学基础是中药学专业的专业基础课、必修课、核心课，作为中药学专业学生的中医药入门课程，本课程的课程目标是使学生通晓中医学理论体系的基本特点，明晰中医学对人体生理、病理特点、疾病发生与发展变化规律的认识，以及诊法与辨证方法、疾病的防治原则等内容。通过本课程的学习激发学生的专业兴趣、培养中医药思维、增强弘扬中医药文化的自信心和传承中医药理论与技术的责任感，为后续学习其他专业课程奠定坚实的基础。

【知识目标】

本课程的知识目标是掌握中医学的基本特点、中医学的哲学基础、中医学对正常人体的认识（如气血津液、脏腑等）和对疾病的认识（如病因、发病、病机等），掌握望、闻、问、切四诊基本知识，八纲、气血津液和脏腑等辨证方法，掌握病情诊察、病种判断、证候辨别的基础理论、基本知识等内容。本课程的中医基本理论及思维方法对学生建立中医理论框架、培养中医药思维、运用中医理论分析阐述中医临床用药特点等都非常关键。此知识目标是对“中药学专业毕业生还应具备中医药思维和中华传统文化知识”“掌握中医基础理论、中药药性理论和中药用药基本规律”培养目标的支撑。

◎ 了解中医学理论体系的形成与发展、中医学学科特点、中医学主要思维方法（司外揣内、取物比类等）。

◎ 掌握中医学哲学基础（元气论、阴阳学说、五行学说）、中医学的生理观（气血津液、藏象、经络、体质）、中医学的疾病观（病因、发病、病机）。

◎ 熟悉中医学的防治观（养生和防治原则）。

◎ 了解中医诊断学产生发展的各个历史阶段的学术成就，中医诊断的原理和原则。

◎ 掌握望、闻、问、切四诊的基本知识。

◎ 掌握八纲、病性、脏腑等辨证的基本思路和基本方法。

【能力目标】

本课程的能力目标是使学生在掌握中医基础理论和四诊、辨证方法的基础上，具备运用中医基本理论和方法，解决中医临床用药具体问题的能力；同时培养学生自主学习、团队合作、求实创新等综合能力。此能力目标符合中药学专业学生“具有运用综合理论知识，解决中药生产与应用中实际问题的基本能力，以及运用现代科学技术与方法进行科学研究的基本能力”“具有运用中医药思维，表达、传承中药学理论与技术的能力；具有与用药对象、医药行业人员进行交流沟通的能力”等能力目标的要求。

◎ 能够认识到中医学科及其思维方法的特殊性，运用中医药思维，表达、传承中医学基本理论与中医诊断技术的能力。

◎ 具有运用中医四诊理论知识，全面收集、分析临床病情资料，解决中药应用中所遇实际问题的基本能力。

◎ 具备运用常用辨证方法诊察疾病、辨别证候的能力。

◎ 能运用中医基础理论、四诊和辨证等基本知识，与用药对象、医药行业人员进行交谈沟通的能力。

【思政目标】

本课程的思政目标主要为启迪中医思维，激发学习兴趣，巩固专业思想，增强弘扬中医药文化的自信心和传承中医药理论与技术的责任感；使学生能感悟中医辨证论治在临床实践中的重要价值，牢固树立运用中医理论处理中医临床用药问题的专业思想，以及注重培育和践行社会主义核心价值观，使学生重视医患和谐关系的构建等。此思政目标符合《中药学类专业教学质量国家标准》中“具有正确的世界观、人生观和价值观，具有爱国主义、集体主义精神，身心健康，诚实守信，志愿为人类的健康工作服务”，以及“热爱中医药事业，弘扬中医药文化”等培养目标的要求。

◎ 立足“立德树人”根本任务，通过医德医风的渗透，培养学生“医者仁心”的胸怀，志愿为人类的健康事业服务。

◎ 熟知中医学在古今医疗体系中的作用、地位与应用，增强学生弘扬中医药文化的自信心和责任感。

◎ 通过中医临床案例讲述，激发学生学习中医知识的兴趣和热情，巩固其专业思想。

◎ 将中国优秀传统文化渗透进课程，培养学生的爱国精神，以及敬业、诚信、友善等正确的世界观、人生观和价值观。

◎ 培养学生树立终身学习的理念，具有自主学习能力及批判性思维。

二、课程思政建设基本情况

1. 课程思政元素挖掘 中医学体现了中华文化的精髓，蕴含的传统文化的世界观、人生观、道德观、伦理观及中医学中的自然观、生命观、疾病观、诊疗观、预防观，体现了自然科学和人文社会科学内涵。中医学基础是中药学专业学生的第一门中医课，学生入学前大多没有接触过中医相关知识，对这些学生而言，中医理论古老、深奥而抽象，不易理解，因此我们充分挖掘“神农尝百草”等中医故事，“药食两用”等中医被广泛应用于日常生活的鲜活案例，激发学生的学习兴趣。同时基于仁心仁术的价值观，培养学生医文兼修兼养，以及具有发现问题、分析和解决问题的能力。通过情境教学、技能实训、体验医生角色与功能等方式，培养学生关心体贴患者的态度，恪守职业道德规范的操守。最终达到掌握中医基本理论、基本知识、基本技能，培养学生的中医思维，引导学生修身求知、知行合一的课程育人目标。

2. 教学内容与策略 为了将思政元素融于中医学基础课程的教学中，我们坚持“以人为本、以学生为中心”的教学理念，强调“能力为重”，逐步梳理、挖掘、研讨、反思，对教学内容重新设计，将中国传统哲学、古代自然科学等内容有机融入“中医理论体系形成”的教学过程中，将中医学独具特色的思维方式、诊察方法贯穿于中医基本理论、基本知识等的传授过程中。通过以强化课程思政为目的的教学改革，引导学生注重医文兼修兼养，深刻认识到医乃仁术、敬畏生命，做一个医德高尚、医术精湛的人。

（1）从教学内容中挖掘思政教育素材。如绪论部分讲解中医学理论体系的形成时，讲到中医学根植于中国传统文化的土壤中，与古代哲学、儒道释文化、数术文化等多种文化形态交融渗透，使学生深入理解中医术道结合、以术载道、以道驭术的价值核心，高度认知、认同中医医德并修、医文融合、寓教于行的价值观，增强民族自豪感和专业自信心。阴阳学说、五行学说都是中国古代朴素的唯物观，是古代先民认识世界，解释自然、社会现象的世界观和方法论，在今天仍有积极的指导意义。通过学习，学生们能学会整体、辩证地看待问题，理解事物发展的对立统一性，矛盾的转化性，端正学习态度和生活态度，自我完善。

（2）从创新的教学方式中挖掘思政教育素材。如在气血津液学说部分提出临床案例，创设临床情境，针对教学的重难点问题开展案例式教学、讨论式教学、情境式教学，学生们讨论、互动，应用所学理论解决临床实际问题，拓展了中医思维，培养学生的问题意识和高阶思维能力。诊法部分开展情境式教学，锻炼学生的人际沟通能力，提高理论知识的掌握率与综合技能，体会理论知识的魅力。

（3）从中医历史故事中挖掘思政教育素材。如“朱丹溪治外弟癫狂案”“张仲景写《伤寒杂病论》”等故事，让学生们能体会古代医家坚韧不拔的求索精神、推陈破旧的创新精神与济世救人的仁医情怀，坚定热爱中医、学好中医、传承中医、发扬中医的信念。

（4）从课外拓展内容中挖掘思政教育素材。在病因学讲解部分，提到新型冠状病毒肺炎疫情防控过程中，中医药专家在早期没有特效药、没有疫苗的情况下，应用中医药治疗病毒性传染病的经验，深入发掘古代经典名方，结合临床实践，形成了中医药和中西医结合治疗新型冠状病毒肺炎的诊疗方案，成为中国方案的重要特色和优势，筛选了以“三药三方”为代表的一批有效方药，鼓励学生们发挥勇攀医学高峰、精益求精的医学精神，帮助学生树立不断为攻克医药学难题而努力的信念。

3. 教学方法　开展线上线下相结合的混合式教学模式，线下教学中将启发式、案例式、讨论式等教学方法有机融合。

（1）启发式教学法：课堂教学中适当采用基于问题的启发式教学法，根据教学情境设置问题，激发学生学习中医的兴趣。每节内容开始前以问题导入新课，并注重问题的趣味性、针对性。例如，讲解藏象学说中的“心”，会提问学生：“心胸部憋闷疼痛和三心二意中的‘心’是否指同一概念？为何描述精神意识思维活动的汉字大多与‘心’有关？”激发学生的学习兴趣。学完“心主血”的功能以后，可以问：“心主血的功能是否正常主要可从哪些现象判断？”引导学生从面色、舌象、脉象几个方面总结，不仅加深了学生对心主血功能的理解，而且促使其思考心与形体、官窍等的关系。通过师生间、同学间的恰当互动，使学生在掌握知识的同时建立中医文化观和中医思维方式，进而使教学达到既传授知识，又传承中国优秀传统文化的双重目标。

（2）案例式教学法：通过对病案的讲解和讨论，将书本理论知识与临床实践相结合，培养和训练学生自觉运用中医传统诊查和辨证方法的能力，让学生深刻体会中医整体观念的运用。如阴阳五行学说是中医学理论的核心部分，但其内容抽象，初学者较难领会，可以结合生活中的常见现象进行阐释。讲阴阳学说时引入清华大学校训“天行健，君子以自强不息；地势坤，君子以厚德载物”中天、乾代表阳，地、坤代表阴的表达方式，提高学生的学习兴趣，有助于对基本理论的理解和掌握。讲气血津液学说时，结合临床案例“反复易感、自汗、体倦疲乏者予黄芪、党参等补气中药进行治疗”“产妇大出血后出现面色苍白、冷汗淋漓、四肢厥冷等气脱症状”等，可以帮助同学深入理解气的具体功能、气血关系等。临床真实案例的应用，能帮助学生领会“大医精诚”的内涵，树立正确的人生观、世界观、价值观。

（3）讨论式教学：讨论式教学能引导学生自主思考、独立分析问题和解决问题。如在精气血津液学说章节中先天之精、生殖之精、肾精等概念容易混淆，可以引导学生围绕先天之精与生殖之精的关系、先天之精与肾精的关系、生殖之精与肾精之间的关系等问题展开讨论，能够使学生对于精的生成、贮藏及排泄过程有深入了解，加深记忆。教学过程中也可以引导学生针对一些开放性问题进行讨论，如中医学在形成时解剖学知识领先于世界，为什么没有在解剖学方面得到很好的发展？如何看待清末民初西医学引进引发的中医存废之争？通过讨论可以引导学生勤于思考，主动探究，有助于形成分析问题及主动解决问题的思维方式，实现创新意识和创新能力的提高。小组讨论的形式也锻炼了学生人际交往能力与团队协作精神。

4. 考核方式 采用以过程性评价和终结性考核相结合的形式。过程性评价主要包括考勤、提问、作业、随堂测验、主题讨论等，除了达到考查学生基本理论知识掌握程度的目标外，还要根据学生的表现及反馈，把握学生的思想动态、团队协作精神等。终结性考核采用闭卷考试方式，试题涵盖大纲要求的内容，记忆型、理解型、应用型题目各占 20%、30%、50%，分别考查学生基础知识掌握及综合应用的能力。

三、教学设计案例

授课章节	《中医学基础》第七章　病机	授课学时	6 学时
授课专业	中药学	授课年级	本科一年级
选用教材	《中医学基础》（第 3 版）（人民卫生出版社，2021 年出版）	设计者	燕海霞、丁杰、何建成

（一）教学目标

【知识目标】

1. 掌握病机的概念和发病的基本原理。
2. 掌握邪正盛衰、阴阳失调、精气血津液代谢失常的病机。
3. 熟悉内生“五邪”的概念、病机。
4. 了解影响发病的主要因素和发病形式。

【能力目标】

1. 学会运用发病原理、基本病机理论分析疾病发生、发展变化及转归的机理。

2. 学会归纳疾病病理变化的基本规律，用于指导疾病的诊断和防治。

【思政目标】

1. 理清病机理论的源流，是历代医家坚韧不拔的求索精神、推陈破旧的创新精神与济世救人的仁医情怀的最好体现。

2. 中医学用邪正盛衰、阴阳失调、精气血津液代谢失常概括疾病病机，充分展示中医药学的魅力，坚定传承、发扬中医药学的信心和决心。

3. 中医学的发病原理和病机理论融合了哲学、天文学、气象学、地理学、心理学等诸多文化的内容，与中国传统文化一脉相承，应将其置于中华传统文化的大背景下学习和思考，培养学生热爱中国文化及中医的兴趣。

（二）教学内容

问题：你认为病机是什么？

病机的概念：病机是疾病发生、发展变化及转归的机理。

病机理论的发展源流：病机理论源于《内经》的“病机十九条”。东汉张机《伤寒杂病论》突出了病机学说与临床应用的结合。隋代巢元方著《诸病源候论》是最早且较完备的病因病机和证候学专著。宋代钱乙《小儿药证直诀》对儿科病机进行了全面阐述。元代王履提出了发病的类型与正气的强弱、感邪之轻重、邪留的部位等有关。金元四大家进一步丰富了病机理论。明清时期，温病学派创立了卫气营血与三焦理论，发展了外感温热病病机理论。王清任著《医林改错》，丰富了瘀血病机理论。唐宗海著《血证论》，侧重血证与脏腑病机之阐发，促进了气血病机理论的发展。

问题：学习了病机学说的发展脉络，你有何想法？引入**课程思政案例一**。

第一节　发病原理

1. 发病的基本原理　中医学认为，任何疾病的发生都关系到邪气损害和正气抗损害两个方面。正邪之间的斗争不仅关系着疾病的发生，还与疾病发展、变化与转归等密切相关。

引入**课程思政案例二**，请大家结合中医理论说说新型冠状病毒肺炎的发病原理。

2. 影响发病的主要因素　疾病的发生与内外环境相关。外环境主要是指人类赖以生存的自然环境和社会环境，包括季节气候变化、地域特点、工作条件、居住环境等，这些因素不同程度地影响着疾病的发生，或成为发病的诱因。内环境主要是指人体内部的差异性，包括体质、精神状态等。

总结：2020 年初新型冠状病毒肺炎疫情在武汉暴发的时候，适逢武汉天气阴雨缠绵，不时之气留连持续，综合分析患者的发病特点、症状与舌象、脉象，临床多表现出明显的寒湿之象。感染新型冠状病毒肺炎的大部分人愈后良好，少部分会发展为重症型、危重型，也有无症状感染者。危重者多为中老年患者，既往体质较差，多合并糖尿病、冠心病等基础疾病。可以看出，疾病的发生与内外环境均相关。

3. 发病形式

案例一：张某，女，37 岁。2008 年 2 月 20 日初诊。住院产后四天返家时受风寒，午后开始发热，逐渐热至 39.8℃左右，伴头昏，身痛，浑身疲乏，自汗，口干，口苦，口渴，舌质淡，苔薄白、滑、微黄，脉弦细数。

案例二：刘某，女，年近五旬。患哮喘多年，曾有一段时间每年发作两三次，长期使用西药控制。近日因气温骤降，感寒后发气喘，夜间难以入眠，不得平卧，喉间有哮鸣音，疲乏多汗，舌紫暗，脉沉细数。

问题：请简述以上两则案例中患者的发病形式。

总结：由于邪气的性质、强弱和致病途径不同，个体体质和正气强弱有差异，因此发病形式各异，包括感而即发、伏而后发、徐发、继发、复发等几种发病形式。

第二节　基本病机

1. 邪正盛衰

案例一：李某，男，18 岁。因气温骤降，晨起自觉头痛，鼻塞声重，喷嚏，恶寒发热，周身骨节酸痛。查体：体温 38.6℃，肌肤初按热甚，久按反转轻，无汗，舌苔薄白，脉浮紧。

案例二：王某，男，44 岁。胃部胀痛 7 年余，近半年脘胀痞满益甚，胸闷，纳呆，大便三日一行，但不干燥，伴气短乏力，按之腹部软，痛而喜按，舌淡，脉弱。

案例三：姚某，女，45 岁。患者体质素弱，常有头晕眼花，倦怠乏力，自汗等表现，近日出现胁肋部刺痛，痛处不移，面色淡白，舌质淡紫，脉沉涩无力。

问题：请简述以上三则案例中的邪正盛衰与虚实变化。

总结：邪正盛衰是指在疾病发生过程中，机体的抗病能力与致病邪气之间相互斗争所发生的变化。一般来说，正气增长而充盛，则促使邪气消退；反之，邪气增长且亢盛，则会损耗正气。邪正双方不断斗争的态势和结果，不仅关系着疾病的发生，而且直接影响病证的虚实变化，同时也决定了疾病的发展和转归。邪正斗争是疾病过程中的基本矛盾，邪气与正气之间的相互斗争，必然导致两者间的盛衰变化。从病机演变的角度看，邪正的盛衰不仅关系到疾病虚实性质的确定与变化、疾病的转归和预后，本质上还是机体阴阳失调，气血津液代谢失常，以及脏腑功能失衡的虚实呈现及其进退反应。因此邪正盛衰是疾病过程中最基本的病理变化。

2. 阴阳失调

案例一：章某，女，28 岁。因外出感受寒邪，回家后突然脘腹冷痛暴作，拘急难忍，已有 2 小时，恶寒喜暖，得温则痛减，口不渴，但喜热饮，热饮后稍舒，肢冷，舌苔白，脉弦紧。

案例二：姚某，男，32 岁。一周前，曾因外感而出现恶寒发热、鼻塞流涕、咽喉疼痛等症，未服药诊治。1 天前出现高热，汗出量多，烦躁，口渴引饮，喜冷饮，面赤气粗，大便干结，小便短赤，舌红苔黄燥，脉洪大。

案例三：王某，2 岁。高热已 3 日，面红目赤，胸腹灼热，四肢逆冷，小便黄少，大便已 3 日未行，舌红绛苔黄厚干，脉滑数，指纹紫暗，以达命关。

案例四：杨某，女，47 岁。2 月前因嗜食生冷，感胃脘冷痛。此后进食稍有不慎，即感胃脘冷痛，喜温喜按，绵绵不已，食欲不振，倦怠乏力，畏寒肢冷，舌淡胖嫩，脉沉迟无力。

问题：以上四则案例涉及阴阳失调病机中的哪些内容？

总结：阴阳失调是指在疾病过程中，由于各种致病因素的影响，导致机体阴阳之间失去相对平衡协调，表现以寒、热为主要特征的阴阳偏胜、偏衰、互损、格拒、亡失等病理状态。从总体上来说，主要是阴阳的消长异常和阴阳的互根关系失调，导致脏腑、经络、气血、津液等功能与相互关系失调，整体或局部的阴阳动态平衡被破坏而引起疾病。阴阳失调的病机，是以阴阳的属性、阴和阳之间相互制约、相互消长、互根互用和相互转化关系来阐释机体病变的机理。阴阳失调的各类型病机，并非一成不变，而是随着病情的进退和邪正的盛衰而不断变化。

3. 精气血津液失常

案例一：王某，女，56 岁。头痛反复发作 3 年余，近 2 日加重。症见头痛，痛如针刺，固定不移，拒按，常夜间加重，面色暗淡，舌质紫暗，脉细涩。

案例二：李某，女，21 岁。6 天前，因感受风邪，出现发热恶寒，咳嗽咽痛，经治好转。昨晨起发现眼睑浮肿，继则全身皆肿，小便短少，咳嗽、咽痛略有减轻，舌红苔薄白，脉浮数。

案例三：卢某，男，30 岁。一年前因外伤流血过多而致头晕、心悸、失眠多梦。屡服安神镇静药物无效，入夜心悸，神疲乏力，动则汗出，气短懒言，面白无华，舌淡，脉弱。

精、气、血、津液失常是指精、气、血、津液的不足，或运行失常，以及它们之间互用关系失常等产生的病理变化。清代冯兆张《锦囊秘录》说："足于精者，百病不生；穷于精者，万邪蜂起。"《素问·调经论》说："血气不和，百病乃变化而生。"所以精、气、血、津液失常，不仅是脏腑、经络等组织器官各种病理变化的基础，也是分析各种临床疾病病机的基础。

问题：请大家想一想，津液代谢失常产生的"痰"就是指咳嗽出的"痰"吗？朱丹溪的案例中，他为何认为癫狂是痰所为？引入**课程思政案例三。**

总结：朱丹溪论治癫证，痰结于心胸为主要病机，以镇心神、开痰结为主要治法。此案中朱丹溪运用吐法从痰论治神志疾病，启发了后世医家诊治此病的思路。朱丹溪所提出的痰证理论和证治经验，开创了中医痰证临床诊治与理论发展的新局面。他严谨认真、刻苦钻研的治学态度给后学作出了表率。朱丹溪对"怪病多痰"的思辨过程，以及探究生痰之因的"治病求本"理念，渗透大医之辨的精髓，让学生深刻领悟中医药的魅力和精华所在，坚定热爱中医、学好中医、传承中医、发扬中医的信念。

4. 内生五邪　内生五邪，是指在疾病的发展过程中，由于脏腑经络及精气血津液功能失常而产生的类似风、寒、湿、燥、热（火）五种外邪致病的病理变化。内生五邪有别于外感六淫。外感六淫是风、寒、暑、湿、燥、热（火）六种外感病邪的统称，属外感病的致病因素，为外邪，属于病因范畴；内生五邪则病起于内，其致病特征类似于风、寒、湿、燥、热（火）五种外邪，所以分别称为"内风""内寒""内湿""内燥""内热（或内火）"，属于病机范畴。

小结：病机即疾病发生、发展变化及转归的机理。正邪之间的斗争不仅关系着疾病的发生，还与疾病的发展、变化与转归密切相关。基本病机主要包括邪正盛衰、阴阳失调、精气血津液失常。发病原理的学习之要在于把握邪正关系、发病途径以及发病类型。就基本病机而言，邪正盛衰多涉及虚实性病证的机理，阴阳失调多侧重寒热性病证的病理变化，精气血津液失常多表现不足和运行障碍等病理状态，学习时要注意三者在阐释疾病的发生发展及转归机理时，是联合应用、互为羽翼的，从整体观出发，阐明疾病发生、发展和结局的演变规律和本质，为疾病的辨证和治疗奠定基础。

课后作业及安排：建立课程微信群，为学生答疑解惑及布置自主学习任务单；在慕课平台发布讨论主题，学生围绕主题进行交流发言。

（三）课程思政案例与思政点映射

表 1　中医学基础课程思政案例与思政点映射

课程思政案例	思政点映射
案例一：中华“和”文化与病机 “和”是中国哲学中一个很重要的概念，用通俗的语言表示就是“和谐”的意思，“和”文化已成为中华文化的一个重要组成部分。自古至今，很多仁人志士提出了对“和”字的理解，如老子在《道德经》中写道：“万物负阴而抱阳，冲气以为和。”孔子《礼记·中庸》亦强调：“致中和，天地位焉，万物育焉。”《易传》曰：“保合太和，乃利贞。”可以看出“和”文化从古至今一直是中华文化的主轴，并潜入到思想深处，成为精髓。当万物失其“和”时，则乱象丛生。人体的生命机制亦是如此，因此，疾病的本质是邪正、阴阳、气血等失其调和所致。由此联系我国的发展实际情况，强调和谐社会的必要性	通过对“和”字不同角度的解释，体会到中华文化的博大精深，并加深文化认同，理解病机本质
案例二：新型冠状病毒肺炎疫情 新型冠状病毒肺炎属中医学“疫病（瘟疫）”范畴，是一种烈性传染病。《内经》曰：“五疫之至，皆相染易，无问大小，病状相似。”疫病容易传染，不管男女老少都会发病，症状相似。新型冠状病毒肺炎的发病符合中医发病原理中正气不足是发病的内在依据，邪气是发病的重要条件，正邪斗争胜负决定发病与否，其发病也与气候等外环境及体质等内环境密切相关。 “按照各地区联防联控机制统一部署，积极做好中医药参与疫情防控工作，推广‘有机制、有团队、有措施、有成效’的中西医结合医疗模式，确保中西医结合、中西药并用落实到位。”《从严从紧做好中医药系统疫情防控》	（1）同学们可以体会到中医学是有魅力、有能力、有担当的科学，必定会在今后的世界舞台上绽放更夺目的光彩，为全人类健康做出巨大的贡献。 （2）同学们能深刻体会全国人民同舟共济、众志成城、不畏艰难的战“疫”精神，坚定中医药专业自信，培养学生的爱国情怀
案例三：朱丹溪“治外弟癫狂案” 朱丹溪《格致余论·虚病痰病有似邪祟论》记载：“外弟岁一日醉饱后，乱言、妄语、妄见。询之系伊亡兄附体，言生前事甚的，乃叔在边叱之。曰非邪，食腥与酒太过，痰所为耳。灌盐汤一大碗，吐痰一二升，汗因大作，困睡一宵而安。” 对于癫证的病因病机，世俗认为是鬼邪作祟，故多逐鬼驱邪，朱丹溪则认为此病非鬼邪所致，乃痰虚之为病。朱丹溪指出，“癫者神不守舍”，此病“大率多因痰结于心胸间”，以致“心经蓄热”且“痰迷心窍”而成，是为“心经有损”之病。此案中朱丹溪运用吐法从痰论治神志疾病，启发了后世医家诊治此病的思路	（1）朱丹溪所提出的痰证论治理论和证治经验，开创了中医痰证临床诊治与理论发展的新局面。他严谨认真、刻苦钻研的治学态度给后学作出了表率。 （2）朱丹溪对“怪病多痰”的思辨过程，以及探究生痰之因的“治病求本”理念，渗透大医之辨的精髓，让学生深刻领悟中医药的魅力和精华所在，坚定热爱中医、学好中医、传承中医、发扬中医的信念

（四）教学测量与评价

中医学基础课程采用以过程性评价为基础的线上线下相结合的多元化综合考核方式，涵盖线上慕课测试及主题讨论、课堂参与讨论、课后作业、问诊情景剧及技能考核等不同环节，包括自评、他评、互评等方式。

1. 网络平台测试及主题讨论　教学内容均设计了线上学习内容。教师根据学生在网络平台上参与学习时长、参与讨论的活跃度、完成练习题情况，对学生进行评价。学生根据自测题完成情况进行自评。

2. 课堂参与讨论　在课堂教学的师生互动和生生互动环节，由教师根据学生参与讨论的表现，对学生进行评价；学生相互讨论的过程中，采取组内学生自评、互评的方式评价小组学习效果。

3. 课后作业　根据学生提交的课后作业，教师根据完成情况，对学生进行评价。

4. 问诊情景剧　同学分组完成中医问诊情景剧剧本撰写和表演。教师根据完成情况，对学生进行评价。每个小组接到任务后自行查找相关资料，集体开会讨论、设计、丰富剧本内容与细节，确定角色分工，准备 PPT、旁白、道具、场景布置等。小组内成员进行互评。

5. 技能考核　应用中医诊疗仿真设备（中医舌面诊技能训练与考核系统、脉象模拟手等），对相应内容进行考评。同学分组互为医患角色，按标准进行互评。

（五）思政教学反思与改进

1. 中药学专业的学生学习中医学基础课程的学时有限，一些同学对学习中医学基础课程的兴趣不高，认为中药学专业的学生只要学好中药学专业知识就可以了。我们按照中医药学发展脉络，通过引入大量经典案例，为同学们展示了中医辨证论治的魅力，让同学们从内心深处感悟，中医药学理论是深深植根于中国古代优秀文化，充满了哲学智慧，激发学生们的学习兴趣和求知欲望。

2. 有些同学认为中医和中药的关系不大。我们在讲授中医问诊“半表半里证”的时候，引入了青蒿素研发的例子。诺贝尔奖获得者屠呦呦领导的课题组在抗疟药物的研发过程中，历经无数次失败，后受到《肘后备急方》“青蒿一握，以水二升渍，绞取汁，尽服之”的启发，改进了提取方法，采用乙醚低温提取青蒿有效成分，获得成功。通过相关案例的讲授，让学生们明白，中药学的继承、发展和应用，是建立在掌握中医学知识基础之上的，否则“皮之不存，毛将焉附？”

（上海中医药大学　何建成、燕海霞、丁杰）

本草典籍选读
课程思政教学设计案例

一、课程目标

本草典籍选读课程是以中药学专业的培养目标为导向，遴选古今本草典籍，架设从古至今，由药及医的桥梁，在继承中医药基础理论和知识的基础上，引导学生树立中医药专业自信，激发学生自觉研读本草的兴趣，培养学生中医药思维。本课程是中药学专业的专业基础课，培养学生能较为流畅地阅读和理解本草典籍的能力，养成中医药思维，逐渐形成发展和创新中医药的源动力。

【知识目标】

本课程知识目标可以概括为学习和继承中国历代本草典籍的特色理论、技术与经验，汲取其精华，为中药学专业学习奠定基础。这个知识目标与中药学专业毕业生应“具备中医药思维和中华传统文化知识”“熟悉中国优秀传统文化的哲学、文学、史学等内容”的培养目标密切相关。具体包括以下内容：

◎ 了解本草典籍的发展历史，本草典籍的基本理论及常用术语。

◎ 熟悉中国历代本草典籍，包括综合性本草典籍、《神农本草经》药论典籍、民族药和民间药本草典籍、中医临床典籍等的特点和编撰体例。

◎ 能列举综合性本草典籍的发展脉络，熟悉常用中药品种的基原、产地、采收加工的变迁历史，正确对待同名异物和同物异名现象，做到正本清源。

◎ 熟悉常用中药品种古今药性及其他民族药的应用变化历史，梳理其源流，比较异同。

【能力目标】

本课程的能力目标是掌握阅读本草典籍的方法，具备阅读本草典籍的能力；具备区别古今药物品种，正本清源的能力，熟悉常用中药品种的资源分布、特色炮制历史，为临床合理应用中药品种奠定基础。这个能力目标是中药学专业“具有阅读中医药传统文献的能力”“具有运用中医药思维，表达、传承中药学理论与技术的能力”目标的具体落实和支撑。应达到以下能力目标：

◎ 能够运用中医药思维，表达历代本草典籍中的基本内容。

◎ 具有运用本草典籍的基本理论和基本知识，利用图书资源和国内信息资源，开展本草典籍所附医方的挖掘、特色炮制应用研究的基本能力。

◎ 具有综合运用本草典籍中的基本理论和基本知识，进行中药资源调查、道地药材资源分布和可持续利用研究的能力。

◎ 掌握阅读本草经典著作的方法，培养解决本草古今同名异物和同物异名现象的能力。

【思政目标】

本课程的素质目标是养成学生严谨的科学态度和实事求是的工作作风；具有严格的法律、规范意识；具有良好的职业道德；坚信中医药理论和中医药文化，明确本草典籍在护佑中华民族健康繁衍，以及支撑现代中药资源调查和合理利用方面对社会经济、精神的双向调节作用。这个素质目标是对中药学专业"热爱中医药事业，弘扬中医药文化；具有实事求是的科学态度和批判性思维；尊重生命，正视医学伦理，充分认知中药应用的终极目的是保障人类持续的健康"的培养目标的具体化，使该培养目标的达成具有可操作性，可以说本草典籍选读课程是中药学专业素质目标落地生根乃至发展的沃土。可具体表述为：

◎ 引导学生坚定中医药理论自信、文化自信，感悟中医药文化的独特魅力的同时，为继承我国本草学的学术精华奠定基础。

◎ 初步建立中医药思维，把自觉运用中医药理论指导临床合理用药作为自己的职业责任。

◎ 激发学生自觉探索中药发展前沿的热情，树立终身学习理念。

◎ 培养学生正确的唯物史观，站在历史发展的角度，认识中医药保障人民健康大有可为，增强事业心和责任感。

二、课程思政建设基本情况

1. 课程思政元素的挖掘　浓缩中医药精华的本草典籍经过代代相传，是中药学专业学生巩固和锤炼中医药思维的最佳素材。本课程围绕"守正创新，以德树人"梳理课程思政元素，重在继承本草典籍中的优质信息资源，从多个层次和维度进行思政要素的挖掘。

中医药的源头在本草，在发现本草的过程中涌现出一批横贯古今、中外闻名的历史人物，如"神农尝百草，一日遇七十毒"，这是为民众健康不惜生命的大无畏精神；又如李时珍，既是一名医生，又是一名博物学家，"用二十七年时间编著《本草纲目》"，为中医、中药结合的典范之作，其"释名""集解"和"药论"部分，至今仍具有重要的文献价值和指导中药生产、加工和临床实践的应用价值。

本草典籍中“同名异物，同物异名”现象很常见。比如大黄就有不同的名称，如掌叶大黄、药用大黄、川大黄、酒大黄、川军，运用现代分类学知识和方法，结合研读本草典籍才能够清楚地洞察其中的奥秘，因为这些名称的出现与中药的来源、生产、流通、加工炮制直至临床应用密切相关，规范使用不同名称，有助于中药临床应用的正本清源，树立学生全程监控中药质量的大局意识。

中药品种的变迁历史涉及资源从野生变家种，又与地理和人文社会历史有着错综复杂的关系。“附子的野生变家种”“宣黄连演变为川黄连”“延胡索由东北齿瓣延胡索演变为浙江延胡索”诸如此类品种变迁史的引入，正是本草典籍选读思政元素的最佳契合点。继承本草典籍中精髓，才能为正本清源打下坚实的基础，引导学生树立牢固的中医药文化自信，认同中医药是原创优势的科技资源，是弘扬社会主义核心价值观的生动教学载体。

2. 教学内容和环节 为推动本草典籍选读课程教学与思政教育的有机结合，应对教学内容进行整体设计，将社会主义核心价值观和思政元素融入课程大纲、教案、课堂、考核评价等诸多环节，主要分为以下三个阶段。

（1）筑基阶段：明晰中国古代本草典籍概况，以重要的历史人物牵出历代本草发展脉络。李时珍横跨医药领域，编撰《本草纲目》，其印刷版次、翻译语言、传播和影响区域之广是所有本草之最，此成就的取得源于他二十七年“咬定青山不放松”，坚持著书立说。

（2）提高阶段：《新修本草》举国家之力收集全国药材品种，绘图描述，形成首部政府颁布的药典，开创国家药典先河。《证类本草》集宋以前本草之大成，加之印刷术的广泛应用，使之成为历史上保存最完整的本草典籍。《中华本草》作为现代本草集大成之作，反映了20世纪末中药学学术水平、发展面貌及成就。通过研读这些集合古今本草学术大成的典籍著作，使我们练就一双慧眼，识别出中药同名异物、同物异名现象背后隐藏的奥秘，有助于中药临床应用的正本清源，树立学生全程监控中药质量的大局意识。此外，也能将中药品种的变迁历史渗入其中，只有继承本草典籍中的精髓，才能为将来走正本草路打下坚实的基础，引导学生树立牢固的中医药文化自信。

（3）升华阶段：《神农本草经》作为中医药源头之作，语言简约，寓意深刻，可以引导学生感悟中医药经典的博大精深。综合性本草如《新修本草》《证类本草》和《本草纲目》是本草之树的树干与枝叶，而各家药论犹如本草之树的花与实，点缀其中，通过纵向比较，引导学生理解药论特色，明晰中药药性探索特点。民族药、民间药作为中华民族传统药物的重要组成部分，可简要介绍相关典籍，拓展思路。本草最终服务于临床，可选择不同时期中医临床典籍，引导学生从中医临床应用角度串联方与药，培养中医药思维。

3. 教学方法 可采用线上（微信群、QQ 群和 SPOC）与线下小组讨论、课上（问题导入式教学）与课下（围绕学术命题查阅资料，本草典籍著作的研读指导）等形式开展教学。指导学生开展小组讨论，围绕感兴趣的思政话题进行思维导图式的头脑风暴，具体操作可以使用以下方法：

（1）案例式教学法：精心选择跟教学内容相关的、生动鲜活的案例引发学生思考。比如“中医药传承如何有序有度”，结合现有本草史料，以及最新的考古发掘资料，激发学生的求知欲，引导、启发学生结合实际案例思考问题，凝练新知，并通过教师的正向引导、价值引领及总结提升，潜移默化地影响学生的价值观。

（2）讨论式教学法：针对学生中存在的模糊认识、课堂上提出的尖锐敏感的问题，教师要牢牢掌握意识形态的主动权，有理有据地展开辨析讨论，并进行正确的思想引导。

（3）PBL 教学法：比如在学习《神农本草经》句读时，可以选择两则柴胡方使用的真实医案，引导学生开展自主学习和小组讨论，从而启发学生的思维，让学生能够及时提出问题并培养其解决问题的能力。引入“《神农本草经》与《伤寒论》一脉相承的用药特点”的思政元素，引导学生正确认识《神农本草经》常用本草品种的药证，打牢临床用药的基础。

4. 考核方式 本门课程考核为过程性评价和终结性考核相结合。其中过程性考核主要包括考勤、提问、《神农本草经》《本草纲目・序录》背诵掌握情况、课堂讨论、课后实践的参与情况及自主学习环节中展现的思政亮点，通过上述环节我们能够把握学生的思想动态及对本草典籍知识的掌握及运用情况，相对于传统的评价方法更具有科学性和真实性。

三、教学设计案例

授课章节	第二章 《神农本草经》简介与选读	授课学时	2 学时
授课专业	中药学	授课年级	本科二年级
选用教材	《本草典籍选读》（中国中医药出版社，2021 年出版）	设计者	彭代银、庆兆

（一）教学目标

【知识目标】

1. 掌握《神农本草经》编撰体例。
2. 熟悉神农医药文化传承脉络。
3. 了解中药三品分类与君臣佐使的关系，中药命名渊源。

【能力目标】

1. 能识别中药名和病名中应用的繁（正）体字。
2. 学会《神农本草经》经文句读的方法。
3. 按药用部位理解中药主功效、辅助功效的特点和区别。

【思政目标】

1. 明晰《神农本草经》是中医药源头之作，作为炎黄文化中具备临床用药指导意义的著作，因而能立足世界民族之林而彪炳史册。

2.《神农本草经》与《伤寒论》一脉相承的用药经验，在维护人民健康方面的重要性，树立热爱中医药事业的愿景。

3. 结合现有史料和考古发掘的最新进展理解中医药传承有序有度，形成终身学习观念，持续自我完善和提高。

（二）教学内容

课前导入：习近平总书记强调：“中医药学凝聚着深邃的哲学智慧和中华民族几千年的健康养生理念及其实践经验，是中国古代科学的瑰宝，也是打开中华文明宝库的钥匙。”

《神农本草经》（1.3 万字）与《伤寒杂病论》（5+3 万字）、《黄帝内经》（8.2+6.5 万字）、《难经》（1.2 万字）并称为中医四大经典著作，是传承中医药学精华的典范，相对于另外三本中医临床著作，《神农本草经》比较薄，仅一万三千字，但真正读懂《神农本草经》的人并不多，能熟读并应用的更是少数。因此，我们需要理清学习《神农本草经》的缘由。

1. 炎黄子孙须知　提问，引入**课程思政案例一、课程思政案例二。**

（PPT 演示陕西石峁遗址及湖南马王堆、成都老官山等地医学考古素材）

2. 本草源头之作　作为中医药专业学生，医药结合才有更好的发展，医是指中医，药在古代一直称作“本草”，来自自然中的三大范畴，即植物、动物和矿物。“上药一百二十种为君，主养命以应天。无毒……中药一百二十种为臣，主养性以应人。无毒有毒，斟酌其宜……下药一百二十五种，主治病以应地。多毒。”《神农本草经》所列药物即使有毒，而经过合理炮制则毒性可控，成为良药，比如附子、乌头和细辛等。

《神农本草经》是最早的本草著作，位列源头。

3. 本草经典著作 《神农本草经》是中医药专业学生必须熟读和了解的经典著作之一，后代所有本草传承循两条主线，一条是增加品种为主线的综合性本草，如《本草经集注》《新修本草》《证类本草》《本草纲目》；另外一条是诠释《神农本草经》药性的著作，如《神农本草经疏》《本草崇原》《神农本草经百种录》等。

4. 中药学理论“大厦” 《神农本草经》之所以传承千年不衰，是它奠定了中药学理论的基石，比如七情配伍、四气五味等药性理论，又从制剂、治病、服药方法和病症所主等方面拓展了本草学的内涵。

《神农本草经》包含序录和正文。

一、序录——理论体系

①本草分类	②本草配伍	③本草药性
④本草产作	⑤本草制剂	⑥疗病源机
⑦以药对病	⑧服药方法	⑨疾病分类

图 1　《神农本草经》序录板书

序录 636 字，将中药学的基本理论全面陈述出来，奠定了中药学理论基础。（整体介绍序录经文含义，将句读和背诵相关联）

二、上中下三经——中药药性

《神农本草经》所载的品种分为三品，来源三类，其中植物类最多，有 257 种，对植物药而言，按药用器官分为六类，类群又有三种。（PPT 演示不同类型中药品种的彩色图片，帮助学生建立直观感受）

①本草分类体系
- 三品　上、中、下三品
- 三类　植物、动物、矿物
- 器官　根、茎、叶、花、果实、种子
- 类群　草本、藤本、木本

图 2　《神农本草经》本草分类体系板书

《神农本草经》对中药的命名十分有特色，而且形象，至今沿用不衰。这是为什么呢？（可以提问一两个同学来引发思考，《名医别录》不足 500 年，有一半名称未用，《证类本草》卷三十专门记载有名未用的中药名称 194 种，占总量 1745 种的 10% 之多）

《神农本草经》所命的药名含有三类信息：一是包含中药药用部位的形、色、气味等，如人参、大黄、赤箭、紫芝、紫参、紫草、茜根、黄连、白头翁、白鲜、败酱、丹参、玄参、沙参、苦参、鸡头实、甘草、柴胡、牛膝、酸枣、酸酱、五味子、苦瓠等；二是含有生态指示的含义，如泽兰、泽泻、泽漆、石韦、石长生、石下长卿、石龙芮、石南、石斛、水苏、海藻、海蛤、水芹、水萍、水蛭；三是融入物候、生物学习性、功能等，如款冬花、防风、积雪草、夏枯草、大豆黄卷、半夏、冬葵子等。了解中药的命名方式，有助日后学习、记忆。（PPT 演示不同类型中药品种的彩色图片）

②熟悉中药名称
- 了解中药特色　大黄、玄参
- 启发联系功能　防风、远志
- 命名理论体系　以识别植物形态为要点、生态、习性等

图 3　《神农本草经》药名板书

《神农本草经》上每味药均以 10 至 50 字来表述，语言简约，了解其结构层次才能正确理解其内容。示范标注过程，并板书书写不同层级。先有性味，再有主功能，其次是辅助功能，最后是“久服”（上品特有）、“一名”和生态环境，有的存在，有的省略。

③知悉层次，学习句读

茈胡（柴胡）味苦平主心腹腸胃結氣飲食積聚寒熱邪氣推陳致新久服輕身明目益精一名地薰生川谷

茈胡

味苦，平。（性味）

主心腹腸胃結氣，飲食積聚寒熱邪氣。（主功能）

推陳致新。（辅助功能）

久服輕身，明目，益精。（久服，上品药特有）

一名地薰。生川谷。（“异名”和生态环境）

图 4　《神农本草经》学习方法板书

提问，引入**课程思政案例三**。

小组讨论：（PPT 展示两个小柴胡方加减的案例，语言浅显易懂，便于学生理解）

伤寒论 96 条：“伤寒五六日，中风，往来寒热，胸胁苦满，默默不欲饮食，心烦喜呕，或胸中烦而不呕，或渴，或腹中痛，或胁下痞硬，或心下悸，

小便不利，或不渴，身有微热，或咳者，小柴胡汤主之。

小柴胡汤方，柴胡半斤，黄芩、人参、甘草、生姜各三两，半夏半升，大枣十二枚。”

病案一：康某，女，在校大学生，感冒两周余，周身不适，头痛，恶心欲吐，服用中西成药若干，查舌苔薄白，脉弦，诊为“伤寒中风，有柴胡证”，治以小柴胡汤，一剂而病愈。

病案二：郝某，男，2岁，本校教师之子，因感冒发热，咳嗽已三天，体温波动在39.5℃上下，以银翘散合桑菊饮法治之，不效。询问得知病儿纳呆欲呕，为伤寒中风，有柴胡证，投以小柴胡方加生石膏、杏仁、桔梗。一剂后热退，三剂后病愈。（引自裴永清《伤寒论临床应用五十论》）

小柴胡汤加减后可表、可里，可入气分、可入血分，可阴、可阳，可补、可泻，堪为举世皆知的名方，且与《神农本草经》柴胡的主功能“主心腹肠胃结气，饮食积聚寒热邪气”密切关联，凸显了《伤寒论》用药经验承继《神农本草经》，两者一以贯之的师承关系。

（视课堂剩余时间，多则邀请同学随堂练习，少则放在课后自主学习讨论练习）

小结：本节课了解和学习了中医药源头之作《神农本草经》的有关内容，我们宜树立中医药文化自信，真正沉下心来做好继承工作。课后请同学们熟读《序录》，做好课后自主学习任务。

课后作业及安排：请学习委员将班级同学分组后，建立微信群，由教师课后发布自主学习任务单，并布置同学们课后练习标点经文。

（三）课程思政案例与思政点映射

表2　本草典籍选读课程思政案例与思政点映射

课程思政案例	思政点映射
案例一：明晰“炎黄”二字的内涵 中华民族的始祖是两位部族领袖，一位是炎帝神农氏，另一位是黄帝轩辕氏，这两位部族领袖智慧卓越，故后人假托炎黄二帝之名，命名了这两本中医学的奠基之作，即《神农本草经》和《黄帝内经》	通过理解“炎黄”二字的内涵，使学生了解这两本著作是古代先贤传承下来的瑰宝，若民族精神断裂，则愧对炎、黄二帝。引导学生树立中医药理论自信，巩固专业思想
案例二：中医药传承有序有度 中华文明起源很早，平常所讲的上下五千年包括公元纪年后的两千年和公元纪年前的三千年，但公元前3000年的文物及记载资料相当匮乏，如何了解这一时期的历史呢？很多人立马想到了考古。不错，当前各地考古发掘事业蓬勃发展，地下（干旱少雨的	这些考古资料从一个侧面反映上古时代必然出现了与生产力水平相适应的医学体系，才能支撑社会构建。古代，记录信息不便，《神农本草经》等著作

续表

课程思政案例	思政点映射
西北或水下）出土的文物改写了之前的一些数据，比如2012年十大考古发现，被称为“中国文明前夜”的陕西石峁遗址，位于榆林市神木县，地处黄土高原北部，面积400万平方米，距今有4000年，相当于夏之前（公元前2300年）的人类中心居住区，遗址内有高达70米的塔状结构，城墙厚实，出土的玉器精美，“黄土高原曾出现了代表政治和经济中心地带的复杂社会形态。重要的是，研究发现与中原文明有关的铜器时代后期的核心标志事实上很早之前就在石峁古城形成了”，对探索中华文明起源是一个很好的佐证材料。另外，湖南马王堆汉墓出土的《五十二病方》帛书反映了汉代的药物学知识已经十分发达，这些药物学知识与《神农本草经》息息相关。而近年来成都老官山汉墓医简的发掘，则从针灸腧穴的角度揭示西汉时期针灸学的发展	往往由专业人员背诵记忆，通过口耳相传的方式传承下来，然后在适当的时机转换成文字著作，或以帛书方式，或以简牍方式，或以纸质书籍方式进行传播。《神农本草经》保留传承至今，是先人们留给我们的珍贵遗产，它是本草的源头之作，值得每位炎黄子孙放在案头阅读。 引导学生树立热爱中医药事业，终身学习的观念
案例三：《神农本草经》与《伤寒杂病论》的用药特点一脉相承 《史记》是第一部纪传体正史，唐代史学家司马贞著《史记索隐》，补充了三皇本纪，明确炎帝神农氏教导民众发现了中医药，所著《神农本草经》的用药经验被商朝宰相伊尹继承，形成了《伊尹汤液经》，而东汉时期的张仲景则是在《汤液经》基础上扩展，撰述《伤寒杂病论》，这个过程性记录在后代的两本著作中，一本是晋代皇甫谧《针灸甲乙经》序“伊尹以亚圣之才，撰用《神农本草》以为《汤液》。”，另一本是元代王好古的《汤液本草》序“世皆知《素问》为医之祖，而不知轩岐之书，实出于《神农本草》也。殷伊尹用《本草》为《汤液》，汉张仲景广《汤液》为大法，此医家之正学，虽后世明哲有作，皆不越此。”	中医药文化自炎帝神农氏开始，至东汉末张仲景，一脉相承，至今仍在护佑国民安康，守护文明薪火。作为中医药大学的学生，对中医药持有足够的信心，有志于继承和发扬中医药事业，国民健康才会得到持久保障，希望大家努力探索和发现深藏于本草典籍中的中医药魅力，守正创新自当在不久的将来得以实现

（四）教学测量与评价

1. 运用教学测量包保障教学目标的达成

（1）测量包编制方式：由主讲教师根据《神农本草经》简介与选读章节的教学目标和教学内容，提前编制测量包内的测试题和自主学习任务单，课程组集体备课时进行抽测，三位教师在审定教学设计、教案和讲稿后，对测量包进行评测，均认为有效时，由测量包拟定人编制定稿。

（2）测量包发放时间：于课前分发给班级学习委员和各小组组长，既能提示课程需要掌握的要点，也是激励学生养成系统思维的手段。

（3）《神农本草经》简介及选读章节测量包测试题

简答：①《神农本草经》的用药经验被商代宰相伊尹所继承，撰《伊尹汤液经》，再到张仲景“勤求古训，博采众方”，集古今理法方药大成而成就了《伤寒杂病论》，请对这段历史进行了解后，谈谈您对方证和药证的看法。

②请对条文“民可使由之不可使知之”进行标点，并阐述标点后的意义。

③夏商周断代工程是将自夏至周两千余年的中国历史，用考古发掘和天文研究相结合的方式举证出来，证明了中华文明传承没有断线，请谈谈您对这两千余年中医药佑护民众健康的认识。

2. 课后自主学习句读，保障正确理解经文

（1）发布《神农本草经》重点常用本草品种经文标点的任务单，引导学生在课下查阅资料，对临床常用本草品种进行主功能、辅助功能的区分与标点，加强对药证、方证的识别力度，自主学习持续时间四周。

（2）过程评价贯穿始终：通过在小组讨论、完成自主学习过程中的互助学习，开展组员自我评价和小组长的过程型评价。完成自主学习报告后，邀请另外一组组长和组员代表互相阅读对方的小组自评报告及附件支撑材料，给予互评。任课教师根据课堂参与讨论和问答的表现、课下提问的数量和质量给予评价。自主学习任务单成绩由自评 10%，组长评价 30%，互评组长评价 30%，教师评价 30% 四部分组成。

（3）自主学习评测指南：学生在自主学习报告单任务驱动下，以完成自主学习报告为契机，小组长分解任务，组内讨论实施路径，各位组员群策群力，有提问有回答，保留过程性记录，这样在教学测量方面有据可查，也便于师生检阅、反思和改进。

（五）思政教学反思与改进

课程思政案例三讲授时，涉及《伤寒杂病论》的部分内容。由于中药学专业学生仅上过一门中医学基础课程，可能不了解相关内容，会对后续教学带来影响。因此，可以事先准备一些关于《伤寒杂病论》及中医四大经典的介绍内容，让学生明白四大经典对于中医药发展产生的重要作用。有了前期的铺垫，在讲解小柴胡汤证候群时，以两则比较容易辨识的医案导入，加上与第 96 条文比对，从方证联系到柴胡药证，证实了小柴胡方证与《神农本草经》对于柴胡的记载一脉相承，不用教师过多宣讲，学生的中医药文化自信应运而生。

（安徽中医药大学　彭代银）

临床中药学
课程思政教学设计案例

一、课程目标

临床中药学是研究中药基本理论及各种中药性能、功效及临床应用等知识的一门学科，是中医药学重要组成部分，是中药学专业的专业课、核心课。通过本门课程的学习，使学生能够掌握中药的基本理论、基础知识，形成中医理论与中药的联系，达成《中药学类专业教学质量国家标准》中“具备中药学基础理论、基本知识、基本技能”的培养目标。

【知识目标】

本课程的知识目标是使学生掌握中药基本理论和常用中药的性能、功效、临床应用、用法用量、使用注意等知识，为学习后续课程及将来应用中药奠定基础。这个知识目标与中药学专业“具备中药学基础理论、基本知识、基本技能”“具备中医药思维和中华传统文化知识”“掌握中医基础理论、中药药性理论和中药用药基本规律”的培养目标相呼应。具体包括以下内容：

◎ 了解中药的起源、中药学的发展历程及各时期的重要本草著作。

◎ 熟知并理解中药的炮制、性能、配伍、用药禁忌、用量、用法等中药学基本知识。

◎ 通晓 158 味常用中药的性能、功效、主治、应用（指基本规律和特殊意义者）；175 味中药的功效、主治病证；185 味中药的功效。

◎ 了解某些药物的特殊用法、用量和使用注意。

◎ 辨别某些因品种、产地或炮制不同而效用有异者的特点。

◎ 阐述 24 组相似药物功效、主治病证的共同点与不同点。

【能力目标】

本课程的能力目标是具备传承传统中药学理论与技术的能力和指导临床合理用药的能力，为将来应用中药相关知识解决实际问题奠定基础。本课程目标是中药学专业“具有传承传统中药理论与技术的能力”“具有运用综合理论知识，解决中药生产与应用中实际问题的基本能力；具有运用中医药思维，表达、传承中药学理论与技术的能力；具有从事药学服务工作的基本能力；具有与用药对象、医药行业人员进行交流沟通的能力”培养目标的具体落实和体现。具体包括以下内容：

◎ 能够运用中医药思维，表达中药学的基本理论和基本知识。

◎ 能够运用中药学基本理论和基本知识，系统归纳、正确评价中药处方。
◎ 能够运用中药学知识，判断中药的配伍、用法用量等是否合理。
◎ 具备利用各种资源获取中药学相关资料的能力，并能进行分析和归纳。
◎ 能够将中药的传统功效与现代科学知识相联系，理解中药的现代应用。
◎ 初步具备综合运用中药的基本理论和基本知识解决实际问题的能力。

【思政目标】

本课程的思政目标是培养中医药思维，激发学生学习中药专业知识的热情，调动学生的学习主观能动性和积极性，具有传承精华、守正创新的职业信仰。这个素质目标是对中药学专业“热爱中医药事业，弘扬中医药文化；具有正确的世界观、人生观和价值观，具有爱国主义、集体主义精神，身心健康，诚实守信，志愿为人类的健康工作服务；具有实事求是的科学态度；尊重生命，正视医学伦理，充分认知中药应用的终极目的是保障人类持续的健康；重视用药对象的个人信仰、人文背景与价值观念的差异，能够充分考虑用药对象的利益并发挥中药的最大效益”的培养目标的具体化，使培养目标更有可操作性。具体包括以下内容：

◎ 具备中医药思维，能感悟辩证统一、天人相应的中医整体观，并将之应用于对中药的理解中。
◎ 强化对中医药文化的认同感和自信心，坚定学习信心。
◎ 坚定中医药疗效自信，有从事中医药相关行业的决心。
◎ 具有批判性思维，能用发展的眼光看待中医药事业。
◎ 具有良好的沟通能力和团队合作的精神。
◎ 能自觉探索中药发展前沿知识，具有终身学习的理念和能力。
◎ 理解中医药传承中的工匠精神，并对治学和今后的工作产生影响。

二、课程思政建设基本情况

1. 思想政治资源挖掘 立足文化内涵，充分发挥中药学学科优势，在教学目标的制定过程中注重充分发掘具有中药学课程特点的思政资源，探索中药学课程中思想政治教育的切入点和融入点，引发学生对中华优秀传统文化的认同。从天人相应、和谐统一的整体观，对立统一、和而不同的辩证思维，破立有度、自信发展的创新精神，以及严谨求实的工匠精神为核心，在继承中创新，培养学生对中药理论、技术的自信。

2. 教学内容和环节 在教学内容中，适当拓展知识内容，增加实践教学环节。

（1）中医药典籍学习。通过引导学生阅读中医药相关的中华传统优秀典籍，发挥专业课堂主渠道作用，传承和弘扬中华传统优秀文化。课程伊始即向学生推荐参考书籍，《神农本草经》《本草纲目》《景岳全书·本草正》《医学衷中参西录》等。并在课堂上引入经典药论、药话和医案，让同学们在经典著作的学习中体会中药的特点。

（2）媒体资源学习。充分利用互联网资源，以微信、课程中心、慕课等形式让学生接触更多的优秀中医药文化。如纪录片《本草中国》《中振说本草》等，将同学们带入浩瀚药海。

（3）实践教学。除课堂上应用中药饮片，课后参观博物馆与百草园外，主要以小组活动形式展开。让学生对于中药饮片的性状和原植物有感性认识，有助于理解中药药性。

①热点问题小组讨论：小组经过研究选题，结合社会热点，比如马兜铃酸事件、冬虫夏草等野生中药材的资源保护等问题，让学生收集网络上的各种声音，查阅资料。通过深度讨论、角色体验与情感模拟、翻转课堂等探索，引导学生通过体验式思考，实现理性认知、情感共鸣与行为认同。

②家庭小药箱调查：鼓励学生对身边家人亲友的家庭小药箱进行清理，并做力所能及的用药咨询，同学们在此过程中收获了为他人服务的满足和对专业的热爱。

③家乡的中药资源调查：结合总论中道地药材的概念，鼓励学生了解家乡的中药分布、种植和应用，并与班级其他同学进行交流。培养学生对中药资源的持续性关心，对地域气候环境与中药药性的联系有更直观的认识，也有助于学生与同期或后续中药相关课程（如药用植物学、生药学、中药鉴定学等）建立联系，为更好地学习其他课程内容奠定基础。

3. 教学方法 临床中药学课程教学中提倡多种教学方法与教学手段相结合，力求贴近学生兴趣与需求，从而引导学生自主学习，深度学习。

在教学过程中，我们主要采用线上线下混合式学习。线上学习中药学基本知识，线下进行重点难点讲解。线下的 PBL 学习中通过病案及问题的设置，使学生将所学知识更好地分析、理解和综合应用，并促进学生深度思考。翻转课堂除了中药学课程教学目标要求的学习内容外，也会结合教学内容进行社会文化、环境保护、伦理关怀等方面的知识拓展，比如让学生讨论活熊取胆等关于动物类中药涉及的伦理问题，濒危野生药材冬虫夏草、贝母、石斛等的采集与生态保护的协调问题等。通过多方面学习，进一步开阔学生的视野。

4. 考核评价 临床中药学课程考核采用形成性评价与终结性评价相结合的方式，评价方法包括网上练习，小组活动（学生自评与互评、学习过程记录、学习成果展示），期末考试，阶段测试。小组活动用以评价学生的自主学习能力、协作能力、创新能力，网上练习、阶段测试、期末考试考评学生对专业知识的掌握。利用精品课程网络平台、微信平台等与学生进行互动，对于学生的问题及时反馈。于课程后期采用调查问卷了解学生的学习情况，并以座谈交流会形式进行反馈。此外，也鼓励学生将学习感悟以随笔、照片、感言等方式进行交流，以了解学生的思想变化。

三、教学设计案例

授课章节	第十二章　温里药	授课学时	3 学时
授课专业	中药学	授课年级	本科二年级
选用教材	《临床中药学》（中国中医药出版社，2016 年出版）	设计者	袁颖、杨柏灿、金素安

（一）教学目标

【知识目标】

1. 描述出温里药的含义、功效、适应范围、配伍方法及使用注意。

2. 列举及解释附子、干姜、肉桂、吴茱萸四味药物的功效、临床应用、用量用法及使用注意。

3. 熟悉花椒、丁香、小茴香三味药物的功效、临床应用、用量用法及使用注意。

4. 归纳附子、干姜、肉桂在药性、功效及临床应用方面的异同；比较桂枝与肉桂在药源、药效、药用方面的异同。

【能力目标】

1. 建立表寒、里寒证治疗原则的认识，培养学生对亡阳证、阳虚证、寒凝痛证等的辨证选药能力。

2. 培养学生对温里药的合理应用能力，对特殊中药炮制的认识，提高学生运用所学理论分析病因病机及防治用药的基本方法，逐步养成中医药思维。

3. 培养归纳总结能力，使学生能对同类、同源中药的功用异同进行分析与应用。

4. 通过混合式教学，加强学生自主学习能力，引导学生深入学习，培养批判性思维。

【思政目标】

1. 从附子的炮制方法中，感悟中药制药过程中的工匠精神。从吴茱萸蕴含的中国传统文化中，领会传统民俗与中药的关系，从而认知中药的文化属性。

2. 从干姜、花椒、小茴香等药食两用品种的学习中，体会中药的生活属性以及在中国人民日常生活保健中所起到的作用，从而坚定专业信心。

3. 使学生了解自古至今温里药治疗危重亡阳证的疗效，增加学生的职业责任感，培养学生的人文关怀意识。

4. 通过温里药现代药理学知识的补充，让学生了解科学前沿，激发学生自觉探索新知的热情。

（二）教学内容

1. 线上学习　通过慕课平台，进行温里药基本知识的学习，并通过网上自我测试巩固学习内容。

2. 课堂教学　在学生已具备温里药基本知识的基础上，课堂主要对重点难点讲解，并以案例形式促进学生对知识的理解，提高学生综合应用药物的能力。

（1）温里药知识点理解与归纳

①小组学习：温习主要知识并进行理解归纳，小组讨论后形成思维导图（见图 5），并分享。

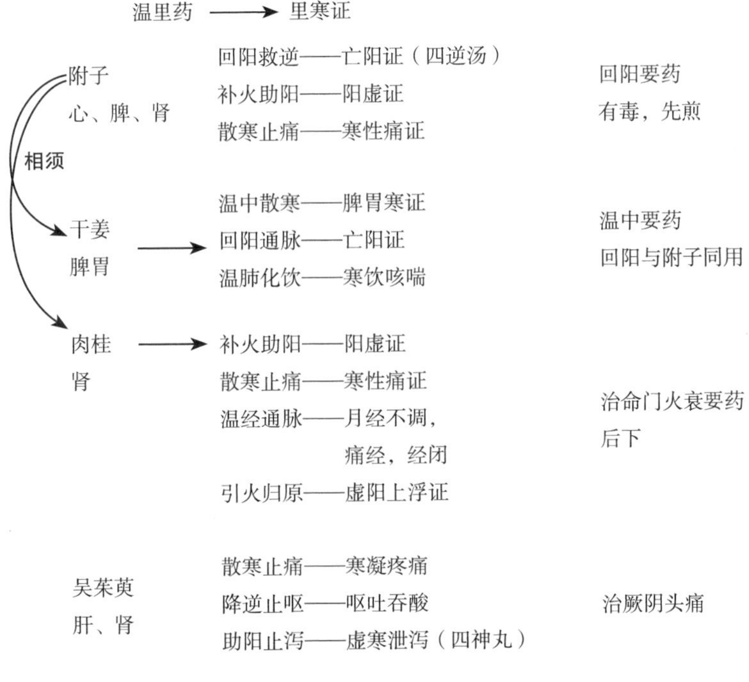

图 5　温里药知识点板书

②教师讲解：重点内容集中于附子回阳救逆，附子与肉桂补火助阳，干姜温脾肺，肉桂引火归原，吴茱萸温肝降逆，附子与干姜配伍等内容。相似药物附子与乌头、附子与干姜、肉桂与桂枝的比较，生姜、干姜与炮姜的区别。

思政结合点 1：附子为急救回阳之品。与此知识点相对应，请学生查阅并归纳附子等温里药在本次新型冠状病毒肺炎治疗处方中的应用，使学生体会到回阳救逆的含义。具体见**课程思政案例一**。

思政结合点 2：附子为中药“四维”之一，其配伍灵活，应用广泛。与此知识点相对应，附子与干姜同中有异，相辅相成。附子与石膏药性相反，相反相成。通过让学生查找和列举附子的不同配伍药对和方剂，使学生理解“和而不同”的哲学思想。具体见**课程思政案例二**。

（2）温里药知识点综合应用

①附子、干姜、肉桂的应用特点：附子、干姜、肉桂均为温阳散寒之品，应用于阳虚证、寒性疼痛等。附子回阳救逆，上助心阳，中温脾阳，下补肾阳。干姜温中散寒，可助附子回阳救逆。肉桂温肾助阳，多用于命门火衰证，又可引火归原。

本知识点采用 PBL 教学方式，以问题为导向。首先在线上教学中布置案例一，学生查阅附子、干姜、肉桂的传统应用及现代化学、药理学研究成果。线下教学中学生在教师引导下，围绕阳虚证，附子的临床应用，与干姜、肉桂等配伍，附子的毒性及合理应用、炮制等方面进行小组讨论。

案例一：王老伯今年 72 岁了，常常自叹：“人老真是不中用了。”年轻时身体极棒的他，近几年来觉得比以前怕冷了，特别是到了冬天，手足冰冷，腰背酸痛。精力也不如从前，常有神疲乏力，想睡觉。从前胃口极好，冷饮吃了都没事，现在却是吃点凉东西，或者受点寒就会肠鸣腹痛，大便稀溏。口淡不渴，喜欢热饮。小便清长，夜尿也要 2 ～ 3 次。

一起晨练的周大爷建议王老伯去找中医调治。中医师查王老伯面色㿠白，舌淡胖嫩，苔白滑，脉沉迟无力。即处方开药让王老伯服用。

处方：附子 6g，干姜 3g，桂枝 6g，党参 9g，炒白术 9g，茯苓 15g，炙甘草 5g。

用药 2 周后，王老伯自觉症状有所缓解。准备继续去看医生服药。这周末，上大学的孙子回来了，看到了王老伯的中药方。上网查了一下，告诉王老伯，方中的附子是有毒的。这下王老伯有些担心了，再吃药会不会中毒啊。

思政结合点 3：附子的疗效确切但有毒性，在临床应用时独具特色。与此知识点相联系，以 PBL 小组讨论的形式，使学生加深对温里药功效应用的认识，并从附子的炮制对毒性和功效的影响，体会到“炮制虽繁必不敢省人工，品味虽贵必不敢减物力”的工匠精神。同时结合中药毒性的热点问题，将现代药理和药化与古代功效相联系，使学生体会到守正创新的重要性。从民众对于中药毒性的争论和困惑，体会到医患沟通的重要性。具体见**课程思政案例三**。

②九九重阳话茱萸——吴茱萸的药性功效特点及临床应用：吴茱萸辛、苦，热。有小毒。归肝、脾、胃、肾经。散肝寒，疏肝气而止痛，突出吴茱萸为治肝寒气滞诸痛的要药。又能降逆止呕，温暖脾肾。

思政结合点 4：从古诗《九月九日忆山东兄弟》中“遍插茱萸少一人”的诗句，引发学生对于诗中“茱萸”为何植物的讨论。联系气候特点与吴茱萸的药性，理解古人为何在重阳节用茱萸，而扩展至吴茱萸的其他应用，如厥阴头痛、虚寒泄泻、肝胃不和之呕吐等，从而让学生对吴茱萸的功效应用特点有进一步的认识。同时也引导学生对于节气养生的理解，体会到中华民族的传统智慧。具体见**课程思政案例四**。

③厨房里的重口味——花椒、小茴香、丁香等药食两用温里药的特点。

三者均以辛温为特点。但在归经方面有所差异。采用比较法，引导学生自行归纳三药的共同点和不同点。

共同点：温中散寒止痛。

不同点：

丁香：降逆止呕，温肾助阳。

小茴香：温肝散寒，用治寒疝腹痛、睾丸附痛。

花椒：杀虫止痒。

思政点 5：与花椒、小茴香、丁香药性功效知识点相对应，携带花椒、小茴香、丁香及十三香原料进行实物教学，引导学生查阅有关十三香的资料，进而找出其中的部分温里药。采用比较法，引导学生自行归纳温里药中药食两用品种的共同点和不同点。体会中药的生活属性及在中国人民日常生活保健中所起到的作用。具体见课程思政案例五。

（三）课程思政案例与思政点映射

表 3　临床中药学课程思政案例与思政点映射

课程思政案例	思政点映射
案例一 附子为急救回阳之品。在这次新型冠状病毒肺炎的中医治疗方案中，危重型（内闭外脱证）推荐处方：人参 15g，黑顺片 10g（先煎），山茱萸 15g；同时中药注射剂参附注射液也被推荐使用	①通过对于新型冠状病毒肺炎中医治疗处方中附子等温里药的应用，体会辨证论治的精髓，培养中医药思维。 ②引导学生认识到中医除了治疗慢性病之外，在急症的治疗中也可以发挥举足轻重的作用。历史上与疫病作斗争的过程中，中医药的理论和实践水平得到提升，在此次疫情中更是做出了不可磨灭的贡献。帮助学生树立专业自信

续表

课程思政案例	思政点映射
案例二：附子的配伍 附子与干姜配伍，既协同增效又相互制约。 附子与肉桂配伍，补火助阳。 附子与麻黄、细辛配伍，助阳解表 附子与石膏配伍，一以扶阳，一以制亢，治湿温邪陷，气阳不足。 附子不可与半夏、瓜蒌类药物、贝母、白及、白蔹配伍，可以增强或引起毒副作用（十八反）	中药七情包括单行、相须、相使、相畏、相杀、相恶、相反。附子与不同中药的配伍，体现了中药在配伍时因病、因人、因时、因地不同而灵活变化，虽然药性各异，药效有别，但组方配伍后可以共同达到治疗疾病的目的；也体现了中国传统哲学中“和而不同”的为人处事之道
案例三：怕冷的王老伯 具体病案见教学内容。 ①阳虚证的辨证，②阳虚证的用药与配伍，③对于附子的毒性，医患双方如何看待附子毒性展开	①附子回阳救逆的功效及炮制减毒机制已被现代药理和中药化学所证实，体现了中医药传承精华，守正创新的时代发展要求。 ②附子炮制不到位，则毒性大而疗效差，因此在炮制时要一丝不苟，精益求精，充分体现了当代中药人必须传承的工匠精神。学生要意识到中药的炮制影响到疗效及毒性，直接和人的生命健康相关，建立职业责任心。 ③对附子毒性的认识，一方面要引导学生认识医患沟通的重要性，通过正确的指导让患者对一些特殊药物有所了解，按医嘱服药，增加患者对医生的信任度。还要让民众有合适的渠道获取正确的中医药知识
案例四：九九重阳话茱萸 “茱萸”的本草考证，结合药性特点，理解吴茱萸在重阳节应用的原因。自主阅读参考文献《吴茱萸的本草考证》【张红梅，赵志礼，王长虹，等．吴茱萸的本草考证［J］．中药材．2011，34（2）：307–309.】	①从重阳茱萸到端午艾叶。中药与节气、民俗等有着千丝万缕的联系。指导学生查阅相关资料，考证《九月九日忆山东兄弟》诗中“遍插茱萸少一人”中的茱萸是指吴茱萸还是山茱萸，引出中国民俗中注重节气养生的传统，是中医药防病治病因时而变、立象尽意的特有思维方式的体现。 ②引导学生关注中国古代诗词或文化作品里的中药学知识，增加学生的学习兴趣和对中医药文化的热爱
案例五：厨房里的重口味 花椒、小茴香、丁香等药食两用温里药的特点。引导学生寻找身边的中药	①体会中药的生活属性及在中国人民日常生活保健中所起到的作用，感受中华民族的传统智慧。 ②通过学习这些药食两用品种的药性功效及应用，主动指导自己及家人、朋友的日常生活及养生保健，进行力所能及的简单实践，也能增强学生的职业认同感

（四）教学测量与评价

1. 章节自测题　观看慕课温里药视频，并完成章节自测题。自测题完成后由平台自动批改。考查学生基础知识的掌握情况。

2. 阶段性测验　温里药课程结束后进行阶段性测验，主要考查学生对知识单元的理解、综合、归纳、应用能力。

3. 学生自评与互评 在小组活动中，以量表形式通过相应的评分标准让学生给自己、同组学生进行评价，主要涉及小组贡献度、参与度、协作精神等。同时也要评价他组学生对知识的应用和分析表达能力。

4. 教师评价

（1）针对小组活动，学生自评与互评环节进行教师评价，以评价学生在学习参与度、学习深度、学习能力等方面的表现。

（2）课堂学习效果评价：在 PBL 学习的课堂讨论环节进行课堂观察，通过学生的课堂行为评价学生的投入度、活动度、问题质量、互动情况等。

（五）课程思政教学反思与改进

1. 中药学专业学生的中医思维较弱，教学难度较大。在本章节教学中，可以通过引入附子炮制中的工匠精神，吴茱萸的文化背景，小茴香、丁香等的生活属性，使学生在中医药文化的感染下更充分地将素质教育的目的内化。在教师的引导下，德育元素的融入能帮助学生更好的理解专业知识，学生学会自主学习和深度学习，促进中药认知体系形成和思维方式的培养，实现教书育人的目标。

2. 附子是这一章节的重点药物，既有突出的药效，又有明显的毒性。如何理解“附子最好用亦最难用”是本章的难点之一。采用 PBL 教学对附子治疗阳虚证及其毒性的问题进行讨论，课后共同进行拓展学习附子炮制工艺及现代药理、化学成分研究资料，充分体现当代中药人必须传承的工匠精神，和守正创新的时代发展要求。

（上海中医药大学　袁颖）

方剂学
课程思政教学设计案例

一、课程目标

方剂学是研究治法与方剂配伍规律及临床运用的一门学科。通过本课程的学习，引导中药学专业学生将前期课程——中医学基础和临床中药学课程的知识融会贯通，使学生理解方剂的组方原理、配伍的基本规律及技巧，掌握基础方、代表方、常用方的组成、用法、功用、主治、配伍意义及加减运用，熟悉方剂的现代药理学研究概况。通过本门课程的学习引导学生树立正确的职业目标，培养学生辨证论治思维能力及分析、应用方剂的初步能力，为从事中药复方的现代研究、中药新药的研制开发和中药临床药学服务等工作奠定良好基础。

【知识目标】

本课程的知识目标可以概括为学习、继承方剂学发展简史、方剂与治法的基本概念，以及方剂分类、组成和配伍、剂型、用法的基本知识；掌握、熟悉各类方剂的定义、治法、功用、适用范围、使用注意、临床应用及实验研究等，为今后学习其他中药学类课程，开展中药复方研究奠定基础。这个知识目标与中药学类专业毕业生应“掌握中医基础理论、中药药性理论和中药用药基本规律”的知识目标相呼应。

◎ 明确方剂学在中医学中的地位及其重要性。

◎ 掌握组方原则和方剂的运用变化及其对方剂功能主治的影响。了解方剂与治法的关系，以及剂型、用法等基本知识。

◎ 教材中的方剂分为三级，一级（掌握）方剂 80 首，全面掌握其组成、用法、功用、主治、方解及其主要加减变化，特别注重药物的配伍意义。二级（熟悉）方剂 50 首，熟悉其组成、功用、主治及其主要配伍意义。三级（了解）方剂 50 首，了解其主要组成、功用及主治病证。

【能力目标】

本课程的能力目标是具有运用方剂配伍规律，分析中药复方选药组方依据的能力；具有阅读方剂学相关医案、古籍、中医经典等文献资料的能力；能够利用现代信息技术查阅、分析方剂学研究成果的能力，为今后开展中药复方研究和中药新药开发奠定基础。能力目标与中药学专业毕业生应具有“运用、结合理论知识，解决中药生产与应用中实际问题的能力，以及运用现代科学技术与方法进行科学研究的基本能力”“运用中医药思维，表达、传承中药学理论与技术的能力”相关。具体包括以下内容：

◎ 培养学生能运用方剂的基本原理、基本配伍规律和配伍技巧；综合方剂理论知识，表达、传承方剂学实践的能力。

◎ 培养学生能熟练运用以方测证、以证析方等方法分析、应用方剂的能力，并具有利用图书资料和现代信息技术获取国内外方剂学新知识、新信息的能力。

◎ 培养学生运用现代科学技术与方法进行中药复方相关科学研究的创新创业能力。

【思政目标】

本课程的思政目标是具备中医药思维，坚信中医药理论和中医药文化，把传承发展中医药作为自己的职业信念。与“热爱中医药事业，弘扬中医药文化”“把运用中医药理论和技术发现、制造、合理使用中药作为自己的职业责任”等素质培养目标要求相符合。具体包括以下内容：

◎ 方剂学构建在中国传统文化之上，“人命至重，有贵千金，一方济之，德逾于此”，培养学生具有正确的世界观、人生观和价值观，具有爱国主义精神，加强品德修养，坚持传承精华、守正创新，志愿为推进中医药事业发展服务，为人类健康而奋斗。

◎ 培养学生牢固的专业思想，热爱中医药事业，将运用中医药理论和合理使用中药方剂作为自己的职业责任。重视用药对象的个人信仰、人文背景与价值观念的差异，能够充分考虑用药对象的利益并发挥中药的最大效益。

◎ 引导学生树立终身学习的理念，培养认真求实、勤奋好学、刻苦钻研、勇于实践、不断创新的优秀品质及实事求是的科学态度。

二、课程思政建设基本情况

1. 思想政治资源挖掘 方剂学课程思政建设的关键是寻求课程内容与思政元素之间的有机结合。我们从遵循整体到具体、从面到线到点的原则，通过挖掘中医药文化中“以人为本、天人合一、调和致中、大医精诚”“上医治国、中医治人”等理念，使中医药文化、社会主义核心价值观内化为大学生的道德品质、行为习惯和价值追求；通过挖掘方剂学中“处方如布阵、用药如用兵”等基本理论，让学生领悟到处方中的各药就是一个团队，把中药合理搭配，既相互联系，又各尽其用，才能做到药到病除、效如桴鼓，同样如果能把每个人都团结到一起，各尽其才、各司其职就能众志成城、事半功倍。在各论的思政元素挖掘方面，比如理气剂的教学中，我们引入了“气为人之根本，贵在疏通畅达，升降出入有序，则百病不生”，若气的升降出入失常就会出现脏腑的各种变化，其治疗关键是保持气机调畅，由此让学生知道事物各有其规律，不可违背规律，亦不可矫枉过正。将诸如此类的思政元素融入方剂学课程教学，达到了对学生潜移默化的进行价值引领的作用，不仅丰富了方剂学的教学内容，达到“课程育人”的目标，也使方剂学的教学内容变得更加有深度，更利于学生的理解和掌握。

2. 教学内容和环节 为了推进方剂学课程教学与思政教育有机结合，我们对教学内容进行了总体设计，将社会主义核心价值观和思政元素融入课程大纲、教案、课堂过程、考核评价等各个环节，教学内容和环节主要分为以下四个阶段。

（1）第一阶段：教学主题为“大医精诚”，方剂课程讲授内容为总论部分，加入致敬方剂学发展史上里程碑式的优秀医家等方剂故事。教学内容为以案例串联方剂学发展史，重温方剂学历史上建树丰硕的名家名医的感人故事，以名医为榜样，引导学生树立奉献、仁爱、自律等职业价值观。

（2）第二阶段：教学主题为“妙手回春”，方剂课程讲授内容为临床治疗效果显著的“经方、名方”，通过学习方剂起源、方名、方剂背后的故事、典型案例等学习，激发学生学习方剂的兴趣，加强监督学生方歌背诵，夯实基础。

（3）第三阶段：教学主题为“守正创新”，方剂课程讲授内容为“时方”，传承不同学术流派经典方剂。知常明变者赢，守正创新者进。引导学生守住方剂学最核心的思维精华和价值观念，充分运用中药方剂现代科技成果，大胆创新、不断开拓，造福人民。

（4）第四阶段：教学主题为“健康中国”，方剂课程讲授内容融入“健康中国”理念下的医疗保健内容。启发学生探讨中药发展史上的学术争鸣及当前中药发展热点问题，培养学生的批判性和创新性思维，激励学生将个人职业发展与国家“健康中国”战略紧密结合，不断提升学生的责任感和使命感。

3. 教学方法 方剂学课程思政教学可选择的教学方法有很多，例如：

（1）案例式教学法：精心选择跟教学内容中的方剂相关的、生动鲜活的案例引发学生思考，如中西医结合救治新型冠状病毒肺炎推荐使用清肺排毒汤，分析案例情境，激发学生的求知欲，引导、启发学生结合实际案例思考问题，凝练新知，领悟案例中的正能量，并通过教师的正向引导、价值引领及总结提升，潜移默化地影响学生的价值观。

（2）讨论式教学法：针对学生中存在的模糊认识、课堂上提出的尖锐敏感的问题，教师要牢牢掌握意识形态的主动权，有理有据地展开辨析讨论，并进行正确的思想引导。

（3）PBL 教学法：在各论的学习中可以选择一个真实病案，引导学生开展自主学习和小组讨论，从而启发学生的思维，让学生能够及时提出问题并培养其解决问题的能力。如祛湿剂的学习，以学生运动后饮用了冷饮引起腹泻为切入点，开展 PBL 学习。随着“湿邪产生的原因和治法”讨论，引入“条条大路通罗马”的思政元素，提示学生解决问题可有多种途径，培养学生乐观豁达的人生观。

4. 考核方式 方剂学课程考核为过程性评价和终结性考核相结合。过程性考核主要包括考勤、提问、方剂歌诀掌握情况、课堂讨论、课后实践的参与情况及自主学习环节中展现的思政亮点，通过上述环节我们能够把握学生的思想动态及运用所学方剂学知识开展科学研究和服务社会的基本能力，相对于传统的评价方法更具有科学性和真实性。

三、教学设计案例

授课章节	第三章　和解剂	授课学时	4 学时
授课专业	中药学	授课年级	本科二年级
选用教材	《方剂学》（中国中医药出版社，2016 年出版）	设计者	袁立霞

（一）教学目标

【知识目标】

1. 掌握小柴胡汤、四逆散、逍遥散、半夏泻心汤的组成、功用、主治、方解及应用要点。

2. 熟悉和解剂的涵义、适用范围及分类。熟悉痛泻要方的组成、功用、主治、方解。

3. 了解达原饮的组成、功用、主治。

【能力目标】

1. 正确认识少阳证治疗原则，培养学生对伤寒少阳证、肝脾不和证、寒热互结证的辨证选方的能力。

2. 培养学生运用和解方剂知识分析病因病机，及组方用药的基本能力，逐步建立正确的中医药思维。

3. 具备解决和解方剂应用中实际问题的基本能力，以及运用现代科学技术与方法进行研究和解方剂的基本能力。

【思政目标】

1. 通过和解方剂内容的讲解，让疗效说话，培养学生爱中医的情怀。

2. 通过对和解概念和医圣张仲景的介绍，了解张仲景的思维方式和情怀，使学生不仅能深刻理解中医药理论，同时树立文化自信，激发学习热情。

3. 通过小柴胡汤、逍遥散这些名方的学习，引导学生培养不断探索新知的兴趣，珍惜课堂学习和临床实践的机会，肩负起传承发扬中医药文化的使命和担当。

（二）教学内容

第三章　和解剂

1. 定义　凡具有和解少阳、调和肝脾、调和寒热、表里双解等作用，治疗伤寒邪在少阳、肝脾不和、寒热错杂及表里同病的方剂，统称和解剂。

2. 立法依据

（1）《医学心悟》：“伤寒邪在表者可汗，在里者可下，其在半表半里者，唯有和之一法焉。”

（2）属八法中的“和法”。

“和”的哲学内涵，引入**思政课程案例一：以“和”为思。**

3. 分类

和解少阳←伤寒邪在少阳→小柴胡汤、蒿芩清胆汤

调和肝脾←肝脾不和→四逆散、逍遥散

调和寒热←寒热错杂→半夏泻心汤

表里双解←表里同病→大柴胡汤、葛根黄芩黄连汤

4. 注意事项

（1）凡邪在肌表，未入少阳，不宜使用和解剂

（2）邪已入里，阳明热盛者，不宜使用和解剂。

第一节　和解少阳

1. 适应证　伤寒邪在少阳的病证。

2. 少阳的生理和病理特点。

3. 少阳病变的用药组方规律。

4. 代表方　小柴胡汤、蒿芩清胆汤等。

小柴胡汤

【方源】《伤寒论》。

· 张仲景是中国历史上的名医，以治疗“伤寒”闻名，并留下医学著作《伤寒杂病论》。

· 病例讨论：患者以往来寒热为主诉，伴有胸胁苦满，默默不欲饮食，心烦喜呕，口苦，咽干，目眩，前来就诊，舌苔薄白，脉弦者。

【辨证】伤寒少阳证（往来寒热，胸胁苦满，默默不欲饮食，心烦喜呕，口苦，咽干，目眩，舌苔薄白，脉弦者）。

【组成】柴胡 24g，黄芩 9g，人参 9g，甘草 6g，半夏 9g，生姜 9g，大枣 4 枚。

【用法】水煎服。

【主治】①伤寒少阳证；②妇人热入血室；③疟疾、黄疸等内伤杂病见少阳证者。

【治法】和解少阳。

【方解】

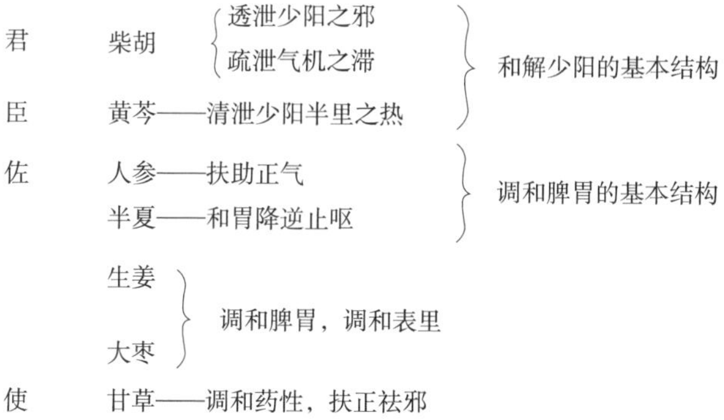

【功用】和解少阳。

【配伍特点】

1. 柴胡合黄芩，一散一清，和解少阳，除半表半里之邪热。

2. 祛邪为主，兼顾正气。

【临床运用】

1. 用方指征　往来寒热，胸胁苦满，苔白，脉弦。

2. 使用注意　因柴胡升散，芩、夏性燥，故阴虚血热者忌用。

【研究进展】抗炎、抗病毒作用；保肝利胆作用；调节胃肠；保护胃黏膜；调节免疫功能。（线下互动）

引入**课程思政案例二：小柴胡汤与新型冠状病毒肺炎**。

【讨论】针对小柴胡汤的用药，讨论如下问题：

1. 关于本方中各药物用量。

2. 关于用法中“去滓，再煎”，为什么要“再煎”。

3. 关于小柴胡汤治疗“热入血室”的机理。

4. 服用小柴胡汤后病解的征象。

第二节　调和肝脾

1. 适应证　肝脾不和证。

2. 常用方药配伍　常用疏肝理气药如柴胡、枳壳、陈皮等，与健脾药如白术、茯苓、甘草等配伍组方。

3. 代表方　四逆散、逍遥散、痛泻要方。

四逆散

【方源】《伤寒论》。

【组成】枳实 6g，柴胡 6g，芍药 6g，甘草 6g。

【用法】作散剂，米汤和服，每次 6g。

【主治】

1. 阳郁厥逆证。手足不温，或身微热，或咳，或悸，或小便不利；或腹痛，或泄利下重，脉弦。

2. 肝脾不和证。胁肋胀闷，脘腹疼痛。

【方解】

君：柴胡——升发阳气，疏肝解郁，透邪外出。

臣：白芍——敛阴，养血柔肝。

佐：枳实——理气解郁，泄热破结。

使：甘草——调和诸药，益脾和中。

【功用】透邪解郁，疏肝理脾。

【配伍特点】

1. 柴胡合白芍，一散一敛，补肝体和肝用。

2. 柴胡合枳实，一升一降，调畅气机，透邪解郁，升清降浊。

【临床运用】用方指征为手足不温，或胁肋疼痛，脉弦。

逍遥散

【方源】《太平惠民和剂局方》。

引入**课程思政案例三：逍遥散方名中的文化印记**。

【组成】甘草 4.5g，当归、茯苓、芍药、白术、柴胡各 9g。

【用法】加烧生姜 1 块，薄荷少许，水煎热服。

【主治】肝郁血虚脾弱证。

【方解】

君：柴胡——疏肝解郁。

臣：当归——甘辛苦温，养血和血，且气香可理气，为血中之气药。

　　白芍——酸苦微寒，养血敛阴，柔肝缓急。

佐：白术、茯苓、甘草——健脾益气。

　　薄荷——疏散郁遏之气，透达肝经郁热，助柴胡疏散透达。

　　烧生姜——降逆和中，且能辛散达郁。

使：柴胡——引药入肝经。

【功用】疏肝解郁，养血健脾。

【配伍特点】

1. 疏肝与养血并施，使血和则肝和，血充则肝柔。

2. 柔肝与健脾相配，实脾土而御木侮，木荣则土旺。

【临床运用】用方指征为两胁作痛，神疲食少，月经不调，脉弦而虚。

第三节 调和肠胃

1. 适应证　肠胃不和之寒热错杂，虚实夹杂，升降失常证。

2. 常用方药配伍　常用辛温药与苦寒药，如干姜、生姜、半夏与黄连、黄芩为主组成方剂。

3. 代表方　半夏泻心汤。

半夏泻心汤

【方源】《伤寒论》。

【组成】半夏 12g，黄芩、干姜、人参各 9g，黄连 3g，大枣 4 枚，甘草 9g。

【用法】水煎温服。

【主治】寒热互结之痞证。

【方解】

君：半夏——辛温，散结除痞，降逆止呕。

臣：干姜——辛热，温中散寒。

　　黄芩、黄连——苦寒，泄热开痞。

四药相伍，具有寒热平调，辛开苦降之功。

佐：人参、大枣——甘温益气，补脾虚。

使：甘草——补脾和中，调诸药。

【功用】寒热平调，散结除痞。

【配伍特点】

1. 寒热并用以和其阴阳。

2. 苦辛合用以调其升降。

3. 补泻兼施以顾其虚实。

【临床运用】

1. 用方指征　心下痞满，呕吐泄利，苔腻微黄。

2. 加减运用　痞甚中气不虚，苔厚腻，去参、枣，加枳实、生姜理气止呕。

3. 应用宜忌　因气滞或食积所致心下痞满，不宜应用。

引入**课程思政案例四：国医大师段富津应用半夏泻心汤的临床案例**。

（三）课程思政案例与思政点映射

表 4　方剂学课程思政案例与思政点映射

课程思政案例	思政点映射
案例一：以“和”为思 和有调和之意。和法是针对病邪既不在表，又不在里，在半表半里之间，既无法用汗法也不能用下法时，加以和解的一种方法	通过隐性渗透式学习让学生在和解剂的“和”法中学会一分为二地辩证地看待问题，通过了解病位在半表半里、病性寒热错杂的复杂病证，培养学生对中医学的认知与认可
案例二：小柴胡汤与新型冠状病毒肺炎 新型冠状病毒肺炎疫情暴发以来，中西医结合治疗在临床救治中发挥了重要作用。国家《新型冠状病毒肺炎诊疗方案》推荐使用“清肺排毒汤”进行治疗。清肺排毒汤来源于中医经典方剂组合，包括麻杏石甘汤、射干麻黄汤、小柴胡汤、五苓散，性味平和	通过案例穿插式教学方法，讲授中医抗疫专家的事迹，激发学生“攻城不怕坚，攻书莫畏难。科学有险阻，苦战能过关”的科学家精神
案例三：逍遥散方名中的文化印记 逍遥散出自《太平惠民和剂局方》，是宋代疏肝养血健脾的名方，也是妇科调经的常用方。逍遥散方名中的“逍遥”，取自《庄子·逍遥游》，借用庄子“逍遥”顺其自然的意境，喻指逍遥散有使肝脏恢复其生理特性、使人从抑郁中解脱、恢复逍遥自在的功能。清代医家王子接释逍遥散之“逍遥”说：“譬之于医，消散其气郁，摇动其血郁，皆无伤乎正气也。”	通过画龙点睛式教学方法，让学生体会“逍遥”是一种人生的境界，当你在“山重水复疑无路”时，可能“退一步海阔天空”，豁然开朗，“柳暗花明又一村”，这时你便能体味到何谓“逍遥”的人生境界。激发学生乐观向上的学习态度
案例四：国医大师段富津教授运用半夏泻心汤的临床经典案例	通过案例穿插式教学方法，激发学生学习国医大师心系患者、潜心研判，无畏顽症、攻克难关的精神特质

（四）教学测量与评价

1. 在理论教学完成后，学生利用慕课平台当堂完成小测试，以评价学生对于和解剂知识性内容的学习效果。

2. 学生完成本章学习后，通过查阅相关文献资料完成文献综述《半夏泻心汤对胃肠运动影响的研究》（限 800 字）。以评价学生利用图书资料和现代信息技术获取相关信息的能力，以及对相关知识总结归纳的能力。

3. 开展古代治疗瘟疫方剂在中医药领域的研究进展的小组学习，通过自主学习和小组讨论，评价学生自主学习效果、团队协作意识和中医药创新思维。

（五）课程思政教学反思与改进

和解剂中蕴含了丰富的中国古代哲学思想。《内经》云："阴平阳秘，精神乃至。""随其病之所在而调之。"老子曰："万物负阴而抱阳，冲气以为和。"阐释了"和"是阴阳二气矛盾统一，是生成万物的内在依据与存在状态，阴阳归本中和。《尔雅》指出"和，谐也"。儒家文化中的"和"思想深刻影响着对和解剂的理解。但这种思想与当代大学生标榜个性、展现自我的态度存在冲突。在课程思政教育中需要注意学生的思想动态，引导学生理解"小我"和"大我"，"一滴水"和"一片海"。可以用新型冠状病毒肺炎疫情中青年医务工作者的表现激发学生的责任感和职业使命感，激发学生投身到中医药事业的热情。

（南方医科大学　袁立霞）

药用植物学
课程思政教学设计案例

一、课程目标

药用植物学以中药学专业的培养目标为导向，是研究药用植物的形态构造、分类鉴定、生长发育、品质形成与新资源的一门学科，是中药学专业的必修课程、核心课程。通过本课程的学习，使学生掌握植物的细胞、组织和器官的形态特征及内部构造，为学习中药材形态及显微鉴定奠定坚实的基础；掌握药用植物的分类鉴定、生长发育、品质形成知识，能够从分子、细胞、组织、器官、类群等各级水平上全面认识药用植物，从而为开发新的药用植物资源提供理论依据；加强中华优秀传统文化中"仁"者情怀的优秀品格，夯实中药人济世救民的道德情操，加强为药用植物学科的发展积极进取、勇求新知的精神。

【知识目标】

本课程的知识目标可以概括为学习植物形态学、植物解剖学、植物分类学的理论和技术，为中药的基原鉴定、性状鉴定和显微鉴定奠定基础；充分学习和掌握分子生物学、分析化学、中药化学的最新技术和方法，解析药用植物生长发育规律、化学成分形成和变化规律，引领药用植物新资源的开发和利用。与"掌握与中药学相关的自然科学、生命科学、人文社会科学基本知识和科学方法，能用于指导未来的学习和实践”“熟悉中药学类专业的相关学科发展动态和前沿信息”“掌握中药生产过程、中药检验及质量评价的基本理论和基础知识”的中药学专业毕业生应达到的知识目标要求相呼应。具体包括以下内容：

◎ 掌握药用植物学的概念、性质和任务。熟悉药用植物学的内容、与相关学科的关系、思维方法和学习方法。了解药用植物学的形成和发展。

◎ 掌握可用于显微鉴别的细胞后含物、保护组织、机械组织、输导组织和分泌组织的特征和显微化学反应。掌握用于显微鉴定的根、茎、叶的内部构造特征。熟悉维管束及其类型。

◎ 掌握可用于中药基原鉴定和性状鉴定的根、茎、叶、花、果实、种子的形态特征。掌握药用植物的鉴定方法。熟悉植物分类的方法。熟悉教学大纲规定的重点科和重要药用植物的主要识别特征。

◎ 熟悉药用植物的生长发育；药用植物化学成分的形成及变化；药用植物新资源发现的途径和方法。了解药用植物组织培养及药用植物新资源。

【能力目标】

本课程的能力目标是在中医药理论的指导下，应用植物的细胞和组织的显微特征、器官的形态和内部构造特征鉴定药用植物的能力；利用药用植物的生长发育规律、化学成分形成和变化规律合理开发利用药用植物新资源的能力。这个课程目标是中药学专业“具有运用综合理论知识，解决中药生产与应用中实际问题的基本能力；具有运用中医药思维，表达、传承中药学理论与技术的能力；具有从事中药生产工作的基本能力；具有运用现代科学技术与方法进行中药学科学研究的基本能力”的具体落实和体现，是中药学专业培养目标的具体落实和有力支撑。具体应达到以下目标：

◎ 能够运用中医药思维，表达药用植物学的基本理论和基本知识。

◎ 能够应用药用植物学基本知识和基本理论鉴定药用植物。

◎ 能够应用药用植物学知识和理论评价药用植物及药用植物资源。

◎ 具有运用药用植物学基本理论，利用文献资源和国内外新知识、新信息，开展寻找和扩大药用植物新资源的基本能力。

◎ 在解决药用植物栽培中出现问题时，具有通过人工干预使其达到预期目标的能力。

【思政目标】

本课程的思政目标是以社会主义核心价值观为引导，培养学生良药济世、勇于求索的情怀，构筑中药人求真、利世、奉献的价值追求，激发学生秉持神农、李时珍等历代医药家的高尚品格，积极投入药用植物事业的传承与发展这一伟大事业中。培养学生良好的职业道德、严谨的科学态度和实事求是的工作作风；坚信中医药理论和中医药文化，认识到从源头保证中药质量是保障中华民族生生不息的基础，是中医药产业促进社会经济加速发展的支柱。这一素质目标是对中药学专业素质培养目标“热爱中医药事业，弘扬中医药文化；养成依法工作的观念，能以国家各项医药管理法规和行业准则规范自己的职业行为；具有实事求是的科学态度，能够充分考虑用药对象的利益并发挥中药的最大效益”的具体化，使该培养目标的达成具有可操作性，可以说药用植物学课程是中药学专业思政目标落地发芽的沃土。具体表述如下：

◎ 强化“四个自信”，引导学生坚定中医药理论自信、文化自信，传承精华、守正创新的理念。

◎ 突出中华优秀传统文化中中药人“良药济世”的传统，培养学生善良、仁爱、诚信、坚毅、勇敢、创新的中国品格。

◎ 引导学生认识和保护生物多样性、促进人与自然和谐相处的环保意识，传递“绿水青山就是金山银山”的生态文明理念。

◎ 培养学生实事求是的科学态度，养成以“真药”“好药”济世救世的理想追求，形成以中药品种和质量相关法律法规和地方标准规范自己职业行为的良好习惯。

◎ 激发学生解决中药资源实际存在的问题的热情，培养学生的科研兴趣和关注行业热点问题的意识，树立终身学习理念。

二、课程思政建设基本情况

1. 药用植物学课程思政元素的挖掘　药用植物学课程是中药学专业的核心课程，蕴含取之不尽的新时代课程思政教育资源。围绕课堂教学、实验教学和采药实习三个教学环节系统梳理课程思政元素，全方位、多层次挖掘课程思政内容，将思政元素有机融合到专业内容中，培养合格的新时代社会主义接班人。

绪论部分讲授药用植物学学科的发展历程、新时代任务，有助于学生了解中国传统文化在中医药发展中的作用和地位，有助于建立学生的文化自信，使学生逐渐建立以继承和发扬祖国的优秀传统文化为目的内在动力；关于新中国成立后，在党和国家的大力支持下药用植物学发展迅速的内容，有助于学生建立对中国特色社会主义的道路自信和制度自信。

分类学部分通过介绍著名学者对药用植物学做出的突出贡献，为祖国医药事业的发展付出的毕生精力，激发学生树立学习榜样，提高学生的学习积极性，增强学生为我国中医药事业的发展而努力奋斗的使命感。

2. 教学内容和教学环节 为推进药用植物学课程教学与思政教育有机结合，针对教学内容进行总体设计；将社会主义核心价值观和思政元素融入课程大纲、课堂教学、实验教学、采药实习和考核评价等各个环节。

（1）课堂教学：药用植物学课程理论教学中可挖掘出丰富的课程思政元素。例如在绪论中讲到本课程的任务之一是为中药的真伪鉴定奠定基础时，引入“假药害人”的教学案例，激发学生的责任感和使命感，培养学生的人文精神。各论主要讲授药用植物的形态构造、分类鉴定、生长发育和资源开发等，不同章节内容彰显不同的思政元素，详见表 5。

表 5 药用植物学专业内容与思政内容有机融合表

章节名称	课程专业内容	课程思政内容
绪论	药用植物学学科的发展历程和任务	增强文化自信，加强中国特色社会主义道路自信、制度自信，培育人文精神
植物的细胞	药用植物倍性及多倍体育种	强调创新对学科发展的促进作用，培养创新意识
植物器官	植物器官的形态和变态	引导学生认识植物器官和环境的相互适应，培养学生适应社会、改造社会的意识
药用植物的生长发育	植物激素对药用植物的作用	介绍植物生长调节剂对人体安全性的影响，培养科学素养和人文精神
药用植物的分类与鉴定	药用植物命名和学名	了解常用药用植物的命名人，尤其是从我国科学家命名的药用植物，培养学生为人类健康事业做出贡献的精神
菌类植物	冬虫夏草分离的菌株经发酵生产新药	培养学生从药用植物宝库中开发新药的创新意识，提高学生关于中药产业化、科技强国的意识
苔藓植物	苔藓植物只能在特殊环境中生存	培养学生提升自我、适应环境的积极人生观
被子植物概述	被子植物对环境的适应能力较其他植物类群强，因而成为植物界的绝对优势类群	培养学生不断改造三观、奋发图强的精神
桑科	药用大麻和毒品大麻的区别	增强学生远离毒品、珍爱生命的意识
马兜铃科、蓼科	马兜铃具有肾毒性，何首乌具有肝毒性	培养学生批判性思维，增强不尽信书、不畏权威和追求真理的意识
毛茛科	黄连具有降血糖的药理作用	培养学生的学科交叉意识
五加科	西洋参原产于加拿大和美国	培养学生国际交流意识

续表

章节名称	课程专业内容	课程思政内容
菊科	黄花蒿中所含青蒿素用于治疗疟疾	使学生了解屠呦呦教授发现青蒿素的原创性贡献，加强学生重视中医药古籍的意识，培养学生勇于探索的科学精神和热爱药用植物研究的担当意识
兰科	天麻和蜜环菌共生、铁皮石斛和白及的组培繁育、兰科中药价格变化	培养学生关注行业热点问题的意识

（2）实验教学：实验教学是药用植物学课程教学中的重要组成部分，主要借助显微镜等工具观察植物的内部构造，使学生全面认识植物，增强动手能力。毛泽东同志指出："读书是学习，使用也是学习，而且是更重要的学习。"通过实践验证真理，在实验教学环节着重激发学生的学习兴趣，培养学生实事求是的科学态度，养成以"真药""好药"济世救世的理想追求。

（3）采药实习：采药实习是一个野外集体学习的过程，学生在与老师协作认药、采药、辨药的过程中，强化批判性思维和独立思考的能力，培养学生热爱劳动、吃苦耐劳的精神，树立团结合作、互利共赢和创建生态文明的意识。将实习成绩设置为小组成绩和个人成绩两部分，可培养学生的团队意识和集体主义精神。通过参观实习基地革命传统教育基地，培养学生在艰苦战争环境下体会中草药的独特社会价值，进一步提高学习药用植物学的兴趣。

3. 教学方法 药用植物学课程思政教学可选择的教学方法有很多，比如：

（1）案例式教学法：精心选择与教学内容相关的、贴近生活的生动案例引发学生思考。如讲冬虫夏草时，可引入冬虫夏草分离的菌株经发酵生产新药的案例，激发学生的求知欲，凝练新知，领悟案例中的正能量，并通过教师的正向引导、价值引领及总结提升，潜移默化地影响学生从药用植物宝库中开发新药的创新意识，提高学生关于中药产业化及科技强国的认识。

（2）讨论式教学法：比如讲马兜铃科、蓼科时，可提出马兜铃具有肾毒性，何首乌具有肝毒性的尖锐敏感问题，有理有据地展开辨析讨论，在讨论过程中，教师要牢牢掌握意识形态的主动权，并正确引导学生发展批判性思维，增强不尽信书、不畏权威和追求真理的意识。

（3）PBL 教学法：在各论的学习中可以选择一个真实的事件，引导学生开展自主学习和小组讨论，从而启发学生的思维，让学生能够及时提出问题并培养其解决问题的能力。比如学习根形态和类型时，以问题"在药用植物栽培时如何提高根类药材的产量和质量"为切入点，开展 PBL 学习。提示学生解决问题可有多种途径，培养学生乐观豁达的人生观和解决实际存在问题的能力。

4. 考核方式 药用植物学课程考核分为过程性评价和终结性考核两部分。过程性考核主要包括考勤、提问、课堂讨论、实践学习的参与情况及自主学习环节中展现的思政亮点，通过上述环节我们能够把握学生的思想动态及运用所学药用植物学知识开展科学研究和服务社会的基本能力，相对于传统的评价方法更具有科学性和真实性。

三、教学设计案例

授课章节	第三章　根	授课学时	4 学时
授课专业	中药学	授课年级	本科二年级
选用教材	《药用植物学》（中国中医药出版社，2021 年出版）	设计者	刘春生

（一）教学目标

【知识目标】

1. 掌握根的形态特征和根的变态。
2. 熟悉根的次生构造、异常构造。
3. 了解菌根、根瘤、根尖的构造，根的初生构造、侧根的形成。

- 重点：根的形态和变态、次生构造、异常构造。
- 难点：根的异常构造。

【能力目标】

1. 能够掌握药用植物器官形态的学习方法。
2. 具有运用根的形态和显微理论知识鉴定未知药用植物药用部位的能力。
3. 具备一定的自主学习能力。

【思政目标】

1. 使学生意识到既要适应社会环境，又要有改造社会不良环境的远大理想，才能成为合格的中国特色社会主义接班人。

2. 使学生明白只有保持生物多样性，只有人类和大自然和谐相处，才能拥有绿水青山。

3. 通过学习菌根和根瘤，引导学生理解“人类命运共同体”的理念。

4. 通过学习根的内部构造，坚定“四个自信”，培养批判性思维，增强科研兴趣，树立终身学习的理念。

（二）教学内容

表 6　药用植物学教学内容与思政元素引入结合点

知识点	思政元素的引入方法及引入节点
根的类型 主根、侧根和纤维根；定根和不定根；直根系和须根系	学习了根的类型后，引入**课程思政案例一**。 ①培养学生认识生物多样性、保护生物多样性、促进人与自然和谐相处的生态文明意识。 ②传递“绿水青山就是金山银山”的生态文明理念
根的变态 贮藏根（肉质直根、块根）、支持根、气生根、攀援根、水生根、呼吸根、寄生根	根的变态是植物适应环境的结果，根的变态也能改变环境，使环境更能促进其生长发育。启发学生要不断调整自己，适应社会；但这并不是没有是非观念的迎合，而是用智慧正确地适应
菌根和根瘤 菌根是植物的根与土壤中的真菌的结合体。菌根中的真菌与植物是共生关系。 根瘤是豆科植物根部产生的许多瘤状突起。是根瘤菌浸入根的皮层内形成的。根瘤菌与植物建立了绿色植物与非绿色植物密切共居、彼此互利、各得其所的关系	引入**课程思政案例二**。 菌根和根瘤生活方式完美地体现了“人类命运共同体”的理念。结合案例二，深刻理解“人类命运共同体”的深远意义
研究进展 药用植物天麻与蜜环菌是共生关系。蜜环菌的优劣直接影响天麻的品质和产量。目前，通过筛选蜜环菌优良菌种、改进蜜环菌复壮技术等方法可提高天麻的产量和质量	通过介绍天麻的生长机理，启发学生形成互惠互利、互相帮助、合作共赢的团队合作精神。通过天麻种植过程中出现的问题及研究进展，激发学生解决中药资源实际问题的热情，培养学生的科研兴趣和关注行业热点问题的意识，树立终身学习理念
①双子叶植物根的初生构造：表皮在根的最外围，单层细胞组成，排列紧密。皮层由多层排列疏松的薄壁细胞组成，常分为外皮层、中皮层和内皮层（凯氏点）。维管柱由中柱鞘和辐射维管束组成。 ②双子叶植物根的次生构造 a. 形成层的产生和活动：初生木质部和初生韧皮部间的一些薄壁细胞和部分中柱鞘细胞形成形成层。形成层分裂产生大量次生木质部和次生韧皮部，维管束变为无限外韧维管束。 b. 木栓形成层的发生与周皮的形成：中柱鞘细胞恢复分裂能力成木栓形成层，向外产生木栓层，向内产生栓内层。三者合称周皮	根从初生生长到次生生长是双子叶植物最基本的规律，是植物在漫长历史发展过程中适应周围环境的必然结果。就如我国必须坚持中国共产党的领导，坚持社会主义制度，是长期探索出的适合我国国情的科学道路。作为大学生必须坚定道路自信和制度自信。加强自身修养、练好本领，时刻为祖国贡献力量的意识和担当

续表

知识点	思政元素的引入方法及引入节点
根的异常生长和异常构造 牛膝、川牛膝等的根有同心环状排列的异常维管组织。何首乌的块根有附加维管柱。黄芩、新疆紫草的根有木间木栓	根的异常构造是根在次生生长时发生的异常情况，这些异常构造在药用植物鉴定、药材鉴定和药材质量评价等方面都有重要的指导作用。由此，强调事物发展过程中，会不断出现新事物、新思想，我们不能全盘否定，也不能照单全收，要用批判的眼光看待它们，并取其精华，为我所用。还要培养学生遵守共性、发展个性的意识
异常构造与药材质量 / 功效的相关性 黄芩：生长 3 年以上，根部上段木心中空、腐朽，下段仍致密、坚实。由坚实的黄芩根部切制而得饮片称子芩，由中空、腐朽根部所得饮片称枯芩。各代医家认为枯芩善清肺火，子芩善清大肠火。 何首乌：历代本草中对何首乌异常维管束描述成“云锦花纹”，认为“五瓣者良”；“体润而嫩大者佳”	通过现代有效成分、药理实验等验证，发现子芩与枯芩对大鼠大肠湿热证的药效有差异，验证了古方中用子芩专泻大小肠下焦之火的科学性。增强学生对中医药的自信，激发学生的科研兴趣。**引入课程思政案例三**

（三）课程思政案例与思政点映射

表 7　药用植物学课程思政案例与思政点映射

课程思政案例	思政点映射
案例一 塞罕坝在我国的辽、金、元、明、清时期，称作“千里松林”，曾是皇帝狩猎之所，康熙皇帝在此设置了木兰围场。后因战乱，塞罕坝原始森林被严重破坏，到新中国成立初期，塞罕坝出现“飞鸟无栖树，黄沙遮天日”的荒凉景象。1962 年林业部组建塞罕坝机械林场总场，开始植树造林工作，四十多年来，塞罕坝在各级领导的大力支持和关怀下，用两代知青的青春和汗水，营造起万顷林海。1993 年建立了塞罕坝国家森林公园，它是华北地区面积最大、兼具森林草原景观的国家级森林公园，被赞誉为“河的源头、云的故乡、花的世界、林的海洋、珍禽异兽的天堂”。 （材料来源：https：//baike.so.com/doc/417666-442350.html）	1. 培养学生认识生物多样性、保护生物多样性、促进人与自然和谐相处的生态文明意识。 2. 传递“绿水青山就是金山银山”生态文明的理念
案例二：新征程上，必须不断推动构建人类命运共同体——论学习贯彻习近平总书记在庆祝中国共产党成立一百周年大会上重要讲话 “以至诚为道，以至仁为德。”中华民族历来讲求“天下一家”，主张民胞物与、协和万邦、天下大同，憧憬“大道之行，天下为公”的美好世界。中国共产党始终坚持和平发展，不懈维护世界和平稳定，坚持永不称霸、不搞扩张、不谋求势力范围，既通过维护世界和平发展自己，又通过自身发展促进世界和平；始终坚持公平正义，不懈推动人	培养学生人与人之间要互惠互利、合作共赢、互相帮助、共同进步，促进可持续的发展的意识，深刻理解“人类命运共同体”的理念；养成良好的沟通能力和团队合作精神

续表

课程思政案例	思政点映射
类自由解放，坚持国家不分大小、强弱、贫富一律平等，反对强加于人、反对干涉内政、反对以强凌弱；始终坚持合作共赢，不懈促进各国共同发展，坚持互利共赢的开放战略，以合作消弭对抗，以共赢取代零和，以中国的新发展为世界提供新机遇。一百年来，为中国人民谋幸福，也为促进人类进步事业而奋斗，中国共产党坚守为世界谋大同的天下情怀，积极推动构建人类命运共同体，为解决人类问题贡献了中国智慧和中国方案，为人类文明和进步事业作出了卓越贡献。 （材料来源：http://opinion.people.com.cn）	
案例三 自主阅读《历代本草何首乌图考及其“辨状论质”观》（赵玉娇，彭华胜）、《基于药理指标评价子芩与枯芩对大肠湿热证的作用差异》（张方蕾，赵佳文等）	1. 建立学生对于传统中国文化及传统中医药文化的自信。 2. 培养学生的科研兴趣，树立终身学习的理念

（四）教学测量与评价

1. 在理论教学完成后，学生利用云班课完成小测试。

2. 学生完成本章学习后，通过查阅相关文献资料，完成《药用植物毛状根的研究进展》的文献综述（字数限 1500 字）。以评价学生利用图书资料和现代信息技术获取国内外关于药用植物相关研究信息的能力，以及对相关知识总结归纳的能力。

3. 开展“药用植物内生真菌与药材质量相关性”的小组学习，通过自主学习和小组讨论，评价学生对药用植物菌根和根瘤前沿研究的熟悉程度，通过学生自评、生生互评、师生互评，评价学生自主学习效果、团队协作意识和中医药思维。

4. 对学生课堂参与讨论和问答的表现、课堂测试和小组学习情况进行综合评价。

（五）思政课程教学反思与改进

1. 根的形态特征和根的内部构造以知识性内容为主，偏重于现代科学思维培养，学生可能会认为教学内容与中医药关联性不强。因此，教学过程中应适当引入药用植物根的生长发育与药材质量相关性、根的内部构造在中药性状鉴定和显微鉴定中的重要作用的实际案例。如在黄芪栽培中，如何保证根“直如箭杆、单股不岐”的优质黄芪药材？培养学生的中医药思维，让学生树立中医药理论自信。

2. 中华优秀传统文化中有丰富的与中医药有关的立德树人的资源，从远古时期的神农到李时珍，再到新中国药用植物学的奠基人肖培根，历代中药人身上善良、仁爱、诚信、坚毅、创新的高尚品格是新时代药用植物学课程取之不尽的思政教育资源，在专业内容的教学过程中，适时、恰当地引出这些内容，既能扩展学生的知识面，又能陶冶学生的情操，还能活跃课堂气氛，推动学生与教师的情感交流，让学生与老师之间形成共同的价值追求和道德升华，因为有了内心的认同，学生的学习积极性更高，教学效果更好。

（北京中医药大学　刘春生、白贞芳）

中药鉴定学
课程思政教学设计案例

一、课程目标

中药鉴定学是鉴定和研究中药品种和质量，制定中药质量标准，寻找和扩大新药源的应用学科，是中药学专业的必修课程、核心课程。通过本课程的学习，使学生学会在继承中药传统鉴别经验的基础上，运用现代自然科学理论知识和技术方法，研究和探讨中药的来源、性状、显微鉴别特征、理化鉴别、质量标准及发现新药源。达到中药学专业毕业生“还应具备中医药思维和中华传统文化知识，具有传承传统中药学理论与技术的能力，能够从事中药生产、检验及药学服务等方面工作”的培养目标。

【知识目标】

本课程的知识目标可以概括为以中医临床常用中药为主，继承中药传统鉴别方法，学习现代鉴定方法，熟识 200 ～ 300 种常用中药（其中掌握重点品种不少于 100 种）的来源、性状、显微特征、理化鉴别、质量标准及寻找新药源等理论和实践问题，为从事中药的真伪鉴别、品种整理、质量评价和开发应用打下基础，以保障临床用药安全有效。这个知识目标与中药学专业“毕业生还应掌握中药生产过程、中药检验及质量评价的基本理论和基础知识，熟悉中药储藏、养护的基本知识”的培养目标息息相关。具体包括以下内容：

◎ 掌握中药鉴定学的定义与任务、基本理论及常用术语，能比较中药鉴定学与生药学的异同。

◎ 掌握中药品种混乱的原因、解决办法及影响中药材质量因素。

◎ 掌握中药拉丁名的命名方法及常用拉丁词，熟悉中药质量标准的制定内容、技术要求及起草说明。

◎ 熟悉造成中药资源缺乏的主要原因和寻找扩大新药源的途径，了解中药资源的可持续发展。

◎ 了解中药鉴定学发展历史、掌握历代重要本草著作。

◎ 掌握中药适宜采收期确定的一般原则和植物类药不同药用部位的采收规律。

◎ 了解中药加工的意义、方法及产地与中药质量的关系，掌握道地药材的概念及常用中药的道地产地，熟悉中药贮藏保管中常发生的变质现象及引起药材变色原因。

◎ 掌握中药鉴定的依据、取样原则、要求与方法，掌握中药鉴定常用方法及性状、显微、理化鉴别要点，了解中药鉴定新技术方法和内容。

◎ 掌握各类中药的含义，掌握常用中药的来源、鉴别要点和质量评价。

【能力目标】

本课程的能力目标是掌握中药材及饮片的来源、产地、鉴别方法和质量评价；具备鉴别中药真伪和评价中药质量的能力。这个课程目标是中药学专业"具有运用综合理论知识，解决中药生产与应用中实际问题的基本能力；具有运用中医药思维，表达、传承中药学理论与技术的能力；具有正确评价中药质量的基本能力"的能力目标的具体落实和体现，是中药学专业培养目标的具体落实和有力支撑。应达到以下能力目标：

◎ 能够运用中医药思维，表达中药鉴定学的基本理论和基本知识。

◎ 能够运用中药鉴定学的基本理论和基本知识，正确地认识现有中药质量评价方法和发展趋势。

◎ 具有正确鉴别中药真伪和评价中药质量的能力。

◎ 具有运用中药鉴定学的基本理论，利用图书资源和国内外新知识、新信息，开展中药质量评价研究的基本能力。

◎ 具有综合运用中医药的基本理论和基本知识，解决中药品质评价实际问题的能力。

【思政目标】

本课程的思政目标是使学生具有正确的世界观、人生观和价值观，增强学生的民族自信，具有爱国主义精神，诚实守信；培养学生实事求是，科学严谨的态度，引导学生建立现代科学思维和批判性思维；激发学生对中药鉴定学课程的兴趣，培养中医药思维，加深对中药学的热爱；增强学生为中医药事业服务的使命感和责任感。这个素质目标是对中药学专业"具有正确的世界观、人生观和价值观，具有爱国主义、集体主义精神，身心健康，诚实守信，志愿为人类的健康工作服务；热爱中医药事业，弘扬中医药文化；养成依法工作的观念，能以国家各项医药管理法规和行业准则规范自己的职业行为；具有实事求是的科学态度；具有批判性思维、创新精神和创业意识；把运用中医药理论和技术发现、制造、合理使用中药作为自己的职业责任”的思想品德与职业素质培养目标的具体化，使该培养目标的达成具有可操作性，可以说中药鉴定学课程是中药学专业思想品德与职业素质培养目标的良好支撑。可具体表述为：

◎ 弘扬传统文化的博大精深、增强学生的民族自信，传承精华、守正创新。

◎ 引导学生树立正确的中药质量评价观，熟知中药质量影响疗效，树立中药质量与人类生命安全息息相关的职业责任心。

◎ 引导学生建立中医药思维，培养学生对中药的科学探索精神。

◎ 培养学生实事求是的科学态度，养成以相关法律法规和中药质量标准规范自己职业行为的良好习惯。

◎ 养成良好的沟通能力和团队合作的精神。

◎ 激发学生自觉探索中药鉴定学发展前沿的热情，树立终身学习理念。

二、课程思政建设基本情况

1. 课程思政元素的挖掘 中药鉴定学课程思政的实施注重将思政内容自然地融入教学内容中，使思政教育不是孤立的、空泛的，而是潜移默化的、润物细无声的。

（1）总论部分：通过中药鉴定学“鉴别中药真、伪、优、劣”的知识目标，引导学生树立正确的是非观；中药鉴定学的发展伴随着人们对中药的认知不断加深，从《神农本草经》到唐代的官修本草《新修本草》，再到李时珍的《本草纲目》，体现了中药文化的源远流长和博大精深，通过此方面知识的讲解和剖析使学生更加深入地了解中国传统文化、树立文化自信，培养学生的爱国情怀；中药“采收有时”，中药有效成分的积累随时间动态变化，正如人生有起有伏，但“天生我材必有用”，以此告诫学生要厚积薄发，要正确看待人生的喜忧起伏。

（2）各论部分：以单味药讲授为主，涉及真伪鉴别，中药的伪品中有一类是人工伪劣品，属于有意造假，其鉴别难度与造假者的专业知识有关，具有专业知识的人往往伪造得“惟妙惟肖”，讲到此时，引导同学们要德才兼备，德在才先，为人要将诚信放在首位；市场上部分中药伪品无效且有毒，临床使用危害非常大，在讲授此类伪品鉴别知识时，同时强调其毒副作用，使学生深刻体会中药真伪鉴别的重要性，引导学生在今后的工作中增强社会责任感，为保障中药安全、有效做出贡献；中药鉴定学课上要展示很多实物标本、鉴别实例，还有药材市场见习环节，通过实物、实例、市场见习调动学生对中药鉴定学课程的兴趣，加深学生对中药学的热爱；中药鉴定学综合运用传统鉴别经验和现代理论、技术，通过传统经验与现代技术的碰撞，激发学生对传统鉴别技术的自信，同时培养学生的批判性思维和创新精神（守正创新）；同时将科研内容纳入教学，通过中药鉴定学前沿知识的引入，树立学生为中医药事业贡献毕生，为人类健康服务的决心。

除思政元素的挖掘外，课堂上还注重观察学生的学习行为和日常行为，及时对学生进行引导和教育，使学生践行正确的世界观、人生观和价值观。

2. 教学内容和环节 为了实现本门课程的思政目标，我们充分整理、发掘教学内容中的思政元素，将专业知识与思政教育有机结合，将零散的思政点连接成思政线、思政面，融入教学设计、教学过程和考核评价等环节。在思政教学内容方面，与课程内容紧密结合，根据各部分课程内容的特点，形成本课程的思政教学内容。

（1）总论部分：思政主题为“弘扬传统文化，增强民族自信”。主要讲授的课程内容为中药鉴定学的定义和任务，中药产地、采收、加工和贮藏及中药的鉴定方法等。结合上述课程内容，融入“弘扬传统文化的博大精深、增强学生的民族自信”和“引导学生形成正确的世界观、人生观和价值观”等思政元素。中药鉴定学的发展史展示了传统中医药文化的博大精深，以此引导学生增强民族文化自信；通过具体历史人物、历史著作的讲解，可使学生以史为鉴，形成正确的世界观和人生观。每味中药都如同一个人，特有的产地、固定的采收时间和加工方法造就了药材的品质，以此引导学生形成正确的人生观和价值观。

（2）各论部分：思政主题为“诚实守信，守正创新，中医药事业为使命”。主要讲授的课程内容为单味药材的鉴别和质量评价，将“诚实守信”“守正创新”和“增强为中医药事业服务的使命感和责任感”等思政元素融入教学内容。在单味药的讲授中会涉及伪劣品，部分伪劣品有很强的毒副作用，以此引导学生形成“诚实守信”的价值观，增强其“为中医药事业服务的使命感和责任感”；每味药材的鉴别均包含传统的性状鉴别和现代理化鉴别，正是“守正创新”的体现。

（3）实践教学部分：思政主题为“实践真知、科学严谨”。通过药材市场的实践，学生在掌握药材的规格等级、质量优劣、药材真伪同时，加强其“实践是检验真理的唯一标准”的意识，同时培养学生鉴定药材科学严谨的态度；

通过走访药材市场，让学生们了解药材质量良莠不齐、混伪品现象同时，激发学生鉴定中药真伪优劣，保证中药质量的使命感和责任感，从而有利于激发学生对中药鉴定学课程和中药学的热爱。

3. 教学方法

（1）案例式教学法：中药鉴定学教学中的案例既包括以往经典案例，也包括市场案例。如青蒿的品种考证与青蒿素的发现，贵重药材冬虫夏草、西红花、川贝母市场上的伪品情况等。这些案例既利于阐述教学内容，也利于升华到思政教育。比如通过青蒿素的品种考证使学生深刻体会到中药品种考证的重要性，有利于形成科学严谨的作风；通过贵重药材市场上的伪品情况，使学生掌握该药材的真伪鉴别，引导学生形成"诚实守信"的价值观。

（2）讨论式教学法：讨论式教学法能够启发学生主动思考，本课程中主要用于易错难点问题的教学，以及现行中药质量标准，如《中国药典》中金银花采用绿原酸含量作为质量评价标准是否合理的讨论。在关于现行中药质量标准的讨论中，引导学生用发展的眼光看待问题，也以此引导学生要拥有批判思维和创新精神（守正创新）。

（3）SPL–PBL–LBL 结合教学方法：基于解决问题教学法（PBL）– 层次递进教学法（SPL）– 课堂讲授（LBL）相结合的教学方法是本课程教学的特色，强调传统与现代的有机结合，强调提出问题，层次递进地解决问题。如在各论的教学中，在课堂讲授（LBL）基础上，对各味药材采用层次递进教学法（SPL），分成药用部位、科属、重点药—熟悉药—了解药等三个层次进行讲授，同时对同科属、同药用部位药材的共性鉴别特点进行归纳总结。在此基础上，对重点药中的易混淆药材引入解决问题教学法（PBL），进行真伪品鉴别。通过该教学方法激发学生对传统文化的自信，同时培养学生的批判思维和创新精神（守正创新）。

4. 考核方式 本课程考核包括理论、实验和药材市场见习三个部分，其中理论部分以闭卷考试方式进行考核，试卷中包括 1 道药材辨识题，要求学生能够辨识 1 包含 20 味药材的混合饮片；实验部分进行实验技能考核，要求学生能鉴别一种未知组织切片和一包含 5 味药材的未知粉末；实践部分进行市场药材及伪品鉴别，要求学生能够鉴别市场上的药材及伪品。该考核方法不仅能够考查学生的学习水平，实验和实践还能够加深教师与学生的了解，有助于课程思政的开展。

三、教学设计案例

授课章节	第十二章　藻、菌、地衣类中药	授课学时	2 学时
授课专业	中药学	授课年级	本科三年级
选用教材	《中药鉴定学》（中国中医药出版社，2016 年出版）	设计者	张慧、翟延君、王添敏

（一）教学目标

【知识目标】

1. 掌握药材海藻、冬虫夏草、灵芝、茯苓、猪苓。
2. 熟悉药材马勃、松萝。
3. 了解药材雷丸。

表 8　藻、菌、地衣类中药知识要求

药材	来源	产地	性状	显微	理化	检查	成分	含量测定
海藻	★	▲	★		●	●	▲	●
冬虫夏草	★	★	★	★			▲	▲
灵芝	★	▲	★	▲	▲	●	▲	●
茯苓	★	★	★	★	▲	●	▲	
猪苓	★	★	★	★	▲	●	▲	●
雷丸	★	●	▲	●	●	●	●	▲
马勃	★	▲	▲	▲	●	●	●	
松萝	★	▲	▲	▲	●		●	

注：★为掌握内容，▲为熟悉内容，●为了解内容。

【能力目标】

1. 通过对藻、菌、地衣类药材鉴别特征的学习，使学生具备应用性状鉴别、显微鉴别和理化鉴别手段，鉴别藻、菌、地衣类中药品质的能力。

2. 通过对藻、菌、地衣类药材化学成分和含量测定的学习，使学生对中药质量评价具有科学的认识，在以后的工作中能够科学地制定中药质量评价标准。

3. 通过线上线下相结合的教学方式，调动学生学习主动性和积极性，培养其发现问题、分析问题、解决问题的能力。加强学生自主学习能力、知识迁移能力和创新能力的培养。

【思政目标】

1. 通过藻、菌、地衣类药材鉴别特征的讲授，附以丰富多彩的药材图片及实物标本，激发学生对中药鉴定学课程的兴趣，加深对中药学的热爱。

2. 通过市场案例分析，讲授常见的藻、菌、地衣类药材伪劣品，使学生树立严格控制中药材质量的职业责任，激发学生对中药品质评价深入探索的热情。

3. 通过藻、菌、地衣类药材质量评价方法和现状的分析，引导学生建立中医药思维，培养学生的批判思维和创新精神。

（二）教学内容

概述

通过展示不同藻、菌、地衣类药材的图片，提出问题：这些药材不同于以往所学的植物类药材，属于什么类？导入新课的讲授。

（1）通过平时常见的藻类，使同学明确藻类药材的定义和药用部位。

（2）通过平时常见的菌类，引出菌类药材的定义和药用部位。

（3）通过藻类和菌类，引出地衣类药材的定义和药用部位。

海藻（Sargassum）

通过生活中的加碘盐，引导学生想到甲状腺肿大。提问学生哪个中药能治疗甲状腺肿？通过《神农本草经》中关于海藻的记载，导入海藻的讲授。

引入**课程思政案例一：《神农本草经》中关于“海藻疗瘿”的记载，**激发学生对中医药文化的自信。

（1）展示海藻的原植物图片，讲授海藻的来源。马尾藻科植物羊栖菜 *Sargassum fusiforme*（Harv.）Setch. 或 海 蒿 子 *Sargassum pallidum*（Turn.）C. Ag.。前者习称“小叶海藻”，后者习称“大叶海藻”。

（2）通过地图，讲授海藻的产地。羊栖菜主产浙江、福建、广东、海南沿海各省，海蒿子主产山东、辽宁等沿海各省。

（3）通过海藻的药材图片和实物标本，引导学生总结海藻的性状特征。小叶海藻全体皱缩卷曲成团块状，黑褐色，有的表面被白色盐霜，质脆易破碎。水浸软后膨胀，黏滑柔韧。主干粗糙，分枝互生，无刺状突起。叶条形或细棒状，先端常膨大、中空。大叶海藻主干呈圆柱状，具圆锥形突起，侧枝由主枝叶腋生出，具细小的刺状突起。初生叶披针形或倒卵形，全缘或具粗锯齿。

（4）通过结构式图片，讲授海藻的化学成分和理化鉴别。海藻含藻胶酸、粗蛋白、甘露醇、钾、碘、多糖等。

总结本小节教学内容，明确重点掌握内容。

冬虫夏草（Cordyceps）

通过冬虫夏草惊人的价格、市场上伪品繁杂的情况，导入冬虫夏草的学习。

引入**课程思政案例二：冬虫夏草的市场上伪劣品较多，**引导学生形成“诚实守信”的价值观。

（1）展示冬虫夏草形成过程图片。通过动画分步骤讲解冬虫夏草的形成过程。

引入**课程思政案例二：讲解冬虫夏草的形成过程，说明其资源匮乏的原因，**树立学生资源保护的意识。

（2）由冬虫夏草的形成过程直接导入冬虫夏草的来源。麦角菌科冬虫夏草 *Cordyceps sinensis*（Berk.）Sacc. 寄生在蝙蝠蛾科昆虫幼虫上的子座及幼虫尸体的复合体。

（3）通过地图讲授冬虫夏草的产地。主产于四川、青海、西藏、云南等省区。

（4）通过药材图片和标本，分部位讲授冬虫夏草的性状特征。头色红棕体色黄，环纹明显足 8 对。子座稍长，具纵纹，不孕顶端气微腥。

（5）通过常见伪品图片和文献案例，采用 SPL 法讲授冬虫夏草伪品的鉴别。

（6）通过图片，讲授冬虫夏草的显微特征。子座外侧 1 列子囊壳，内有线形子囊，子座内侧充满菌丝；虫体外具毛茸，内充满菌丝，有裂隙。

引入**课程思政案例二：《冬虫夏草的形状和显微鉴定研究》文献，**让学生认识到性状鉴别和显微鉴别相结合可以鉴别冬虫夏草的真伪，引导学生立足实际问题，寻找合适技术手段。

（7）通过图片和文献案例，讲授冬虫夏草的化学成分和含量测定。（蛋白、腺苷、虫草酸等，以腺苷为含量测定指标）

引入**课程思政案例二：《冬虫夏草菌丝体固体发酵粉化学成分的分析》文献，**引导学生思考如何评价虫草发酵粉替代冬虫夏草，《中国药典》中测定冬虫夏草中腺苷的质量评价方法是否合理，培养学生的科学探索精神。

总结本小节教学内容，明确重点掌握内容。布置自学冬虫夏草的栽培。自学马勃、雷丸、松萝。下节课由学生进行分组讲授。

灵芝（Ganoderma）

通过灵芝仙草的典故，导入灵芝的讲授。但要强调灵芝的作用并不像典故中所说的那么神奇，现代研究表明灵芝具有提高免疫力的作用。

引入**课程思政案例三，**通过灵芝提高免疫力的作用，联系到部分广告夸大灵芝治疗肿瘤的功效，强调学生为人处世要谦虚、诚信。

（1）灵芝的来源。多孔菌科赤芝 *Ganoderma lucidum*（Leyss. ex Fr.）Karst. 或紫芝 *Ganoderma Sinense* Zhao Xu et Zhang 的子实体。

（2）通过地图，讲授灵芝的产地。并联系当地的近似品树舌。灵芝产华东、西南，紫芝产浙江、江西、湖南。

（3）通过灵芝的药材图片和实物标本，讲授灵芝的性状特征。红褐色，菌盖半圆形或肾形，菌柄侧生，菌盖具环纹和辐射纹，有漆样光泽。

（4）通过灵芝常见伪品的图片，引导学生学习灵芝伪品的鉴别。

（5）通过灵芝喷发孢子的动画，讲授灵芝的显微特征及两种灵芝孢子的不同。赤芝：孢子小，（8.5 ～ 11.5）μm×（5 ～ 6）μm，紫芝：孢子大，（10 ～ 12.5）μm×（7 ～ 8.5）μm。

（6）通过结构式图片，讲授灵芝的化学成分。三萜类，如灵芝酸等，蛋白质、氨基酸、多肽、生物碱、多种多糖类。

总结本小节教学内容，明确重点掌握内容。布置自学灵芝的栽培。

茯苓（Poria）

联系北京小吃茯苓饼，导入茯苓的讲授。

（1）通过茯苓的生长环境和条件，强调其寄生于松根，讲授茯苓的来源。多孔菌科真菌茯苓 *Poria cocos*（Schw.）Wolf 的干燥菌核。

（2）复习总论所讲道地药材，结合地图，讲授茯苓的产地。云南。

（3）通过不同规格茯苓的药材图片，讲授茯苓的产地加工。强调发汗的加工方法。说明不同规格茯苓的作用特点。发汗后阴干，为“茯苓个”；鲜茯苓去皮后切片，为“茯苓片”；切成块者为“茯苓块”；皮为“茯苓皮”；去茯苓皮后，内部显淡红色者为“赤茯苓”；切去赤茯苓后的白色部分为“白茯苓”；中有松根为“茯神”。

（4）通过茯苓药材的图片和实物标本，讲授茯苓的性状鉴别。茯苓个呈类球形或不规则的块状。外粗糙，棕褐色。体重质坚，内部白色，显颗粒性，嚼之粘牙。茯苓皮形状大小不一。外面棕褐内面白。略具弹性。茯苓块呈块片状。白色或淡红色。茯神呈方块状，附有切断的一块茯神木，质坚实，色白。

（5）通过显微图片，讲授茯苓的显微特征。菌丝细长有分枝，无色或带棕色。

（6）通过 PPT 讲授茯苓的化学成分和理化鉴别。β– 茯苓聚糖、四环三萜等。①冰醋酸 – 浓硫酸反应阳性。②碘化钾碘反应阳性。

总结本小节教学内容，明确重点掌握内容。

猪苓（Polyporus）

通过复习茯苓的知识，导入猪苓的讲授。

（1）讲授猪苓的来源。强调茯苓与猪苓在来源上的共同点和不同点。多孔菌科真菌猪苓 *Polyporus umbellatus*（Pers.）Fries 的干燥菌核。

（2）通过复习茯苓的产地，结合地图，讲授猪苓的产地。产陕西、云南。

（3）通过复习茯苓的性状特征，讲授猪苓的性状特征。强调两者外观颜色、内部质地的不同。呈不规则的条块状或类圆形，有的有分枝。表面皱缩，灰黑色。质密体轻浮水面，断面细腻色类白。气微，味淡。

（4）通过复习茯苓的显微特征，讲授猪苓的显微特征。强调两者的区别。菌丝细长而弯曲，结晶八面双锥体。

（5）通过复习茯苓的化学成分，结合图片，讲授猪苓的化学成分和理化鉴别。强调茯苓与猪苓成分的相同点，鉴别的不同点。猪苓聚糖、麦角甾醇等。用 HCl 鉴别。

总结本小节教学内容，明确重点掌握内容。

（三）课程思政案例与思政点映射

表 9　中药鉴定学课程思政案例与思政点映射

课程思政案例	思政点映射
案例一:《神农本草经》记载海藻“主瘿瘤气” 《神农本草经》中将“藻”列为治病救人的处方。“海藻主瘿瘤气，颈下核破散结气，痈肿癥瘕坚气腹中上下鸣，下水十二肿。”	在讲授海藻时通过生活中的加碘食盐，引出甲状腺肿大及《神农本草经》中关于海藻疗瘿的记载。说明在未明确碘与甲状腺肿的关系之前，传统中医药已经通过实践发现富碘的海藻可治疗因缺碘导致的甲状腺肿。激发学生对中医药文化的自信
案例二：冬虫夏草的市场上伪劣品较多 讲解冬虫夏草的形成过程，说明其资源匮乏的原因。 阅读文献《冬虫夏草的性状和显微鉴定研究》（康帅，张继，林瑞超）、《冬虫夏草菌丝体固体发酵粉化学成分的分析》（王尊生，顾宇翔，周丽，等）《冬虫夏草市场现状调查及对策》（秦松云，赵纪峰，刘翔，等）	1. 通过市场上冬虫夏草的价格和伪品情况，使同学体会到伪品给消费者造成的损失，引导学生形成“诚实守信”的价值观，使学生树立严格控制中药材质量的信念、增强为中医药事业服务的使命感和责任感。 2. 讲解冬虫夏草的形成过程，说明其资源匮乏的原因，并联系其他紧缺资源，让学生树立资源保护的意识。 3. 引入文献实例，使学生意识到真伪鉴别并不难，激发学生对中药鉴定学课程的兴趣，引导学生要立足于解决实际问题，而非一味追求先进的技术手段。 4. 讲解冬虫夏草化学成分时，自然引入文献实例。引导学生思考如何评价虫草发酵粉替代冬虫夏草，《中国药典》中测定冬虫夏草中腺苷的质量评价方法是否合理。通过此案例引导学生建立科学的中药质量评价思维，培养学生对中药的科学探索精神

续表

课程思政案例	思政点映射
案例三 灵芝又被称为神芝、仙草、还阳草，古代中国人认为灵芝具有长生不老、起死回生的功效。但目前市场上有不法商贩销售质量较差的灵芝，蒙蔽消费者	通过灵芝不实广告的引入，强调学生要诚实守信

（四）教学测量与评价

1. 课上测量与评价

（1）课上设置复习提问，作为课堂成绩计入学生的总成绩，评价学生的复习和自学效果。

（2）由学生在课上分组讲授自学药材马勃、松萝和雷丸，评价学生的归纳总结和表述能力。

2. 课下测量与评价

（1）课下学生完成思考题和网络平台中的练习题，以评价学生对于本章知识的学习效果。

（2）通过调查问卷，了解学生的学习态度、学习兴趣和学习效果，了解学生对教师教学方法的意见和建议，进而在教学中进行相应的调整，不断提升课程教学建设水平。

（五）课程思政教学反思与改进

1. 本章贵重药较多，市场伪劣品复杂，这既是很好的知识切入点，也是很好的思政引入点。因此在讲授市场情况及真伪鉴别时，要引导学生形成“诚实守信”的价值观，使学生树立严格控制中药材质量的信念，增强为中医药事业服务的使命感和责任感。

2. 本章药材的质量评价方法发展较为缓慢，要引导学生用发展的眼光看待问题。在讲授质量评价方法时，教师可多联系前沿进展，让学生思考现行质量评价方法的问题，并引导学生掌握其发展方向。

（辽宁中医药大学　张慧、王添敏）

中药化学
课程思政教学设计案例

一、课程目标

中药化学课程是一门结合中医药基本理论和临床用药经验，主要运用化学的理论和方法及其他现代科学理论和技术等研究中药化学成分的课程，是中药学专业的必修课程、核心课程，它不仅与本专业的各门基础课、专业基础课和其他专业课有密切联系，而且与生产实际和临床用药也密切相关，是实现中药现代化的重要组成部分。通过本课程的学习，使学生能够将中医药基本理论、临床用药经验与中药化学成分建立联系，将化学成分的提取、分离、鉴定理论与方法应用于药品的生产、质量控制过程，达到专业人才培养目标的要求。

【知识目标】

本课程的知识目标是挖掘、继承中医药传统理论及古籍文献中有关中药化学的理论、方法与经验，为中药化学的发展奠定基础；学习和借鉴化学的理论和方法及其他现代科学理论和技术，为揭示中药药效物质基础及中医药传统理论的科学内涵提供保障；坚持“中医药思维培养和科学思维培养并重”，为后续课程的学习及从事中药生产、检验及科研等方面工作奠定知识基础。这个知识目标与中药学专业毕业生“还应达到掌握中药药效物质基础及其作用机制的基本知识，了解其对中药研究、生产及质量评价的意义”，以及“具备中医药思维和中华传统文化知识，具有传承传统中药学理论与技术的能力，能够从事中药生产、检验及药学服务等方面工作”的培养目标息息相关。具体包括以下内容：

◎ 掌握中药中所含有效成分的结构类型、理化性质、提取分离、检识的基本理论、基本知识和基本方法。

◎ 熟悉中药所含有效成分的结构鉴定方法。

◎ 了解中药化学对中药研究、生产及质量评价的意义。

【能力目标】

本课程的能力目标是熟悉中药化学成分研究的基本思路，力图使学生在正确认识中药化学成分本身复杂性的基础上，准确把握获取有效成分的各种研究方法的特点与适用性，培养学生善于在复杂的情况下进行比较分析、灵活运用中药化学知识和解决中药研究中实际问题的能力，具备掌握中药化学成分提取、分离、结构鉴定、检识的基本技能，真正做到“传承有特色、创新有基础、服务有能力”。这个课程目标是中药学专业毕业生应“具有创新创业的基本能力”“具有运用现代科学技术与方法进行中药学科学研究的基本能力”“掌握中药药效物质基础及其作用机制的基本知识，了解其对中药研究、生产及质量评价的意义”的能力目标的具体落实和体现。具体包括以下内容：

◎ 具有运用中医药思维，表达、传承中药化学基本理论、基本知识的能力。

◎ 具有运用中药化学基本理论结合文献资源开展中药化学成分研究的基本能力。

◎ 具有运用中药化学基本理论和基本知识初步开展中药及复方药效物质基础研究的能力。

◎ 具有中药指标成分评价的基本能力及据此为后续开展剂型设计、炮制方法选择等方面提供参考的能力。

【思政目标】

本课程的素质目标是帮助学生树立热爱中医药事业、愿意为中医药事业的发展贡献力量的人生理想；帮助学生积极学习、思考中医药文化，深刻认识和理解中药化学对中药现代化及产业化进程的重要促进和推动作用，以及对世界医药进步的贡献。同时，帮助学生建立严谨的科学态度和实事求是的工作作风；养成不怕吃苦、勤于钻研的学习习惯，树立良好的环保及安全研究意识。这个素质目标是中药学专业“热爱中医药事业，弘扬中医药文化，熟知中药在一体化大健康医疗模式中的重要地位；具有实事求是的科学态度”，以及毕业生还应达到“把利用中医药理论和技术发现、制造、合理使用中药作为自己的职业责任”的思想品德与职业素质培养目标的贯彻落实与具体体现。具体包括以下内容：

◎ 热爱中医药事业，感悟中医药传统理论精髓的科学性，建立为中医药事业发展贡献力量的职业责任及人生理想。

◎ 坚定中医药理论自信，密切关注中医药事业的传承与发展，深刻认识和理解中药化学对中药现代化发展进程及对世界医药进步的重要作用和积极贡献。

◎ 建立不怕吃苦、勤于钻研的学习习惯及科研精神。

◎ 建立严谨的科学态度和实事求是的工作作风。

◎ 树立良好的环保意识及化学研究安全意识。

◎ 建立养成良好的沟通能力和团队合作的精神。

◎ 自觉探索中药化学发展前沿的热情，树立终身学习理念。

二、课程思政建设基本情况

1. 课程思政元素的挖掘 在中药化学课程思政教学改革中，应注重将知识的传递与思想引导有机统一，不断总结、提炼出中药化学学科发展过程中富有育人价值、人文精神、爱国情怀的思政元素，并将其合理融入教学中，使学生在情感与认知方面获得认同，从而确保学生身心发展方向的正确性。

从中医药古籍、中医药现代化发展成果、中医药学者的先进事迹，以及国内外中药学相关研究对临床治疗的新贡献等领域，积极挖掘思想政治资源。在教学中，将富有教育价值与人文素养的内容进行提取与凝练，不但能够对教学内容进行补充与丰富，还能够使教育教学内容更具感染力，提升教育的针对性与时效性。如从中医药及相关科学技术发展史中总结出发酵法、结晶法等各类技术的研究成果，为学生进行展示，增强学生的学习体验，并帮助学生获得更多的科学知识与人文历史知识。课程组在教学过程中，强调理论和实际相联系，注重知识性和趣味性结合，激发学生的学习兴趣，促进学生的学习主动性和学习效果的不断提升，在专业教学中不断渗透思政教育，践行思政教育理念，努力实现课程思政育人目标。总之，课堂思政是鲜活的，而不是教条的，不能唯思政而思政；课堂思政应植根专业，是点滴构成，由小见大；课堂思政不是说教，是师生共同认识的提高。

2. 教学内容和环节 为了推进中药化学课程教学与思政教育有机结合，我们重新进行了课程设计，将社会主义核心价值观和中医药思政元素融入教学全过程，教学内容和环节主要分为以下四个阶段。

（1）第一阶段：学习课程总论及各类型化合物的结构类型、理化性质及检识方法。在总论部分，加入经典古籍文献中最早出现的中药化学相关记载，挖掘中药化学的学科发展起源，并与药物化学发展史记载进行比较，强调我国中药化学研究在世界药物研究史上的重要地位。同时，结合近现代中药化学研究历程、重大研究成果、重要科学家人物介绍来引导学生对本课程的学习兴趣，建立中医药自信，明确中药化学在中药现代化、产业化进程中的作用和对世界医药的贡献。在各论章节，通过介绍不同类型化合物的首次发现史实，使学生能够了解科研思路，认识到科学发现是如何获得的，如在《萜类生物碱》这一章的教学中，通过吗啡从被发现到结构得到鉴定的百余年发展历史的介绍，使学生懂得中药化学成分被提取、分离并最终确定结构的研究思路；通过介绍相关诺贝尔获奖者对不同类型化学成分检识反应的贡献，引导学生树立严谨的科学态度、学习态度及对团队合作精神的深刻认识和理解。

（2）第二阶段：学习中药化学成分的提取分离方法和结构鉴定方法。通过经典古籍文献记载的挖掘及现代科学技术方法的运用，结合不同类型化合物典型提取分离案例的学习与实践，激发学生学习中药化学的兴趣，夯实基础知识与基本能力，并提高综合分析能力和创新意识。如在《萜类和挥发油》这一章中，通过对诺贝尔奖获奖者屠呦呦教授团队发现青蒿素的历程介绍，激发学生对中药化学学习和研究工作的热爱，并学习如何应用扎实的理论基础解决实际问题，同时也增强了学生对中医药的理论自信和技术自信。

（3）第三阶段：学习中药化学成分的结构修饰和改造、生物转化、代谢等内容。本部分内容在本科教学中为熟悉或了解内容，是主要教学内容的延伸拓展。通过重要的前体成分的挖掘及中药新药研发的具体案例，如具有显著抗肿瘤活性但原植物含量非常低的成分紫杉醇的合成研究，致泻成分番泻苷经体内代谢研究确定真正有效成分为代谢产物大黄酸蒽酮等内容的学习和拓展，引导学生树立创新意识和刻苦钻研的科学精神，不断提升学生的责任感和使命感。

3. 教学方法 根据不同章节的不同教学内容，中药化学课程分别采取了案例式教学法、讨论式教学法、任务式教学法等，结合课堂教学、课堂讨论、课下自学、线上课堂等多种严谨而又生动的教学形式，通过师生互动、生生互动，以及网络学习、知识搜索等课外教学环节潜移默化地开展思政教育。

（1）案例式教学法：精心选择与教学内容相关的案例引发学生思考，比如对新型冠状病毒肺炎疫情中推荐使用的中成药、中药，进行化学成分分析、总结，突出中药有效物质基础研究的重要意义，引导学生对新技术、新方法应用的关注，探讨判断研究周期、提高研究工作效率的思路和方法，培养学生开展学术研究的基本能力和科研意识，将基础知识与实践应用相结合，提高分析问题、解决问题的能力，突显医药工作者的社会责任，并潜移默化地影响学生的世界观和价值观。

（2）讨论式教学法：针对重点及难点教学内容，对学生中存在的模糊认识、疑难问题组织讨论式教学。如针对谱学方法应用于黄酮类成分结构研究的教学内容，教师紧密结合紫外光谱、红外光谱、核磁共振波谱及质谱等谱学技术的基本特点及现代发展趋势，引导学生开展讨论，通过自学、研讨、课堂发言、教师总结等环节，帮助学生树立严谨的论证与思维方式，不断提高综合分析能力，帮助学生建立团队合作意识，加强沟通能力，在讨论中形成知识的获得与能力的提升。

（3）任务式教学法：在各论第 2 ～ 11 章的学习中，每章均围绕本章化合物类型设置研究进展综述的小组任务，各组同学分工合作，结合文献检索完成进展调查，并形成文字材料，帮助学生提高文献检索能力及分工合作的意识，启发学生思维，引导学生根据任务提出问题并探索解决问题的能力。在化合物检识的授课内容中，结合前后章的学习内容，引入“条条大路通罗马”的思政元素，提示学生思考解决问题的多种途径，培养学生全面、细致的思考能力。

4. 考核方式 中药化学课程考核实行过程性评价和终结性考核相结合的方式。过程性考核主要包括考勤、提问、课堂讨论、课程作业、自学讲授、阶段测验、课程论文等，终极性考核为期末闭卷考试。通过上述环节可以把握学生的学习状态、思想动态及运用所学中药化学知识开展科学研究和服务社会的基本能力，能全面、客观地评价学生的学习效果。

三、教学设计案例

授课章节	第五章　黄酮类化合物	授课学时	理论 4 学时，实验 16 学时
授课专业	中药学专业	授课年级	本科三年级
选用教材	《中药化学》（中国中医药出版社，2021 年出版）	设计者	周媛媛

（一）教学目标

【知识目标】

1. 掌握黄酮类化合物的结构分类、理化性质。
2. 熟悉黄酮类化合物的检识方法。
3. 了解黄酮类化合物的分布和生理活性。

【能力目标】

1. 形成“构”与“性”（即化学成分的结构与性质）之间关联规律的整体思维判断能力 通过对理化性质的学习，让学生掌握黄酮类成分的物理性质、化学性质与化学结构的关系。掌握对不同类型黄酮类化合物结构中交叉共轭体系的完整与否对颜色的影响，结构的平面性与否对溶解度的影响，结构中饱和程度与否对显色反应的影响。

2. 具备灵活地选择黄酮类化合物合适提取分离方法的能力 结合关于黄酮类化合物实验课程的学习，让学生明确黄酮苷及苷元提取溶剂和提取方式的区别，掌握如碱提酸沉、重结晶、硅胶 / 聚酰胺柱色谱法等分离纯化常用方法，使学生初步建立“工艺设计→提取→分离纯化→目标成分 / 部位的制备”这一系列相关技术概念。

3. 具有正确认识富含黄酮类成分中药特点的能力 通过学习常见含黄酮

的中药实例，能够掌握如槐米、黄芩、红花等药材最佳采收期、贮存条件及提取方法等与成分之间的关联，具有理论结合实践的判断能力，充分将黄酮的结构、理化性质等性质渗透到实际案例中。

【思政目标】

1. 建立积极乐观、主动求知的学习意识 通过学习黄酮类成分的结构、分布、作用、性质、提取分离方法等内容，了解黄酮类成分发展的历史和应用的普遍性及对人类健康的重要性，建立学生对此类成分多样性、有效性的认识。培养学生积极、主动、端正的学习态度，变被动地接受式学习为主动地探究式学习。同时，课堂可以引入实验室科学研究动态和实例，使枯燥的讲授过程变得生动形象、多姿多彩，充满快乐性和主动性。

2. 结合黄酮类化合物的综合案例及榜样案例，树立今后科研或工作中勇于攀登的责任意识 借助黄酮类化合物科研实例和榜样案例对学生进行积极鼓励和引导，或者总结重大失败案例教训，给学生以警示。在艰辛的研究和工作领域中，培养学生勇于探索的科学精神和爱岗敬业的责任意识。

（二）教学内容

1. 教学内容框架

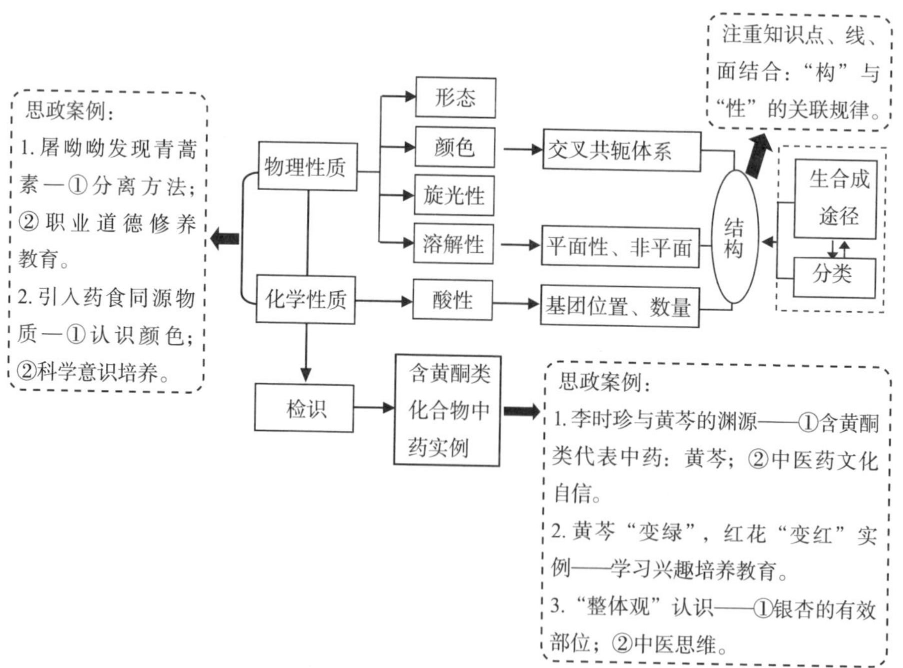

图6 黄酮类化合物教学内容框架

2. 教学环节设计 从基础知识（点）、课程内及课程间的联系（线）、专业—课程—知识价值及人文培养（面）三个层次开展。

（1）基础知识（点）：关于基础知识方面，重点讲述的是黄酮类化合物的结构和分类、颜色规律、溶解性和酸性、检识方法，引导学生熟悉常见含黄酮类成分的中药，让学生了解黄酮类化合物的分布和生理活性。这里涉及的主要知识点有母核特征、交叉共轭体系、颜色、酸性强弱规律、盐酸－镁粉反应、三氯化铝反应等，这些知识点主要通过“构”与“性”（即化学成分的结构与性质）之间关联规律展开，有助于学生串联形成后续的知识线和知识面。在进行知识点讲解时可以结合思政案例，培养学生学习兴趣、科研志向并建立正确的价值观与思维方式。在介绍黄酮类化合物颜色规律时，通过讨论环节让学生列举生活中知道的可能含有黄酮的药食两用的物质，如芹菜、大枣、山楂等，并大体描述它们的作用和特点，让学生感受到知识就在身边，要善于观察，勤于总结。

（2）课程内及课程间的联系（线）：课程内联系——本章黄酮类化合物内容介绍模式与以往和后面章节课程如《苯丙素类化合物》《醌类化合物》基本一致，都是按照定义、分布、结构与分类、理化性质、提取分离、结构鉴定和应用实例的顺序进行知识线的贯穿。课程间联系——在进行“交叉共轭体系”学习中启发并鼓励学生回顾有机化学课程中学习的“发色团”“助色团”知识点，更深刻体会“结构”和“颜色”之间的关系。另外在黄酮类化合物提取分离章节也可以让学生回顾分析化学课程中学习的色谱法相关知识，深刻体会固定相、流动相和被分离物质之间的关系，达到根据目标成分特点自主选择有效的分离方法的能力。在进行含黄酮化合物中药实例介绍时可以通过讨论环节，以启发式教学方法让学生讨论“红花变红”“黄芩变绿”的原因，利用以往学习的醌类化合物与黄酮结构间转换知识说明现象本质，不仅通过丰富的图片加深学生学习兴趣，深刻理解事物变化的本质，还可以温故知新，达到学习效果。

（3）专业—课程—知识价值及人文素质培养（面）：中药是祖国医药学的重要组成部分，也是我国传统的防治疾病的重要武器，在进行含黄酮类化合物的中药实例学习中，通过功效主治介绍让学生体会本专业学习价值，鼓励学生传承和发扬这一历史瑰宝。中药化学课程知识内容是其他专业课程或部分专业基础课程的基础，具有承上启下、联络贯通的重要作用，这也是其课程价值，因此在教学中突出这门课程与其他课程之间的关联也是一项重要的教学任务。另外，通过在各个教学环节中巧妙添加思政案例，产生“润物细无声”的成效，进行学生人文素质培养。如我们可以在提取分离课程开始的“课堂导入”

环节采用案例导课法，将“屠呦呦从发现抗疟有效成分青蒿素到成功大量提取的研究过程”作为案例（**课程思政案例一**），上课开始提出“最初提取会屡次失败的原因”“后来选择乙醚提取的优势”“青蒿素成分本身特点是什么”，通过以上一系列设问，让学生产生了浓厚的学习兴趣，在后续课堂内容中主动寻求答案，另外本案例不仅可以让学生掌握化学成分的理化性质与提取分离方法选择之间的重要关联，还可以通过屠呦呦研究经历的坎坷、艰辛以及最终取得的胜利，培养学生传承中医药学术的责任感与勇于开拓的创新精神。在介绍黄芩时，可以通过师生互动环节，提出《本草纲目》中有关黄芩描述，设问“李时珍本草纲目中为何如此推崇黄芩”“黄芩素的活性”“黄芩素的稳定性”，以问答形式让学生了解黄芩中黄芩素的结构特点及与李时珍的渊源，讲解黄芩的重要功效，让学生对黄芩独特的特性产生浓厚兴趣，从而进一步坚定中医药自信，投身发展中医药事业的决心（**课程思政案例二**）；在介绍含黄酮成分中药实例银杏时，设置讨论环节让学生分析银杏入药的成分、组分之间关系，进而提出“有效部位”“有效部位群”的重要概念，让学生理解部位是一些结构类似、功能相近的成分组，它们具有良好的协同作用，能够避免由于单一成分造成的作用靶点局限、毒副作用明显等弊端，实现了中药发挥药效的整合优势与中医“整体观”一致，从而让学生学会用中医思维解释课程中遇到的相关问题（**课程思政案例三**）。

3. 课堂教学过程

（1）本章课堂教学思路

“教”——教师梳理本章节知识体系并利用有效手段进行相关内容教学；如通过 Chemdraw 软件结合多媒体教学帮助学生掌握黄酮各类化学成分的结构骨架特征。

“学”——学生掌握了黄酮类化合物结构特征和相关理化性质，学习常见提取分离方法的基本原理、操作步骤和注意事项等方面的基本知识，并总结归纳重点、难点和疑点。

“感悟”——帮助学生领悟不同类型黄酮类化合物结构和理化性质之间的关系，形成“构”与“性”之间关联规律的辩证思维，以及树立严谨的科学态度、创新思维等思政感悟。

“应用”——根据目标物性质，选择合适的提取分离的方法，设计合理的制备工艺获取目标物。

“拓展”——通过自主学习设计黄酮类成分提取分离方法组合。

（2）教学进程安排：根据上述教学内容框架，结合思政案例引入设计，能看出本章内容构架以及重点内容。

（3）教学手段运用：启发式、互动式及讨论式等多种方式组合使用，提高课堂学习效果。

启发式教学能够引发学生思考、激发学习兴趣、产生学习动机、建立知识联系，使学生的求知欲由潜伏状态进入活跃状态。例如讲解双向纸色谱的色谱行为时，通过提示强酸与强碱易于结合，强酸与弱碱不易结合的特点，让学生推测不同酸性黄酮类化合物 R_f 值的大小，充分理解分离原理。

互动式教学能够促进学生发散思维。在互动中注意以学生为主体，教师为主导的关系。例如在进行重点、难点讲解后教师需要及时了解学生掌握情况，因此采用互动方式，通过学生的及时反馈让教师对课程内容和范围进行及时调整。

讨论式教学能够彼此促进，弥补学习中的遗漏和不足。以小组为单位，让学生进行自由讨论，加深对所学知识的理解，找到与其他同学之间的学习差距并及时补充；同时提出学习中产生的问题，培养学生自主学习、创新科研思维的能力。例如在进行芦丁提取工艺设计时可以先给出学生实验中已采用的成熟工艺，然后让学生小组为单位讨论可能存在的其他提取工艺，让学生通过发散思维提高创造力。

多种方法和策略组合，如波谱解析法可在讲授中采用讨论式和互动式组合，双向色谱法可在讲授中采用启发式和动画演示法结合，溶解性、裂解规律、酸性、显色反应可在讲授中采用启发式和讨论式组合。

（4）构建系统的知识树体系，鼓励学生创造性地自主学习。为了达到课堂教学最佳效果，可以在学生头脑中构建环环相扣、层层递进的知识树体系，不仅黄酮章节如此，各论其他章节也是这个顺序。构建思维体系过程是递进的，相互关联的，有利于鼓励学生创造性地自主学习，如先介绍理化性质（其中涉及溶解性、酸碱性等方面知识）为后续设计合理有效的提取分离工艺流程提供有力的知识理论支持和铺垫。在这个教学过程中，让学生思考，通过对问题的分析、向前述知识自求解答，更好地激发学生探索欲和求知欲。

定义→结构与分类→理化性质→提取分离→结构鉴定→应用实例

4. 充分利用学生实验室资源，更好地培养学生科研技能和创新思维 以建立科研兴趣小组的方式，让学生在课外时间到实验室进行实践学习，加深对理论知识的理解和认识。

（三）课程思政案例与思政点映射

表10　中药化学课程思政案例与思政点映射

课程思政案例	思政点映射
案例一：屠呦呦提取青蒿素的研究案例 20世纪60年代，疟原虫对奎宁类药物已经产生了抗药性，严重影响到治疗效果。研究发现青蒿素及其衍生物能迅速消灭人体内疟原虫，对恶性疟疾有很好的治疗效果。然而，能否成功大量提取青蒿素是制备抗疟药的前提和基础，在研发过程中屠呦呦为了找到合理的提取方案，翻阅大量古籍，最终在葛洪的《肘后备急方》中找到答案。文中提到："青蒿一握，以水二升渍，绞取汁，尽服之。"这句话指出传统的提取方法里的加热步骤可能会破坏药物的活性成分，在较低的温度中提取可能有助于保持抗疟活性。这一重大发现也是成功研制抗疟药青蒿素的关键所在	**思政点：认真严谨、一丝不苟的科学态度和不畏艰难、献身医药事业的责任担当的融入** 在学习黄酮的提取相关内容中与"屠呦呦先生用乙醚冷提青蒿素艰辛过程"的案例相联系。强化学生对溶剂种类、提取方法等的选择原则知识的认识；同时让学生查询青蒿素发现过程的相关文献，了解此过程的艰辛，由此可见正是屠呦呦具备认真严谨、一丝不苟的科学态度，才发现了能够大量获得青蒿素的正确提取方法，由此激发学生对祖国中医药事业的热爱，鼓舞和培养学生树立正确的职业道德，围绕"医药融通-科学精神-责任意识"设计思政教学案例，为学生注入正能量导向
案例二：李时珍与"药中肯綮"黄芩之间的渊源 黄芩是含黄酮类成分的常见中药，李时珍曾在《本草纲目》中赞其曰："药中肯綮，如鼓应桴，医中之妙，有如此哉！"李时珍如此偏爱黄芩，正是因为黄芩曾挽救了少年李时珍的生命。李时珍十六岁时，突患急病，烦渴引饮，高热不退，服用很多中药却不见好转，生命危在旦夕。后经云游道士指点大量单方服用黄芩，没有几日便身热全退，疾病痊愈，由此李时珍在书中对黄芩赞赏有加	**思政点：坚定中医药文化自信，不断传承和创新中医药理论精髓** 以明代著名医药学家李时珍对黄芩高度评价的案例，说明不论在古代还是现代，中药治疗疾病都具有不可替代的重要作用，它是"打开中华文明宝库的钥匙"。在讲授相关内容时，提出为什么黄芩能对李时珍"肺热症"如此有效？让学生对黄芩独特的抗病毒、抗炎特性产生浓厚兴趣，进一步坚定中医药自信，投身发展中医药事业的决心
案例三：中医"整体观"学术思想案例 整体观是指从全局考虑问题的观念。在中医学中，全方位遵循把系统中每一个或几个机体单元视为一个整体的观点。强调研究每一生物（医学）元素，都应将其置于整个生物机体（中医）的全框架中，探讨它与其他机体元素及各种外界条件之间的内在关系和内外联系，由此建立一种全面而深刻的认识	**思政点：引导学生增强民族自信，坚持中医本体思维，从中华文化本位角度研究中医药的融入** 将中医"整体观"进行有效整合和延伸。在学习银杏有效成分、有效部位及有效部位群概念时让学生思考这些概念的特点，成分间的关联，避免中药研究西药化，要保持研究本位思维，只有立足中医药原创思维，才能做好传承和发扬。也可以组织学生讨论本课程中还有哪些能够体现中医药思维理念的知识点，加深中医药思维认识

（四）教学测量与评价

本章教学开展了多层面、多角度的教学测量，主要包括自学讲授、阶段测试和实验操作三方面。阶段测试主要从黄酮的溶解性、酸性和常见检识方法等方面进行，实验操作主要围绕“槐米中芦丁的提取、分离鉴定及槲皮素的制备”开展，让学生在实践中掌握黄酮苷的提取及苷元制备方法。为了科学掌控教学过程、高效实施教学行为、正确引导学生的学习行为，除了在期末做出总结性评价外，还采用了自学讲授、文献搜集及翻译、课程论文撰写等多种形成性评价方式。

1. 自学讲授 按照黄酮类化合物一章难易程度决定自学和导学的侧重，“黄酮类化合物的结构与分类”部分安排学生自学归类，总结结构特征，并利用 Chemdraw 软件构建平面结构和立体结构；“交叉共轭体系”与颜色、酸性等关联部分，在学生自学讲授后，教师进行导学，引导学生联系过去有机化学中所学的生色机制，深入理解这部分知识。通过小组讨论形式，让学生理解成分结构分类和理化性质、提取分离方法选择之间的重要关联关系，从而有效加深学生对知识的理解和记忆，达到触类旁通的效果，也能够培养并建立有效的团队合作关系。

2. 文献搜集及翻译 以黄酮类化合物的相关信息为检索对象进行外文数据库资料的查找和搜集，对拓展性、前沿性或综述性论文进行有效翻译，翻译结果进行小组间互评，最后由教师进行点评和总结。通过上述实施方案，能够让学生有效地掌握多种学习途径和方法，并有效提高对科技外文文献的读写能力，提高综合分析能力，为今后更高层次的科研工作奠定基础。

3. 课程论文撰写 学生通过组建学习小组合作撰写课程论文，基本流程为资料搜集→确立有效资料→撰写论文→小组讨论→自评补充与调整→组内互评→组间他评。论文内容围绕黄酮类化学成分的特点、实验室或工业化生产提取分离方法及具体工艺流程，以及黄酮类化学成分的药理作用、临床应用及未来可能研究方向展望等展开。通过论文撰写，能够有效提高学生书写表达能力及学术语言运用能力，同时更深刻理解学科间交叉关联，进一步延伸和拓展相关理论知识。

（五）课程思政教学反思与改进

中药化学课程学习对于培养学生中医药思维与现代科学思维至关重要，很多教学内容均可以和中医药理论和技术相联系。比如在学习黄酮代表中药——银杏的有效成分、有效部位及有效部位群概念时，可以将成分和组分，以及组分和组分群之间的关系，与中医整体观进行有效整合，帮助学生正确认识部分与整体的差异，加深学生对成分间的“协同”与“拮抗”关系的认识，在具体学习内容中不断渗透和培养学生的中医药思维意识。

（黑龙江中医药大学　杨炳友）

中药药理学
课程思政教学设计案例

一、课程目标

中药药理学是在中医药理论指导下，利用现代科学技术和方法，研究中药与机体之间的相互作用及作用规律的科学。本课程是中药学专业的核心课、专业课，在中药学专业人才培养中占有重要地位，通过学习使学生以传承创新发展中医药为己任，掌握中药药性、中药配伍、中药药效、中药药代动力学、中药毒理，以及单味药、配伍、方剂、中成药所构建的理论知识体系，具备中药药理实验、科研实训、毕业实习相关实践能力，符合中药学专业学生应具有传承传统中药学理论与技术的能力目标要求。

【知识目标】

本课程的知识目标可以概括为学习、发展中医药学中有关药理学的理论、技术与方法，为发展中药药理学奠定基础；充分学习和掌握中药药理学的研究思路，为推动中医药现代化积蓄力量；熟悉和把握生命科学和现代药理学的最新技术，并能够指导中药药理学研究。这一知识目标与中药学专业毕业生“应具备中医药思维和中华传统文化知识”“掌握中药药效物质基础及其作用机制的基本知识，了解其对中药研究、生产及质量评价的意义”“掌握中药生产过程、中药检验及质量评价的基本理论和基础知识”的培养目标密切关联。具体包括以下内容：

◎ 掌握中药药理学的科学内涵。

◎ 掌握常用中药对机体的药理作用及机制，和产生作用的物质基础。

◎ 熟悉常用中药进入机体后，吸收、分布、代谢和排泄的动力学过程及规律。

◎ 掌握常用配伍、常用方及常用中成药的药理作用特点及与临床应用的关系。

◎ 熟悉中药药理学研究中常用动物模型、中药血清药理与脑脊液药理等的研究方法。

◎ 了解中药药理学的发展简史，中药新药药理研究和新技术在中药药理研究中的应用。

【能力目标】

本课程的能力目标是掌握中药药理学的研究思路及研究方法；具备临床合

理应用中药的指导能力。该课程目标是中药学专业“具有运用中医药思维，表达、传承中药学理论与技术的能力；具有正确评价中药质量的基本能力；具有从事药学服务工作的基本能力；具有运用现代科学技术与方法进行中药药理学研究的基本能力；具有与用药对象、医药行业人员进行交流沟通的能力”的能力目标的具体落实、体现和有力支撑。应达到以下能力目标：

◎ 具有运用中医药思维阐明中药对机体的药理作用、作用机制和物质基础，以及中药在体内的处置过程，揭示中药药理学的科学内涵的能力。

◎ 具备运用辩证思维分析与发现中医药现代化进程中的问题，思考并提供合理地解决问题方案的能力。

◎ 能够阐明中药药性、中药功效、中药配伍和单味药、方剂、中成药应用的科学内涵，提高中药的临床疗效，指导临床科学合理应用中药。

◎ 能够评价中药产生毒性的物质基础、作用机制和增效减毒原理，为临床安全用药提供科学依据。

◎ 能够发现创新中药，科学评价中药新药的有效性和安全性，为中药新药开发奠定基础。

【思政目标】

本课程的素质目标是培养学生严谨的科学态度和实事求是的工作作风；具有法律、规范意识和良好的职业道德，以及以用药对象为中心的中药药学服务意识；培养坚信中医药理论和中医药文化，认识到中药药理学在中医药现代化、国际化及产业化中的重要作用。该素质目标是对中药学专业“热爱中医药事业，弘扬中医药文化；养成依法工作的观念，能以国家各项医药管理法规和行业准则规范自己的职业行为；具有实事求是的科学态度；尊重生命，正视医学伦理，充分认知中药应用的终极目的是保障人类持续的健康；重视用药对象的个人信仰、人文背景与价值观念的差异，能够充分考虑用药对象的利益并发挥中药的最大效益”的素质培养目标的具体化，可为该培养目标的达成提供可行性。具体体现为：

◎ 引导学生坚定中医药理论自信、文化自信，守正创新，深刻体会中药药理学在传承和发展中医药文化精髓中的作用和必要性。

◎ 培养学生严谨、求实、创新的科学态度，养成良好的科研习惯，并树立终生学习的科学精神。

◎ 鼓励学生能利用自己所学知识，开展或参与一些普及中医药知识的社会实践活动，指导临床合理用药，树立社会责任感。

二、课程思政建设基本情况

1. 课程思政元素的挖掘 中药药理学课程的知识面涉及较广，包含中药学、药理学、中医基础理论、中药化学、中药鉴定学等，教学中具有较丰富的思政教育元素供挖掘，可从爱国主义（青蒿素）、社会责任感（麻黄、罂粟）、生命教育（不良反应、动物实验）等方面去寻找案例，穿插于教学内容中，潜移默化影响学生，如从药物的合理使用谈及对患者的换位思考，从用药知识的介绍谈及对疾病的关注、对社会责任的承担等。此外，可由教师提出一个案例，如电视剧《破冰行动》中塔寨村中麻黄草所牵扯出的毒品案件，让学生围绕“麻黄－麻黄碱－冰毒”线，结合中药学、药理学等基础知识，针对三者之间的关联进行分组讨论，引导学生在讨论中不仅要理解和掌握专业知识，还要提出自己的观点、看法，从而领会社会主义核心价值观中“法治”价值取向等内涵。

2. 教学内容与环节 中药药理学课程包含了总论、各论和实验三部分，依据课程各章节的知识特点，引入了不同的思政元素。总论部分重点阐释了中药药理学科内涵、中药药性、中药配伍、中药药效、中药药代动力学、中药毒理、中成药等理论基础知识，该部分重点引入中药药理发展史、名医名家的故事等，引导学生树立中医药文化自信。各论部分主要介绍常用代表药、常用配伍、代表方、常用成药等的药理作用研究现状，教学过程中，可结合对比、讨论、案例分析等方法引入思政元素，帮助学生树立正确的社会主义核心价值观，同时培养学生严谨、求实、创新的科学态度，树立终生学习的科学精神。如介绍青蒿的药理作用时，可引入屠呦呦对青蒿素的发现故事，引导学生具有为科学献身的精神，同时可领悟传统中医药的浩瀚，激发学生对中医药文化的自信及民族自信。实验部分重点介绍中医证候动物模型制备、中药血清药理与脑脊液药理学的实验方法、中药新药药理研究及新技术新手段在中药药理研究中的应用。该部分内容学习过程中，可引导学生通过自主学习，资料查阅，了解中医药发展的新思路、新方法及新技术的应用，激发学生投身于中医药现代化、产业化、国际化推广研究中的热情，推进中西医结合。比如清华大学李梢教授采用网络药理学、系统生物学方法，在“寒热”的生物学基础和中药方剂的研究上取得了新进展，突破了中医客观化、微观化的难点，通过这一案例传递中医药学子当自信，当拥有积极主动跨学科学习，提高创新能力，努力为中药学的传承发展做出贡献的信念。

3. 教学方法 中药药理学教学突出以学生为中心，即重教法，亦重学法，积极引入师生互动、生生互动、微课、互联网学习等方式。在重视基本理论、基础知识讲授的基础上，积极引入思政元素，加强对学生思想及情感的正面引导，逐步提升教学质量，最终实现全面育人的目标。

（1）PBL 教学法，积极引导师生情感互动：教学过程中将思政内容以问题的方式引出，如“中药麻醉剂洋金花中枢抑制作用的表现原理？其物质基础是什么？与已学过的阿托品有什么区别？”“中药麻黄的交易、使用为何要有一定的限制？其物质基础麻黄碱与冰毒的关系？”引导学生带着问题积极思考，让学生真正参与到教学中，成为课堂的主人，既能获取知识，还能正确认识有毒中药和毒品，建立起正确的意识形态。

（2）案例法，强化学生的法制意识：在介绍麻黄不良反应时，列举一些地区不法分子利用麻黄提取制备冰毒的事件实例，融入“法治、自由”等核心价值观的思政元素，学生可通过分小组讨论，分析问题，提出观点，组间分享或全班分享，课程中同时融入教师对案例的分析与引导。一方面，活跃了学习气氛，调动学习积极性。另一方面，加深了学生对麻醉类药品，尤其来源于传统药物的麻醉类药品的理解和认识，从而自觉遵守法律道德规范要求。

（3）挖掘中医药发展历程，建立文化自信：介绍常用中药时，引导学生课后查阅相关文献资料，了解中药发展历程、中医药治疗疾病的优势特色。如新型冠状病毒肺炎患者早期介入中医药治疗，可大幅降低重症转化率，减少患者呼吸道黏稠分泌物，改善患者呼吸功能。引导学生分析其原理，从而激发学生对中医学的热爱和信任，激发学生为继承和发展中医药事业勤奋进取、不断钻研的精神。

4. 考核方式　中药药理学课程考核为过程性评价和期末考试相结合。过程性考核主要包括考勤、提问、网课学习、课堂讨论等的参与情况及自主学习环节中展现的思政亮点，通过上述环节把握学生的思想动态及运用所学中药药理学知识开展科学研究和服务社会的基本能力，相对于传统的评价方法更具有科学性和真实性。

三、教学设计案例

授课章节	第六章　中药毒理学	授课学时	3 学时
授课专业	中药学	授课年级	本科三年级
选用教材	《中药药理学》（中国中医药出版社，2016 年出版）	设计者	曾南、刘蓉、彭成

（一）教学目标

【知识目标】

1. 掌握中药毒理学的基本特点，中药毒性的表现类型及代表。

2. 掌握中药的毒性成分分类及其毒性表现和代表药，以及中药毒性可控的含义和措施。

3. 熟悉中药毒理研究方法及影响中药毒性的因素与合理应用。

4. 了解中药毒性的传统认识。

【能力目标】

1. 培养学生对中药 ADR 类型的判断与防治能力，能初步分析可能的毒性成分及毒性靶器官，给出解决方案。培养学生分析及解决问题的能力。

2. 培养学生具有在中医药理论指导下，开展中药毒性控制，尤其是增效减毒的基础研究设计和初步动手能力，加强科学的逻辑思维能力训练。

3. 培养学生自主学习能力，引导学生辩证地、科学地认识中药的不良反应表现，培养批判性思维。

【思政目标】

1. 感悟中医药传统文化的精妙及中药使用及制药过程中的工匠精神和人文文化。

2. 理解药物的两面性，正确认识、合理应用中药是每个医药工作者的基本职责，培养学生敬业、公正的价值观。

3. 认识中药的生活属性，激发学生自主思考、探索新知的热情，认识到传统中医药的魅力，坚定专业信心。

（二）教学内容

1. 教学方法 本章的教学内容可从基础知识（点）、课程内及课程间的联系（线）、中药学学科发展及学生学习态度、专业思想巩固（面）三个层次开展。

（1）基础知识点：重点讲授中药毒性反应的类型，中药毒理学的特点，影响中药毒性的因素。其次，介绍中药毒理学的研究方法，强调动物实验的重要性。第三，介绍对于中药毒性的控制，临床合理应用至关重要，对此结合实际案例给学生讲解，同时传递职业道德要求。

（2）课程内及课程间的联系（线）：中药毒性反应的类型与前期药理学课程药物不良反应的类型基本一致，讲授中可用启发式教学帮助学生在回顾前期知识的基础上引入中药不良反应的表现，通过比较寻找共性和差异，该方面体现了课程间的联系。此外，本章涉及的很多中药毒性表现，在后续各论的章节中会有重复或具体论述，如解表药麻黄、化湿药的木通等，由此在后续教学中可进行回顾与比较、分析，体现了课程内的联系。

（3）学科发展及学生学习态度、专业思想（面）：中药毒理学被认为是中药学的三级学科。传统记载中将中药的毒性分为三级，已明确提出一些大毒、有毒中药的应用注意点，但绝大多数中药被认为是安全的，不良反应少。随着回归自然的生活趋势，中药越来越多地被应用于日常生活中，特别是一些非药食两用的中药材的使用，引发了不良反应，中药的毒性研究引起了研究者、医疗及药品食品管理部门的重视，也推动了中药药理学研究工作的发展。通过对中药毒理学的学习，希望学生能更加深刻地认识到我国的传统瑰宝中医药尚存在很多未解之谜，需要一代代中药人研究阐释，从而巩固学生的专业思想，端正其学习态度，并从中领会中医药的精髓，提高文化自信。

2. 课堂教学过程 课堂教学过程中，教学过程、方法、手段注意以下几点：

（1）教学进程安排示意图：通过示意图（图 7），可以看出本章内容构架及课堂重点讲述内容、教学内容与思政元素的结合，亦能看出课程内容“点－线－面”的串联。

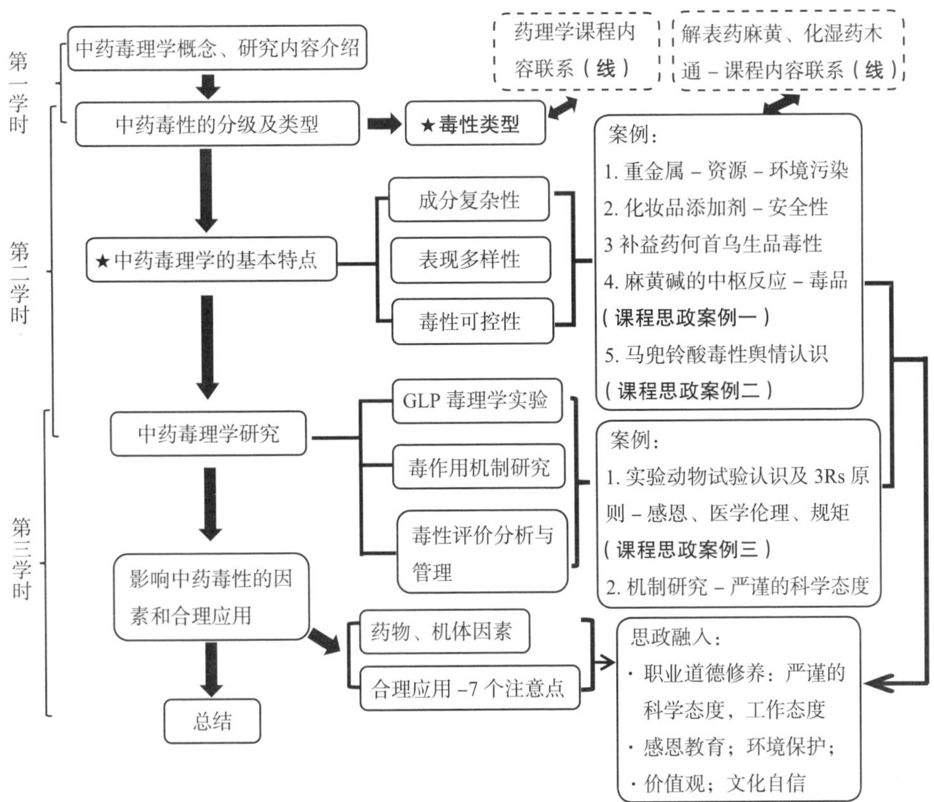

图 7　第六章　中药毒理学教学进程安排示意图

（2）教学中运用比较法、归纳法，化繁为简：介绍中药毒性反应即不良反应类型时，结合以往药理学知识，运用纵向比较法，复习药物ADR内容，并结合中药的临床表现来举例，加深对药物不良反应的理解与掌握，通过“温故”而“知新”，为后续中药毒性表现多样性的理解奠定一定基础。从已学知识过渡到新知识，既降低了学习难度，又加深了记忆，同时引导学生从点到面知识体系的构建。授课中适时对课程内容进行归纳总结，使其转化为便于学生理解和记忆的知识点。如将中药毒理学的基本特点总结为复杂性、多样性、可控性，启发学生思考三个特征的“九字”主语。

（3）教学中注重传授学习方法：在授课过程中提示学生不要一味地死记硬背，学会和找到记忆的方法。例如教会学生学会绘制、应用思维导图。各章知识体系第一层次是节，在节下又含有不同知识点，每个知识点又有其特征表现或内容，形成每个知识点的思维导图。单看导图，学生就能全面掌握本章本节内容。例如介绍中药毒性成分的复杂性时，首先从有机和无机类物质出发，再分别引导同学们对两类成分再分类，然后总结各类成分的特征毒性表现及代表中药，由此还能提醒同学们关注含有这些成分的中药临床应用注意点，如何合理应用有毒中药，引导学生积极主动的探究式学习。

3. 教学方法 中药毒理学的章节教学以讲授法为主，同时引入PBL教学法、案例法、比较法等教学方法，通过提问、引导、分析、讨论、讲解、归纳、总结等过程组织课堂教学。

①PBL教学法，促进师生互动：教学中将新知识点以问题的方式引出，如“如何看待部分患者服用麻黄或含麻黄的制剂出现失眠的现象？属于什么不良反应类型？为什么会有这种表现？物质基础是什么？临床患者使用含麻黄的制剂应注意什么问题”；“含有马兜铃酸的中药可能有什么不良反应的发生？这些药物无临床应用的价值了吗”等，引导学生带着问题学习本章节内容，并通过自己的思考和查阅文献丰富、拓展知识点的内涵和范围，促使学生学习模式的转变，让学生真正参与到教学中，成为课堂的主人，享受课堂的气氛，把情感和精力投入到学习中。

②案例法，积极推进生生互动：在介绍氰苷类成分不良反应时，给出案例，如电视剧《甄嬛传》中安陵容用一小盘苦杏仁自杀的情节，引出思考题，让学生讨论，分析问题，得出答案。并在课上，请同学回答，既活跃了学习气氛，又调动学习积极性。

③穿插正确、合理用药理念，实现情感互动：在介绍中药毒性可控等特点，以及影响中药毒性的药物因素中的剂量等因素时，要求学生课下查阅相关的文献资料，进一步理解“何为可控，如何控”等，思考“品种、炮制方法、

剂量等因素为何重要”，从而引导学生认识合理用药的重要性，提高学生作为未来医药工作者的责任感，尤其大毒药物，差之毫厘失之千里（可以用电视剧《老中医》中的案例进行阐述）。此外，临床应用中药，要求具有“有毒观念，无毒用药”的正确态度，亦可针对此安排学生进行讨论，如何理解这八个字，进一步培养学生在今后工作中的职业责任感。针对众多问题的讨论，可培养学生辩证看待问题的思维，激发学生为继承和发展中医药事业勤奋进取、不断钻研的精神，激励学生对祖国医学的热爱和信仰。

（三）课程思政案例与思政点映射

表 11　中药药理学课程思政案例与思政点映射

课程思政案例	思政点映射
案例一 介绍药物毒性反应类型时，其中，副作用表现会以麻黄引起失眠或血压升高为例说明其应用中的注意点。进一步结合前期药理学课程中麻黄碱的知识，提出麻黄碱与毒品的关系，再结合绪论中中药药理学发展史中对陈克恢学者研究成果的介绍，巩固相关知识点，同时明确、理解麻黄药材目前的买卖要求	**远离毒品，不吸毒，不制毒，不贩毒的公民道德素养的融入。** 麻黄碱是冰毒的原料物质，利用麻黄碱制备冰毒的工艺流程并不复杂，通过讲授一方面可让学生认识到知识的力量，更重要的是强调毒品对社会、家庭的危害，告知学生自觉遵纪守法，爱护自己的生命，同时明确一些具有精神作用的中药材的使用原则，认识到药物的两面性
案例二 讲授药物毒性反应时，结合《科学》子刊发表的台湾学者有关马兜铃酸致肝癌的文章引发的中药安全性问题。马兜铃酸的毒性问题再次提出，一度将马兜铃酸这一单一成分引起的肾损害冠名为“中草药肾病”。且很多报道夸大中草药的毒性，误导了大众的判断，影响中药的应用和发展。然而，马兜铃酸广泛存在，不仅限于药用植物，而且由于合法、合理使用含马兜铃酸的草药较少，因此动不动就将“马兜铃酸”等同于“中草药”显然是错误的	**严谨的科学态度，实事求是，知识普及科学知识，中医药自信，社会责任感的融入。** 通过学习，应该明确药物是把双刃剑，无论中药还是西药，长时间服用、高剂量服用时均会有毒性表现，在描述一个药物的毒性时，如果不以剂量为前提均是不严谨、不科学的。另外，通过给同学推荐一些专家学者对马兜铃酸的研究总结，启发大家思考问题时应实事求是，不能盲目被一两篇报道迷惑；此外，作为中医药行业的继承人，更树立中医药理论自信、技术自信和文化自信，做中医药的守护者、传承人，积极参与中医药科普宣传和社会实践，履行社会责任，这也是爱国行为的一种体现
案例三 介绍世界实验动物日制定的意义和相关活动。目前进行中药毒理学研究时，常用实验动物进行急性、长期、一般毒性试验及局部刺激试验等，会涉及实验动物的大量使用，这似乎与毒理学管理中的 3Rs 原则有所冲突，为什么要制定 3Rs 原则，为什么有些国家的外用产品刺激性实验不再使用实验动物	**敬畏生命，尊重科学，爱护动物，保护环境资源等理念的融入。** 通过讲解 3Rs 原则，并拓展实验动物伦理委员会的职责，以及世界实验动物日的活动及初衷，让同学们理解实验动物的应用价值与意义，同时应该有保护、尊重动物的意识，懂得开展动物实验的伦理学流程，并且为了减少动物的使用量，应研究出更多的模式生物模型，鼓励大家的科研热情

（四）教学测量与评价

1. 评价原则

（1）激励性原则：通过形成性评价激励学生，激发学习兴趣、提高学习效率。

（2）完整性原则：收集学生日常中全部有价值信息，包括课上表现、课下自学、作业、测试完成质量等。

（3）双向性原则：评价中兼顾学生和教师双方。

（4）反馈性原则：评价结束后，及时进行双向反馈。

2. 评价内容及方法

（1）理论教学完成后在线习题测试及讨论题。

（2）完成本章学习内容后，学生结合教师提供的自主学习资源，完成自主学习任务，撰写题为《“有毒观念，无毒用药”浅议》小论文（字数2000～3000字，不包括参考文献）。采用教师评价、生生互评的方式对论文进行评价，其中重点考查学生自学、查阅资料、总结、分析等方面能力，同时重点挖掘论文中是否有社会主义核心价值观、中医药文化自信等内容的体现，教师将评价结果2周内反馈学生。

（五）课程思政教学反思与改进

1. “是药三分毒”这个概念几乎人人知晓，但实际生活中能真正理解该俗语并做到合理用药的民众并不多，因此可在教学前鼓励学生寻找日常生活中不合理用药的案例，结合课堂知识进行分析，提出合理解决方案，由此提高学生的社会责任感，也会增强自信心及对专业的热爱。

2. 目前授课对象普遍是零零后，教学过程中要调整课堂交流方式，恰当地引用一些学生接受度比较高的现实案例和网络语言，同时结合学生追剧现象，从电视剧中挖掘与课堂内容相关的案例，如《甄嬛传》中苦杏仁致安陵容死亡，《老中医》中秦老爷服用两剂均对症的中药却一命呜呼，《破冰行动》中的塔寨村种植麻黄草等，鼓励学生思考，形成“严肃活泼”的课堂氛围，让学生喜欢课堂，喜欢与老师交流。同时可潜移默化地影响学生的价值观及职业信仰。

（成都中医药大学　曾南、刘蓉、彭成）

中药药剂学
课程思政教学设计案例

一、课程目标

中药药剂学是以中药学专业的培养目标为导向，以中医药理论为指导，运用现代科学技术，研究中药药剂的配制理论、生产技术、质量控制和合理应用等内容的一门综合性应用技术科学，是中药学专业的必修课程、核心课程。它不仅需要本专业的各门基础课、专业基础课做支撑，并且与其他专业课有着密切的联系，更与中药工业化生产和临床用药、治疗密切相关，中药药剂学是连接中医与中药的纽带和桥梁，是实现中药现代化的重要组成部分。

【知识目标】

本课程的知识目标可以概括为学习、继承中医药学中有关药剂学的理论、技术与经验，为发展中药药剂学奠定基础；充分学习和掌握生命科学和现代药学最新技术，为实现中药药剂现代化积蓄力量；熟悉和把握中药制剂新辅料，以满足中药制剂某些特殊功能需要。这一知识目标与中药学专业毕业生应“具备中医药思维和中华传统文化知识，具有传承传统中药学理论与技术的能力，能够从事中药生产、检验及药学服务等方面工作”的培养目标互为表里、息息相关。具体包括以下内容：

◎ 了解中药药剂学发展历史，掌握中药制剂的基本理论及常用术语，能比较中药药剂学与药剂学的异同。

◎ 熟知中药调剂的含义、调剂原则、处方调配程序与注意事项。

◎ 能列举制药卫生的概念、中药制剂的卫生标准，掌握常用灭菌方法，熟悉主要防腐剂的使用特点。

◎ 能列举中药制剂原料的来源、质量要求与处理方法。

◎ 掌握中药制剂常用剂型的特点、制备工艺与技术要点，能列举不同剂型的质量评价方法和注意事项。

◎ 熟悉中药制剂的新剂型与新技术，掌握中药制剂的稳定性理论与特性。

【能力目标】

本课程的能力目标是掌握中药制剂的配制理论、生产技术及质量控制方法；具备指导临床合理应用中药的能力，即“具有运用综合理论知识，解决中药生产与应用中实际问题的基本能力；具有运用中医药思维，表达、传承中药学理论与技术的能力；具有从事药学服务工作的基本能力；具有与用药对象、医药行业人员进行交流沟通的能力”。能力目标的具体落实和体现，是中药学专业培养目标的具体落实和有力支撑。应达到以下能力目标：

◎ 能够运用中医药思维，表达中药药剂学的基本理论和基本知识。

◎ 能够运用中药药剂学的基本理论和基本知识，系统归纳、正确评价中药制剂的优势与不足。

◎ 能够根据中药原料的性质、临床用途正确选择剂型并独立设计制备工艺。

◎ 具有评价中药制剂质量和稳定性的能力。

◎ 具有运用中药药剂学的基本理论，利用图书资源和国内外新知识、新信息，开展中药新剂型研究的基本能力。

◎ 具有综合运用中医药基本理论和基本知识，解决中药制剂生产与应用的实际问题的能力。

【思政目标】

本课程的思政目标是养成学生严谨的科学态度和实事求是的工作作风；具有严格的法律、规范意识；具有良好的职业道德和以用药对象为中心的中药药剂学服务意识；坚信中医药理论和中医药文化，认知中药制剂保障中华民族健康繁衍的盾牌作用及中医药产业对社会经济、精神的双支柱作用。同时，本思政目标是对中药学专业“热爱中医药事业，弘扬中医药文化；养成依法工作的观念，能以国家各项医药管理法规和行业准则规范自己的职业行为；具有实事求是的科学态度；尊重生命，正视医学伦理，充分认知中药应用的终极目的是保障人类持续的健康；重视用药对象的个人信仰、人文背景与价值观念的差异，能够充分考虑用药对象的利益并发挥中药的最大效益”的素质培养目标的具体化，使该培养目标的达成具有可操作性。可以说中药药剂学课程是中药学专业素质目标落地发芽的肥沃土壤。本课程的思政目标可具体表述为：

◎ 引导学生坚定中医药理论自信、文化自信，传承精华、守正创新，感悟中药制药过程中的工匠精神。

◎ 熟知中药制剂生产、研发在中医药传承和中医药大健康产业发展中的重要地位，把运用中医药理论和中药药剂学理论与技术研发、生产中药制剂，指导临床合理用药作为自己的职业责任。

◎ 培养学生实事求是的科学态度，养成以中药制剂相关法律法规和地方标准规范自己职业行为的良好习惯。

◎ 养成良好的沟通能力和团队合作的精神。

◎ 激发学生自觉探索中药制剂发展前沿的热情，树立终身学习理念。

二、课程思政建设基本情况

1. 课程思政元素的挖掘 中药药剂学是中华民族同疾病作斗争几千年经验和智慧的总结，其理论和技术蕴含着中国传统文化，只有深刻认识他淳厚的文化背景，才能践行中药药剂学的当代使命。在中药药剂学课程思政教学改革中，我们注重将知识的传递与文化传承、思想引导进行有机整合，主要从以下几个方面挖掘中药药剂学在几千年发展过程中有助于学生发展的传统文化、人文精神、爱国情怀等思政元素。

（1）教学中贯穿中药药剂是中医药文化的具体体现形式这一传统文化传承教育主线。中医药文化是指历代中医药人在认识和治疗疾病、追求健康的实践中创造的一切物质和精神财富的总和。在中国古代文化学科群中（文学、哲学、医学、天文学、历史、算术等），中医药学是中国古代文化中唯一具有完整理论体系，又有相应实践基础的学科。在中医药理论的指导下，生产中药制剂，中药制剂必然体现中医药文化，在所有中药制剂历史品牌中均蕴含着其自身的理论、技术和文化。通过这一课程思政主线的践行，有助于学生了解中医传统文化在中药药剂发展中的地位，建立文化自信，形成以继承和发扬祖国优秀传统文化为目的的内在动力。

（2）教学中贯穿中药制剂是保障中华民族健康繁衍的坚实盾牌，是社会经济重要产业这一中医药事业自信教育主线。中药制剂在中国有几千年的应用历史，在百姓日常用药中占有半壁江山，中药的生产是保障国民健康用药不可或缺的路径之一，没有中药和中药制剂，我国国民健康的充分保障将会受到严重影响；其次，中药产业已经成为我国经济的支柱产业之一。通过这一课程思政主线的践行，有助于建立学生的中医药自信，激发学生的学习热情。

（3）教学中贯穿中药药剂肩负中药现代化的终端使命这一责任感教育主线。中药现代化包括的内容很多，教学中要让学生感知中药制剂现代化是中药现代化的主要终端产物和主体综合展现。中药制剂现代化包括中药制剂技术现代化、中药制剂工艺现代化、中药制剂标准现代化和中药剂型现代化。通过这一课程思政主线的践行，可以增强学生传承精华、守正创新的责任感和使命感，激发学生在中药制药过程中的创新精神。

（4）教学中贯穿依法制药，保证中药制剂质量是医药工作者的首要任务这一质量为先教育主线。药品是预防、治疗、诊断人的疾病，有目的地调节人的生理机能并规定有适应证或者功能主治、用法和用量的物质，作为一种特殊的商品，药品的质量安全直接关系到人们的健康和生命。历史上震惊世人的“反应停”事件就是由于忽略安全性所致的，近年来国内几件药品行业的事件，如齐齐哈尔假药事件，安徽华源的“欣氟”事件都是由于质量问题引起的，通过这一课程思政主线的践行，使学生牢记这些惨痛的代价，认识药品质量的重要性和对生命健康的意义，树立药品生产，质量第一的观念。

2. 教学内容和环节 中药药剂学课程教学包含了总论、经典剂型、传统剂型、现代剂型、实验五个部分，为了推进中药药剂学课程教学与课程思政教育有机结合，依据课程不同部分的知识特点，进行课程思政教学设计，在不同部分引入不同的思政元素，力图将社会主义核心价值观和中医药思政元素融入教学全过程，具体如下所述。

（1）总论部分：由于中药药剂学课程发展模式尚不是很成熟，化药药剂学对其影响很大。因此，通过本部分课程思政教育，主要培养学生的中医药思维，学习中医药理论，传承传统中药制剂特色，提高中药创新思维能力的同时，更要通过课程思政培养学生传承发扬中医药的责任感和职业道德。通过将与中药药剂学相关的历史事件、历史人物、历史故事所彰显的优秀传统文化（如大医精诚、医者仁心等）展现给学生，熏陶学生的性情，影响学生的行为，巩固中医药文化自信、中医药理论自信。

（2）经典剂型部分：经典剂型是指丸、散、膏、汤等剂型，以及经典给药途径的药物，包括穴位给药、鼻噻给药、脐部给药等。经典剂型具有几千年的临床应用实践基础，积累了海量经验，也蕴含了无数的智慧和发人奋进的人文历史事迹。因此，本部分课程思政的具体做法是，通过整理和挖掘中药药剂学发展历史上里程碑式的优秀医药学家在用药制药方面的故事，并将其融入课堂教学，使学生在学会挖掘经典剂型的中医药理论基础，寻找经典剂型的中医药理论应用特征这一教学核心要义基础之上，引导学生了解经典剂型与中国古代文化的关系，激发学生对经典剂型的兴趣，树立发扬和传承经典剂型的信心。

（3）传统剂型部分：传统剂型是指在经典剂型基础上经过初步的工艺加工或改进的剂型。传统剂型与经典剂型有较多相通之处，如汤剂与液体药剂、煎膏剂与颗粒剂、散剂与胶囊剂、锭剂与片剂、灌肠剂与栓剂、黑膏药与外用膏剂等。传统剂型是目前临床应用量最大的剂型，在中药药剂学教材中占有较大篇幅，由于这些传统剂型与化学药常用剂型在形式、用法、成型工艺等方面比较相似，学生在学习过程中会不自觉地陷入化学药思维模式，进而脱离中医药思维。因此，本部分课程思政的具体做法是，在传统剂型的课程教学中，强化传统剂型与经典剂型的传承关系，通过剖析中药传统剂型的发展路径，让学生明确虽然目前使用的很多制剂技术都是现代制药技术，但由于中西药理论体系不同，其处方理论、制备工艺、质控体系必然不同。现代技术的引入不是单纯的拿来主义，消化吸收才能发展中药药剂工业，使学生在学习中逐渐形成在传统剂型中发现和应用中医药理论的习惯，养成中医药思维方式，坚定传承和发扬中药传统剂型的信心。

（4）现代剂型部分：现代剂型是指采用最新药剂学技术制备的经皮、缓控释、靶向等特殊递药系统，代表着临床用药的发展方向，也是目前中医药在临床应用上最缺乏中医药理论支撑的剂型。这部分内容的学习过程中，剂型与技术的先进性与中医药理论支撑的滞后性会给学生带来巨大的反差，因此，在讲授现代剂型过程中，要引导学生充分认识现代剂型，发现现代剂型理论与中医药理论的差异。比如，缓控释制剂中，化药制剂是递送单成分，而中药制剂是多成分递送；靶向制剂中，化药制剂是单靶点递药，而中药制剂是多靶点递药；经皮制剂中，化药制剂是单纯透过血流动力学发挥作用，而中药制剂是否存在穴位效应，是否有经络动力学，我们尚无从所知。通过这部分课程思政，使学生逐渐地学会发现并提出问题，养成强烈的好奇心、求知欲，形成具有献身科学、献身中医药事业的内在动力和坚强意志，具有敢闯、敢冒风险、敢于怀疑和批判的科学精神，达到良好的精神状态和心理素质。达到让学生具有创新精神、创新意识、创新人格的创新人才培养目标。

（5）实验部分：本课程实验教学与理论教学的学时为 1 ∶ 1，比例较大。中药药剂学实验以综合性实验为主，重点培养学生的动手能力、思维能力和合作能力。针对中药药剂学实验需要多人配合合作才能完成的特点，我们在实验预习时要求小组讨论，共同设计实验环节及每一个操作步骤，并由指导教师随机指定学生汇报，以培养学生参与的主动性和沟通能力；在实验中，考察实验完成的速度和质量，培养学生的合作精神和全局观念；在实验报告环节，要求学生分享实验数据，汇总分析实验结果，对实验中出现的问题和误差，每个人必须从不同的视角去讨论，以培养学生宽容别人的错误，理解他人的困难的胸怀。通过以上课程思政过程，达到培养学生团队合作精神的目标。

3. 教学方法　中药药剂学课程内容广泛，与实际联系紧密，可采用的教学方法多种多样，如 PBL 教学法、案例式教学法、启发式教学法、讲授式教学法，通过精心选择与教学内容相关的、贴近生活的生动案例引发学生思考。如讲冬虫夏草时，可引入冬虫夏草分离的菌株经发酵生产新药的案例，激发学生的求知欲，凝练新知，领悟案例中的正能量，并通过教师的正向引导、价值引领及总结提升，潜移默化地影响学生从中药宝库中开发新药的创新意识，提高学生对中药产业化及科学强国的认识。课堂教学中可以根据教学资源、学生特点、教学任务等选择教学方法，通过开展师生互动、生生互动、微课、互联网学习等方式，在课程教学的同时，积极引入思政元素，加强对学生的正面引导，实现全面育人的目标。

（1）PBL 教学法：中药药剂是我国古代人民在长期的生活实践和与疾病作斗争中逐渐产生和形成的，在课堂教学中我们提出诸如“汤剂的起源”“散剂到丸剂的演变”“软膏剂的进化”等问题，让学生查资料，在课堂上讨论，调动学生学习兴趣的同时，让学生进一步感悟中医药及中药药剂与中国传统文化的关系，坚定学生的中医药文化自信和中医药理论自信。

（2）案例式教学法：在教学中，我们精心选择与教学内容相关的、具有正能量的生动案例引发学生思考。讲授注射剂时，引入“我国第一个中药注射剂的诞生”案例，让学生了解药剂学先辈在抗日战争时期的艰苦条件下，为了解放区军民的健康，克服困难，艰难研发中药制剂的过程，激发学生的爱国热情，领悟案例中的正能量，并通过教师的正向引导、价值引领及总结提升，潜移默化地影响学生开发新药的创新意识，提高学生对于中药产业化及科学强国的认识。

（3）讨论式教学法：在讲授靶向制剂时，引入电影《我不是药神》，引导学生围绕靶向制剂展开全方位讨论，分析我国靶向制剂研发和生产中的薄弱环节，以及国外制药集团专利垄断的暴利，激发学生为国争光，为民族健康奋斗的热情。

4. 考核方式 在中药药剂学课程评价中，我们力求达到以下几点：

（1）激励性：采用形成性评价激发学生学习兴趣、提高学习效率。

（2）完整性：力求采集学生学习活动中全部有价值信息，做到全过程评价，如课上表现，课下自学、小组讨论、作业、实验报告、小测验完成质量及实验课动手参与度等。

（3）双向性：不但有教师评定，还有学生自评、学生互评等。

（4）反馈性：尽可能随时、及时进行评价反馈与交流，以利于学生改进学习方法，教师调整教学方法。

中药药剂学课程考核实行过程性评价和终结性考核相结合的方式。过程性考核主要包括考勤、提问、课堂讨论积极性、小组讨论、课程作业、自学讲授、阶段测验、课程小论文等，终结性考核为期末闭卷考试。通过上述环节可以把握学生的学习状态、思想动态及运用所学知识开展科学研究和服务社会的基本能力，能全面、客观地评价学生的学习效果，相对于传统的评价方法更具有科学性和真实性。

三、教学设计案例

授课章节	第十二章　胶剂	授课学时	1 学时

续表

授课专业	中药学专业	授课年级	本科三年级
选用教材	《中药药剂学》 （中国中医药出版社，2016 年出版）	设计者	李英鹏

（一）教学目标

【知识目标】

1. 掌握胶剂的原料与制备工艺。
2. 熟悉胶剂的含义与辅料的作用。
3. 了解胶剂的质量要求与检查。

【能力目标】

1. 具有胜任胶剂生产中相应岗位的工作能力。
2. 具有对胶剂原料及成品质量进行评价的能力。
3. 掌握胶剂研究与开发的基本技能。

【思政目标】

1. 通过学习中药胶剂的发展历程，使学生了解中医药在世界医药文化中的历史地位，坚定学生的文化自信，激发学生对中药传统制剂的兴趣。

2. 培养学生重视古籍文献，阅读经典名著，养成科学严谨的治学态度，引导学生遇到问题主动思考，不要急于否定，勇于探索科学问题、挖掘传承的学术作风。

3. 结合胶剂生产实例，引导学生树立质量第一的药品质量观，提高其职业道德素质。

（二）教学内容

表 12　中药药剂学教学内容与课程思政结合点

知识点	课程思政结合点
1. 提问“临床常用的中药三宝人参、鹿茸，还有一个是什么（阿胶）？”并播放阿胶品牌故事《匠心承一脉》。 2.PPT 投影阿胶产品图片，并提问“有没有同学知道阿胶或者亲戚朋友有没有使用过阿胶？” 3. 展现胶剂产品实物	1. 结合录像和图片引出本章主题。让学生回忆接触过的胶剂，激发学生的学习动机和好奇心，调动学生学习兴趣，坚定学生从事中医药事业的信心。 2. 通过讲述阿胶品牌故事（**课程思政案例一**），引导学生树立民族医药品牌意识

续表

知识点	课程思政结合点
胶剂的概念 讲述阿胶的起源及《五十二病方》关于煮胶的记载	通过胶剂概念和发展历史的讲述，引发学生对胶剂的兴趣，带动学生对胶剂产生的文化背景和社会生产力背景进行思考，进而明晰中医药与中国文化的渊源关系，坚定中医药文化自信和中医药理论自信（**课程思政案例二**）
胶剂的特点及用途 通过互动问题“阿胶属于什么类型的剂型？”“具有什么样的临床功效？”讲授阿胶的特点、用途及缺点。 特点及用途：含大量动物胶原蛋白及其水解产物，尚含多种微量元素。主要用于补血、祛风以及妇科调经。 缺点：成本高；服用不方便（可制成颗粒或口服液改善）	针对为了改善阿胶服用不方便而出现阿胶颗粒和口服液产品的剂型改革，启发学生对中药剂型改革的“创新”认知（**课程思政案例三**）
胶剂的种类 皮胶类、角胶类、骨胶类、甲胶类、其他胶类 **胶剂原料的选择** 皮类、角类、龟甲和鳖甲、骨类 **胶剂辅料的选择** 糖类、油类、酒类、水质	1. 以连续设问的方式介绍每种原辅料的质量要求，通过优劣原辅料的对比，引发思考，激发学生学习兴趣，层层递进，让学生充分认知原辅料优劣对产品质量的影响，使学生建立原辅料与产品质量的直接关联，树立药材好，药才好的质量理念。 2. 通过讲述原辅料的质量检查方法，陈述胶剂发展现状及原辅料检查方法的不足（**课程思政案例三**），让学生充分了解胶剂等经典剂型在原辅料质量检查方面需要提升的地方还很多，激发学生为中医药事业发展努力的决心和创新意识
阿胶传统制备工艺流程图 原料处理（选料、泡皮、刮毛、切皮洗皮）→提取（焯皮、化皮、提沫、过滤、澄清）→浓缩（初浓、挂珠、砸油、吊猴、发锅、醒酒、挂旗）→凝胶（盘整理、凝固）→切胶（放大条、开片）→晾胶（第一次晾瓦、第二次晾瓦、第三次晾瓦）→擦胶→印字→包装（内包、外包、装箱）	以问答的形式讲解制备工艺中所涉及的“提沫”“挂珠”“砸油”“吊猴”“发锅”“醒酒”“挂旗”“放大条”“开片”“晾瓦”等传统生产术语，通过微视频、PPT等诠释这些术语的来源、特色及所代表的工艺过程（**课程思政案例四**），让学生感受到中医药传统文化与技术的奥秘与神奇，传递“修合无人见，存心有天知”的制药精神和质量至上、精益求精的工匠精神
阿胶现代制备工艺流程图 原料炮制（挑拣称重、泡皮、去毛、切皮洗皮、焯水）→提取胶汁→澄清过滤→浓缩出胶［初浓（蒸发）、续浓提沫、加辅料出胶］→凝胶切胶（凝胶、切胶）→胶块晾制→擦胶印字（擦胶、验胶印字）→胶块灭菌→包装入库	通过阿胶传统工艺和现代工艺的对比，培养学生的中医药思维和科学思维，引导学生利用现代科学技术发现和挖掘传统工艺的精髓及内涵，并在今后的工作中发扬光大

续表

知识点	课程思政结合点
胶剂的质量要求与检查 性状、水分，总灰分，重金属，微生物限度。 胶剂举例 阿胶制备方法与质量评价 知识前沿与拓展 阿胶产品质量研究现状	1. 在讲授“质量要求”知识点时，渗透“质量是企业的生命”的质量意识，如果质量不到位，将直接影响临床用药的安全有效性，引导学生树立药品质量关乎企业生存、关乎百姓生命的理念。 2. 在讲授阿胶实例时，通过国家标准与企业标准的对比，传递中药人责任精神，强调质量合格的制剂对中药乃至大健康事业的重要影响。 3. 结合“阿胶品牌企业”的案例（**课程思政案例五**），向学生介绍中医药制药产业链的发展举措

（三）课程思政案例与思政点映射

表 13　中药药剂学课程思政案例与思政点映射

课程思政案例	思政点映射
案例一：国家品牌计划东阿阿胶品牌故事《匠心承一脉》（视频） 东阿阿胶传统制作技艺精湛，有近百余道、经千年历练传承的工艺，东阿阿胶现代制作技艺秉承传统制作技艺之精华，并与现代科学技术有机融合，独创了全国首部《阿胶生产工艺规程》和《阿胶生产岗位操作法》，被列为国家级保密工艺	在课程开始时引入录像并提问，让学生回忆接触过的胶剂，激发学生的学习动机和好奇心，调动学生学习兴趣，坚定为中医药事业奋斗的决心
案例二：阿胶的起源及历史记载 阿胶在《本草纲目》中被称为“圣药”，药用历史已有2500多年。胶的起源，虽不像植物药，有“神农尝百草”之说可资引证，但可以推想，在我国原始氏族公社繁盛的新石器时代，伴随着陶制烹煮器的出现，人们通过食用禽兽肉类，发现久烹兽皮，其汁液可逐渐浓缩成一种黏稠物，用以粘合物件，干燥后坚固难破，于是就发现了“胶”这种物质，并用以制造弓弩等。兽皮本可食用，胶亦可食用，人们食用胶后，发现可以治疗某些疾病，于是胶又渐变成一种药物	结合历史故事及古籍文献对阿胶的记载，让学生对古代文化和古典医籍从走入到融入，再到领悟，深刻认识中医药与中国古代文化的血肉关系，建立中医药文化自信和中医药理论自信
案例三：阿胶制备原料的历史演变及原因探析 张振平．阿胶制备原料的历史演变及原因探析［J］．中成药，1995，17（7）：41.	万事起于源头，优质的原料是保障产品质量的第一道关卡，对于中药经典剂型来说，这一关卡更是重要。通过这一案例，要让学生明白，用不好的原料制药，无异于图财害命

续表

课程思政案例	思政点映射
案例四：阿胶制作工艺全过程 阿胶－古法炮制（视频） 	通过案例中老药工精益求精的操作技艺及传统工艺术语讲解，使学生对工匠精神产生敬畏之心，加深对“修合无人见，存心有天知”这一中药人精神的理解和实践
案例五：东阿阿胶品牌宣传片（视频） 	通过品牌宣传片，让学生切身感受到品牌战略的重要意义，深知品牌源于质量，源于文化，源于几十年甚或是几代人的积淀

（四）教学测量与评价

1. 线上测量与评价

（1）学生在平台进行学习和互动讨论，考查讨论题完成情况。

（2）考查课后练习题完成情况及撰写的小论文情况（生生互评）。

2. 线下测量与评价

（1）课堂考勤情况。

（2）学生参与举手、抢答、抽答回答问题情况。

（3）课堂小组活动参与情况和小组讨论结果。

（4）期末考核评价，本章知识点考查比例占全卷5%～8%，分数占5～8分，采用主观题或客观题形式进行考查。

（五）课程思政教学反思与改进

1. 胶剂是一种传统、具中国特色的剂型，网上流传的小故事和各种视频也比较多，容易对学生造成误导。因此，选择合适的历史故事和正能量视频激发学生的好奇心及探究心理，是本次教学课堂导入的重要手段。

2. 讲解胶剂传统制备工艺时，学生对工艺节点判断的传统术语会产生兴趣，对传统术语的科学性也会产生疑问。所以，在讲解术语来源的同时，一定要及时跟进，用现代实验研究数据证明传统术语的科学性，坚定学生传承精华，守正创新的信念。

3. 由于胶剂起源的特殊性、传统工艺的特殊性、品牌文化代表的特殊性，要求教师在课堂教学中始终要保持知识传授与价值引领相统一，在思政目标的设定、思政元素挖掘及案例融入点的选择等环节中，灵活选择，灵活运用，充分挖掘网络及期刊等多方面的案例，融入课堂，实现“润物细无声”，推动专业理论与德育教育、中医药思维与科学思维的有效结合。

（天津中医药大学　李英鹏）

中药炮制学
课程思政教学设计案例

一、课程目标

中药炮制学是专门研究中药炮制理论、工艺、规格、质量标准、历史沿革及其发展方向的学科。中药炮制学的基本任务是遵循中医药理论体系，在继承中药传统炮制技术和理论的基础上，应用现代科学技术探讨炮制原理，改进炮制工艺，制订饮片质量标准，以提高中药饮片质量，保证临床用药的安全有效，使学科不断创新与发展。作为中药学专业的核心课程，它不仅需要本专业的各门基础课、专业基础课做支撑，并且与其他专业课有着密切的联系，更与中医临床用药与中成药生产密切相关。因此，中药炮制学不仅是连接中医与中药的桥梁，更是实现传统中药制药技术传承精华、守正创新的重要组成部分。

【知识目标】

本课程的知识目标总体概括为学习、继承中医药学中有关中药炮制学的理论、技术与经验，为传承与发展中医药学奠定基础。通过课程学习，掌握炮制目的与原理、中药炮制的操作方法、操作注意事项、炮制作用、中药饮片质量、新技术新设备、饮片生产标准操作规程等；熟悉有关中药炮制法规、中药炮制分类与常用辅料、中药饮片贮藏保管及变异现象；了解中药炮制的发展概况及现代研究进展等。该知识目标是中药学专业“毕业生还应具备中医药思维和中华传统文化知识，具有传承传统中药学理论与技术的能力，能够从事中药生产、检验及药学服务等方面工作”培养目标的具体体现，包括以下内容：

◎ 掌握各种中药炮制方法及其代表性品种的炮制原理、炮制作用和产业化发展。

◎ 掌握炮制基本理论、炮制对药物成分及临床应用等方面的影响。

◎ 熟悉中药炮制辅料作用、炮制饮片贮藏保管及其应用。
◎ 了解中药炮制的起源、发展，中药炮制的研究现状、水平，研究重点和方向。
◎ 了解中药饮片临方炮制基本知识。

【能力目标】

本课程的能力目标是掌握中药炮制的工艺、作用及饮片质量控制方法；具备对各种饮片进行炮制加工、质量检测的能力；具备对饮片生产机械和设备使用与维护的能力；具备改进饮片生产工艺的能力；具有一定的就业、创业和可持续发展的能力。这一能力目标综合体现了中药学专业“具有运用综合理论知识，解决中药生产与应用中实际问题的基本能力，运用现代科学技术与方法进行科学研究的基本能力”“具有运用中医药思维，表达、传承中药学理论与技术的能力”“具有从事中药生产工作的基本能力”“具有正确评价中药质量的基本能力”“具有与用药对象、医药行业人员进行交流沟通的能力；具有团结协作的能力”的能力目标要求，具体包括以下内容：

◎ 能够运用中医药思维，表达中药炮制学的基本理论和基本知识。
◎ 能够运用现代科学思维，利用图书资源和国内外新知识、新信息，在中药炮制学基本理论指导下，具备挖掘传统炮制技术的科学内涵，传承精华，开展中药炮制技术科学内涵研究能力。
◎ 具有总结归纳传统制药技术工艺要点，开展炮制工艺规范化研究与生产能力。
◎ 具有评价区分生熟饮片功效特点，开展饮片质量标准研究与制定的能力。
◎ 具有综合运用中药炮制理论、知识和技能，解决中药饮片生产与应用的实际问题的能力。
◎ 具有临方炮制中药饮片的能力。

【思政目标】

本课程的思政目标是培养学生具备传统中医药思维和现代科学思维，对中药炮制领域进行技术传承与创新研究探索；拥有“修合无人见、存心有天知”“炮制虽繁必不敢省人工”的工匠精神；树立中药产品质量为上理念，培养学生严谨踏实的科学态度、实事求是的工作作风和适应岗位工作的能力；培养学生具有严格的法律、规范意识；培养学生对于传统中药炮制理论、技术和文化的认同，认识中药炮制在保障人民群众健康事业方面发挥的巨大作用，以及中药饮片产业对社会经济发展的促进作用；引导学生认知中药炮制承袭我国人文哲学精髓，为中华民族的生息繁衍和繁荣昌盛做出了突出而宝贵的贡献。

这一素质目标是对中药学专业“热爱中医药事业，弘扬中医药文化；养成依法工作的观念，能以国家各项医药管理法规和行业准则规范自己的职业行为；具有实事求是的科学态度；尊重生命，正视医学伦理，充分认知中药应用的终极目的是保障人类持续的健康；重视用药对象的个人信仰、人文背景与价值观念的差异，能够充分考虑用药对象的利益并发挥中药的最大效益”的素质培养目标的具体化，中药炮制学课程作为中药学专业素质目标实现的载体之一，使该培养目标的达成具有可操作性。具体内容为以下方面：

◎ 培养具有人文哲学思想、现代创新思维、大国工匠精神和爱国传承情怀的炮制专才。

◎ 引导学生坚定中药炮制理论自信、技术自信、文化自信，传承精华、守正创新，感悟传统制药过程中的工匠精神。

◎ 明确中药炮制在整个中药行业所处的承上启下的重要地位，把指导中医临床合理使用炮制品及中成药生产作为自己的职业责任。

◎ 培养学生实事求是的科学态度，养成以中药相关法律法规和各级炮制标准规范自己职业行为的良好习惯。

◎ 建立良好的职业素养，具有一定的法律意识和识别能力。培养学生对于生命的思考，对法律的敬畏，树立全心全意为人民服务的思想。

◎ 养成良好的沟通能力和团队合作的精神。

◎ 激发学生自觉探索中药临方炮制和产业化发展的热情，树立终身学习理念。

二、课程思政建设基本情况

1. 思想政治资源挖掘 中药炮制学课程要体现育人功能，必须明确其所承担的思想教育和价值引领内容，要结合中药学专业人才培养目标，加强课程思政，进一步修订课程教学设计方案。课程教学由以往注重基本知识和基本技能的传授，转为不仅要强调炮制的理论和技能，还要注重培养学生的爱国情怀，对传统中药炮制文化、对职业价值的认同感，以及对中药人责任意识的审视。本课程将教学目标由原来的知识目标和能力目标两层次，改为知识目标、能力目标和思政目标三层次，并结合章节教学内容明确思想政治教育方向，深入挖掘思政元素，梳理相应的价值条目。例如在地黄炮制的教学中，引入了“炮制虽繁必不敢省人工，品味虽贵必不敢减物力”“修合无人见，存心有天知”的思政元素，熟地黄的传统炮制工艺需以优质黄酒作为辅料，历经九蒸九晒的复杂炮制工艺才可达到饮片炮制质量要求，若熟地黄炮制过程中偷工减料则达不到预期疗效，在授课过程中，向学生传递在无人监管的情况下，做事不违背良心，不见利忘义的思政理念，强调作为人民健康事业的守卫者，必须树立制备“良心药、放心药”的职业自觉。将诸如此类的思政元素融入中药炮制学课程教学，达到了对学生潜移默化的进行价值引领目的。

2. 教学内容和环节 中药炮制学课程的教学一般安排在本科教学的第六或第七学期，主要教学内容为中药炮制的基本理论、基本知识和基本技能，中药炮制的起源、现状和炮制在临床中的作用，中药炮制的目的、对化学成分的影响以及炮制分类，常用炮制辅料及中药饮片质量标准，炒、炙、煅、蒸、煮、𬌗、发酵、发芽、复制等炮制工艺及其代表炮制品的来源、历史沿革、炮制方法、成品质量、炮制作用以及现代研究概述，中药炮制机械的性能、工作原理，历代医药书籍中有关炮制的论述和中药炮制现代化研究等。为了推进中药炮制学课程教学与思政教育有机结合，对教学内容进行了总体设计，将社会主义核心价值观和思政元素融入课程大纲、教学设计、课堂过程、考核评价等各个环节，教学内容和思政元素的融合主要分为三个层次。

第一层次：思想引领。讲授内容为总论部分，加入致敬中药炮制学发展史上里程碑式的优秀中医药学家的故事，树立具有“工匠精神”的制药信念，坚持思想引领的炮制追求，全面传承传统炮制理论、原理与技术，巩固中药炮制课程根基，传承中药炮制技术理论精华（总论与各论）；坚守传统炮制理念不断创新（历史沿革与现代研究），通过讲授“凡药制造，贵在适中”的炮制理论，引导学生感受“治大国犹如烹小鲜”，要恰到好处，不能过头，也不能缺位；通过讲授“若有毒宜制，可用相畏相杀者，不尔勿合用也”“凡合和汤药，务必精专”等炮制原则，帮助学生树立对道德、责任与担当不懈追求的职业价值观。

第二层次：价值挖掘。讲授内容为各论中具体的炮制方法与炮制作用，通过中药炮制中的生熟异用理论，引导学生挖掘不同中药的不同炮制品种的炮制历史、使用价值、经济价值和社会价值，建立差异化的发展观；通过具体药物炮制技术的讲授，传递中药炮制是我国独特的卫生资源、潜力巨大的经济资源、具有原创优势的科技资源、优秀的文化资源、丰富的生态资源这“五大资源”，具有传统文化的历史价值、中药饮片的功能价值、行业发展的经济价值、炮制学术传承价值等“四大价值”；在对炮制原理的讲授中，将传统炮制特色与现代炮制的科学性与先进性的内容相结合，增强学生的理论自信和技术自信。

第三层次：文化体现。讲授内容贯穿课程教学全过程。中药炮制遵循中医之道，巧妙运用中国哲学中的阴阳学说理论，根据临床需要调整药物毒性、散敛、攻补、温清、升降、动静，形成了“理法方药统一，证－方－制－效对应”的基本法则，达到“定位、定势、定量、定性”同步，在讲授过程中引导学生认识中药炮制蕴含的核心价值是体现“道法术”的炮制哲学，以及体现

“养生、济世”的炮制人文素养。学生通过本门课程的学习，以构建和谐药性为目标，以减毒增效为核心，构建有序的医药共融思维方式，培养学生具有中医养生济世的精神。

3. 教学方法 中药炮制学教学以讲授法为主，注重对学生传统中药炮制理论、技术与创新思维和能力的培养。在理论课程的讲授中，通过运用参与式教学、体验式教学等，使以教师为中心的课堂转变为“授人以渔”的教师全程引导，通过小组学习和小组汇报，激发学生学习兴趣，使其懂得“积极的学习态度 + 自主学习能力 + 参与学习的方法 = 掌握和运用知识的能力”；采用实验、实践、慕课及精品视频课程等丰富的教学资源，推动课堂与课后、线上与线下相结合，充分调动学生学习积极性，最大限度地让学生学好本门课程；采用案例式、启发式教学，积极将思政元素专业知识传授过程，提升学生对中药炮制的价值认同。

4. 考核方式 本课程采用过程性评价与终结性评价相结合的方式进行考核。其中过程性评价占 30%，包括考勤（占 5%）、论文及学习报告（占 40%）、实验实践（占 40%）、学生自评（占 5%）和学生互评（占 10%）；终结性评价占 70%，为学期结束时的笔试闭卷考试卷面分数。

三、教学设计案例

授课章节	第十四章　蒸煮法	授课学时	4 学时
授课专业	中药学专业	授课年级	大学三年级
选用教材	《中药炮制学》（中国中医药出版社，2021 年出版）	设计者	祝婧、钟凌云

（一）教学目标

【知识目标】

1. 掌握蒸煮燀法的含义、目的、炮制方法及操作注意事项。

2. 掌握黄芩、何首乌、地黄、藤黄、草乌、苦杏仁等重点药物的炮制方法、成品质量、炮制作用及现代研究概况。

3. 熟悉蒸煮燀法适应药物范围。

4. 了解桑螵蛸、人参、天麻、黄精、珍珠、硫黄、远志、白扁豆等中药的炮制方法及炮制作用。

【能力目标】

1. 具有对饮片进行蒸煮燀法炮制生产、质量检测的能力，具有对蒸煮燀制生产机械和设备使用与维护的能力。

2. 具有改进蒸煮焯法饮片生产工艺的能力，以及一定的就业、创业和可持续发展的能力。

3. 具有运用综合理论知识，解决中药饮片生产中与蒸煮焯等工艺相关的基本问题，以及与黄芩、熟地黄、何首乌、草乌、苦杏仁等相关中药生熟饮片临床应用中所涉及实际问题的基本能力，以及运用现代科学技术与方法进行科学研究的基本能力。

4. 具有归纳总结蒸煮焯法饮片炮制作用共性与差异性能力，使学生能对不同中药采用同种炮制方法的炮制作用异同进行分析与应用，培养学生的批判性思维。

【思政目标】

1. 从地黄“九蒸九晒”的炮制方法中，引导学生感悟“修合无人见，存心有天知”的中国哲学思想，感受“炮制虽繁必不敢省人工”的工匠精神。

2. 从草乌的炮制方法和炮制作用中，引导学生了解“若有毒宜制，可用相畏相杀者，不尔勿合用也”等制药原则，帮助学生树立对道德、责任与担当不懈追求的职业价值观。

3. 在进行黄芩的炮制方法的讲授时，引导学生把专业知识与时事政治相结合，积极关注时政，积极传递中医药在疾病防治过程中的优势和作用，帮助学生树立中医药文化和技术自信。

4. 从蒸煮法可发挥杀酶保苷作用的知识点中，将传统炮制与现代科学进行有机融合，帮助学生了解中药炮制科学研究前沿，激发学生自觉探索新知的热情。

（二）教学内容

表 14　中药炮制学教学内容与课程思政结合点

知识点	课程思政结合点
1. 煮法的概念 将净选过的药物加辅料或不加辅料放入锅内（固体辅料需先捣碎或切制），加适量清水同煮的方法称为煮法。 2. 煮法的操作方法 药物 + 清水→加热煮沸（加辅料或不加辅料）→文火保持微沸→规定程度 3. 煮法的炮制目的 消除或降低药物的毒副作用，改变药性，增强疗效，清洁药物等。 4. 蒸法炮制时注意事项 大小分档；根据需要适当掌握加水量；武火煮沸，文火煮透；中途需加水时，应加沸水	讲授煮法操作要点需要专人值守适时续水的知识点时，引导学生培养作为制药人的责任感，作为社会成员的奉献精神。如不能坚守在自己的工作岗位，则会造成重大安全事故。 课前以烹饪中的煮法引出炮制煮法的概念、操作方法、注意事项等知识点，形象生动，并传递作为家庭成员需分担家务、社会成员需承担社会责任的理念，点出课程思政。 讲授“武火煮沸，文火煮透”的原则以及煮制程度时，结合传统哲学思想“治大国犹如烹小鲜”，传递处事需恰到好处，过犹不及

续表

知识点	课程思政结合点
1. 草乌的炮制方法 生草乌：取原药材，拣净杂质，洗净灰屑，晒干。 制草乌：取净草乌，用水浸泡至内无干心，取出，加水煮沸 4 ～ 6 小时，或蒸 6 ～ 8 小时，至取个大及实心者切开无白心，口尝微有麻舌感时，取出晾至六成干，切厚片，干燥。 2. 草乌的成品质量 制草乌表面黑褐色，味微辛辣，稍有麻舌感。 3. 草乌的炮制作用 制后毒性降低，可供内服。具有祛风除湿、温经止痛的功效。 4. 草乌炮制机制的现代研究进展 草乌炮制降毒的原理是通过加水加热处理，使极毒的双酯型乌头碱 C_8 位上的乙酰基水解（或分解），失去一分子醋酸，得到相应的苯甲酰单酯型生物碱，其毒性为双酯型乌头碱的 1/500 ～ 1/50；再进一步将 C_{14} 位上的苯甲酰基水解（或分解），失去一分子苯甲酸，得到亲水性氨基醇类乌头原碱，其毒性仅为双酯型乌头碱的 1/4000 ～ 1/2000	讲授草乌的炮制时，结合 2015 年人民网"云南大理 6 人吃草乌炖猪脚后中毒身亡"案例，在讲解过程中引导学生分析原因（乌头蒸煮时间不够导致中毒），吸取教训（如果食用，需要先加工炮制）以及应采取的措施，不仅强调草乌的炮制方法及其重要性，更注重学生对生命的思考、对法律的敬畏、对药学生责任意识的审视。（具体内容见**课程思政案例三**） 讲授草乌炮制作用时，通过以上案例，引导学生能更好地理解和记忆知识点，认识到毒性中药通过炮制减毒后，是可以用于临床的，而且是安全有效的，从而意识到所学中药炮制知识的重要性。如果药材炮制得不好，药效不够，甚至留存或产生毒性，将直接关系到临床用药的安全有效，这是与人民群众的生命息息相关的大事，不能有半点马虎
1. 焯法的概念 将药物置沸水中浸煮短暂时间，取出，分离种皮的方法称为焯法。 2. 焯法的操作方法 清水煮沸→投入药物→取出药物→置于冷水→分离种皮种仁 3. 焯法的炮制目的 在保存有效成分的前提下，除去非药用部分（种皮）或分离不同药用部位（种皮和种仁）。 4. 焯法炮制时注意事项 水量一般为药量的 10 倍以上；水沸后投药，加热时间以 5 ～ 10 分钟为宜；去皮后，宜当天晒干或低温烘干。否则易泛油，色变黄，影响成品质量	讲授焯法操作要点时，加水量与投药量、焯制时间、焯制程度等操作方法时，结合中国传统哲学"适度"的思想，强调"凡药制造，贵在适中"的炮制原则，引出"适宜、适时、适度"的三适原则，向学生传递"精准炮制"的理念，树立"精制饮片"意识，传递中药饮片行业的转型升级对于大健康产业所发挥的积极意义。 在讲解焯制目的中"杀酶保苷"等知识点时，将传统炮制特色与现代炮制的科学性与先进性相结合，帮助学生建立利用现代科学思维分析传统炮制科学内涵的意识，使其能够认识到传统炮制技术的科学性，增强学生的理论自信、技术自信
1. 桃仁的炮制方法 桃仁：取原药材，筛去灰屑杂质，拣净残留的壳及泛油的黑褐色种子，用时捣碎。 焯桃仁：取净桃仁置沸水中，加热烫至种皮微膨起即捞出，在凉水中稍泡、捞起，搓开种皮和种仁，干燥，筛去种皮。用时捣碎。 炒桃仁：取焯桃仁，置锅内用文火炒至黄色，略带焦斑，取出放凉。用时捣碎。	讲授桃仁时可穿插引入 2012 年 12 月，习近平总书记在广东考察工作时的谈话"改革也要辨证施治，既要养血润燥、化瘀行血，又要固本培元、壮筋续骨，使各项改革发挥最大效能。"其中"化瘀行血"等中医药术语也正是中药桃仁的功效，而经过焯法炮制之后，可通过杀酶保苷保留药效，便于贮藏。

续表

知识点	课程思政结合点
2. 桃仁的成品质量 焯桃仁无种皮，表面呈淡黄白色，有细皱纹。 3. 桃仁的炮制作用 焯制后易去皮，可除去非药用部位，使有效成分易于煎出，提高药效。炒后偏于润燥和血，多用于肠燥便秘，心腹胀满等。 4. 桃仁炮制机制的现代研究进展 桃仁的水溶性成分有显著的抗浮肿活性和抗炎活性，具有显著抗炎作用的活性物质为2种蛋白质。醇溶性成分具抗凝、溶血、收缩子宫等作用。生桃仁入煎剂，苦杏仁苷在煎液中的留存量甚微，不会导致中毒。桃仁净制后捣碎应用是主流用药规格	积极传递中医药在疾病防治过程中的优势和作用，以及可发挥减毒增效作用的传统炮制技术的优越性

（三）课程思政案例与思政点映射

表15　中药炮制学课程思政案例与思政点映射

课程思政案例	思政点映射
案例一 2014年7月16日国家食品药品监督管理总局发布第61期《药品不良反应信息通报》，提示关注口服何首乌及其成方制剂可能有引起肝损伤的风险。据了解，国家药品不良反应病例报告数据库陆续收到口服何首乌及其成方制剂导致肝损伤的病例报告，经对相关病例进行分析并结合有关文献报道综合评价，认为口服何首乌及其成方制剂与肝损伤发生有一定相关性。何首乌分生何首乌和制何首乌。病例报告情况表明，制何首乌的肝损伤风险低于生何首乌。目前，未收集到外用何首乌致肝损伤病例报告	需要强调何首乌等具有毒性或副作用中药“如法炮制”的重要性，突出“炮制虽繁必不敢省人工，品味虽贵必不敢减物力”的炮制古训，培养学生的中药炮制行业从业责任意识。通过介绍国家颁布的中药饮片相关的法律法规，强化学生的炮制规范意识
案例二 古代，熟地黄炮制都要九蒸九晒，洗净用非铁制刀具切块，黄酒泡，然后蒸制，然后晒干，这样反复九次，做出来的熟地黄黑亮如漆，味甘如饴。如要认真九蒸九晒熟地黄的话，得花将近两个月，且每斤熟地黄成本都在两百元以上，而药店从药材批发商处进货，熟地黄最多每公斤20多块钱。有的药房自己炮制药材，熟地黄从头到尾自己弄，发现外面卖的熟地黄什么味道也没有；而按照古法炮制，不用等九次，三次蒸晒后的熟地黄，就算三四斤，离着十米都能闻到药香味。（案例链接：http：//www.kmzyw.com.cn/news/20180202/1517563401000.9291.html）	通过此案例传递给学生“修合无人见，存心有天知”的制药精神。认识到如果药材炮制不到位，不能很好发挥药效，将直接影响临床用药有效性；同时，通过介绍熟地黄古法炮制技术，让学生领会中医药“守正创新”的精髓，从而更加坚定专业自信

续表

课程思政案例	思政点映射
案例三 2015 年 9 月 10 日人民网刊发一则“6 人吃草乌炖猪脚后身亡”的新闻。8 日晚，云南大理州宾川县金牛镇一村民邀约亲戚朋友到家中煮食草乌炖猪脚，参加就餐的亲属先后出现中毒症状，并到医院就诊。经抢救，6 人抢救无效死亡，其余 21 人正在救治。请客村民的表弟周先生介绍，当地流传草乌具有滋补功效，所以也常会买来吃，但是并未出现中毒的情况。“草乌在当地市场价为 100 ～ 500 元 / 斤，表哥邀请本来也是出于好意，没想到会发生这种事。”周先生称，可能是乌头蒸煮时间不够导致中毒。据悉，2017 年 5 月，宾川县人民政府食品安全委员会办公室曾发布《关于预防食用草乌附子中毒的预警公告》，严禁一切单位和个人出售以草乌、附子为原料的食品，严禁餐饮企业、学校食堂、宾馆酒店食堂、机关企事业单位加工食用毒性中药材，更不允许群众相互邀约、聚众煮食草乌、附子等毒性中药材	通过该则新闻，引导学生更好地理解和记忆知识点，并且意识到所学中药炮制专业知识的重要性。如果药材炮制不好，药效不够，甚至留存或产生毒性，将直接关系到临床用药的安全有效，这是与人民群众生命息息相关的大事，不能有半点马虎。通过此案例，引导学生理解“若有毒宜制，可用相畏相杀者，不尔勿合用也”等制药原则，帮助学生树立对生命的思考、对法律的敬畏、对中药学专业学生责任意识的审视。引导学生懂得作为中医药人，不仅要关注中医药与文化，更要关注生命与自然的关系

（四）教学测量与评价

1. 在完成蒸煮燀法章节的理论教学后，布置学生利用学习软件完成章节目标测试，以评价学生对于本章节知识性内容的学习效果。

2. 学生完成本章学习后，通过查阅相关文献资料完成《九蒸九晒炮制科学内涵及工艺规范研究进展》的文献综述，以评价学生在课堂学习的基础上，利用数据库资源获取国内外关于“九蒸九晒”这一传统特色炮制工艺研究进展等相关信息的能力，并培养其思考和撰写文献综述的能力。

3. 开展“水火共制法炮制共性技术工艺标准及科学内涵研究”的小组学习，通过分组进行主题讨论，激发学生学习主动性和积极性，通过学生自评、生生互评、师生互评，评价学生自主学习效果、团队协作意识和中医药思维。

4. 教师通过学生课堂回答问题、课后完成作业及实验操作等系列课堂表现情况，对学生的表现做出客观的评价，以鼓励性评价为主，引导学生的学习积极性。

（五）课程思政教学反思与改进

1. 何首乌经炮制减少肝损伤作用的科学机制，生、熟地黄功效差异的科学内涵，草乌炮制减毒的科学机理，黄芩遇到冷水会变为绿色等传统炮制理论的现代科研研究是本章节的学习难点，帮助同学用现代科学思维方法合理阐释传统炮制作用，是课堂教学中需要解决的问题，也是帮助学生树立中药炮制传统技术自信的重要环节。

2. 基于以往教学经验，可以采用小组合作完成专题PPT汇报、TBL小组同学分工合作开展情景扮演、课堂随机讨论等教学方式，通过适时活跃课堂气氛，激发同学的学习热情，培养其自主学习能力，同时也有助于其他同学从不同角度分析问题。以何首乌炮制减低肝损伤这一主题为例，可以通过提前布置学生查阅相关中英文研究报道，分别从何首乌炮制前后“化学成分－药效－毒性”等角度对研究进行综述，并尝试分析炮制减毒的科学内涵，并制作PPT进行主题汇报，并就这一主题展开课堂讨论，教师通过课堂点评，引导同学们认识到中药炮制对于临床用药安全的重要作用，建立中医药文化自信。

3. 蒸煮燀法章节内容以传统中医药知识点为主，学生难以理解蒸煮燀等简单制药技术中所蕴含的中药人的理性思考与实践经验，甚至可能认为上述炮制方法并不能体现传统制药技术的精髓。因此，在教学过程中可以适当引入HPLC、UPLC-Q-TOF-MS、GC-MS、WB、RT-PCR、IHC等现代分析检测技术在蒸煮燀法炮制机制研究中的实际案例，从化学成分、药效作用及毒性等方面解释上述传统炮制机制，培养学生将中医药思维与现代科学思维相结合的能力。

4. 除了学习专业知识，还需要帮助学生树立正确的人生观、世界观和价值观。教学过程中要调整课堂交流方式，根据学生特点恰当地引用一些学生接受度比较高的现实案例和网络语言，形成“严肃活泼”的课堂氛围，让学生觉得能与老师交流，喜欢与老师交流。在蒸煮法操作方法、何首乌、地黄、草乌、桃仁等章节知识点的讲授过程中，教师可以结合“何首乌肝毒性”“九蒸九晒地黄优质饮片”“草乌中毒事件”等案例，将课程思政内容潜移默化地融入教学过程中，引导学生在学好专业知识学习的同时，树立中医药文化自信，以及全心全意为人民服务的思想。

（江西中医药大学　祝婧、钟凌云）

中药分析
课程思政教学设计

一、课程目标

中药分析是以中医药理论为指导，综合运用化学、物理学、生物学和信息学技术和方法，研究中药质量规律及其评价与控制方法的一门的学科。中药分

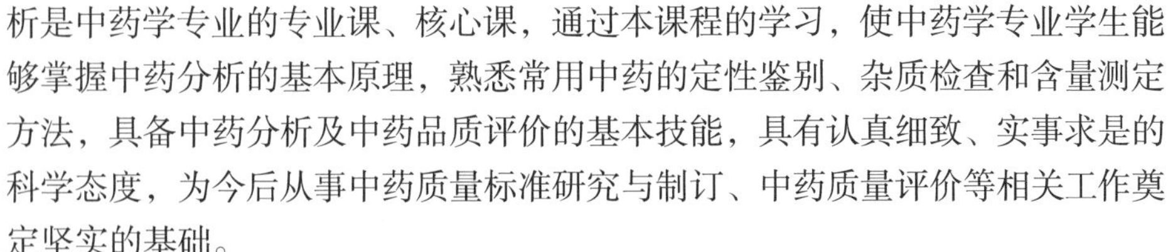

析是中药学专业的专业课、核心课，通过本课程的学习，使中药学专业学生能够掌握中药分析的基本原理，熟悉常用中药的定性鉴别、杂质检查和含量测定方法，具备中药分析及中药品质评价的基本技能，具有认真细致、实事求是的科学态度，为今后从事中药质量标准研究与制订、中药质量评价等相关工作奠定坚实的基础。

【知识目标】

本课程的知识目标是通过学习使学生掌握中药真实性、有效性、安全性分析方法与规律，学习符合中医药特色的质量控制体系和质量标准的建立和评价方法，充分理解中医药整体观，熟悉整体表征与局部指征。学习并掌握现代分析新技术和新方法，为药品质量评价、合理用药、物质基础研究提供依据，以适合中药分析发展的要求。与中药学专业毕业生应“掌握与中药学相关的自然科学、生命科学、人文社会科学基本知识和科学方法，能用于指导未来的学习和实践”“熟悉中药学类专业的相关学科发展动态和前沿信息”“掌握中药生产过程、中药检验及质量评价的基本理论和基础知识”相符合，具体包括以下内容：

◎ 掌握中药分析的任务及相关概念，了解中药分析的产生沿革和发展趋势，了解中药与化学药物在表征上的差异，清楚目前中药质量评价中亟待解决的问题。

◎ 掌握国家药品标准及《中国药典》的应用，中药分析基本程序及方法学验证。

◎ 掌握常用的中药质量分析（包括中药的鉴别、中药杂质及有害物质、定量测定）方法及相关知识。

◎ 掌握中药指纹图谱与特征图谱的概念、特性、作用及研究程序与方法。

◎ 了解最新版《中国药典》（一部）质量标准的主要内容以及质量标准起草说明的撰写。

【能力目标】

掌握中药检验及质量评价的方法，能够在中医药理论指导下分析和评价中药的质量，具备从事中药分析、检验、生产和新药研发的工作能力。本目标与中药学专业毕业生应“具有运用综合理论知识，解决中药生产与应用中实际问题的基本能力，以及运用现代科学技术与方法进行科学研究的基本能力”“具有利用图书资料和现代信息技术获取国内外新知识、新信息的能力，具有阅读中医药传统文献和使用一门外语阅读相关文献的能力”“具有正确评价中药质量的基本能力”“具有运用现代科学技术与方法进行中药学科学研究的基本能力”的具体表述和落实。具体包括以下内容：

◎ 会查阅和使用《中国药典》，并能为药品研发、生产、流通、临床应用的质量管理提供依据。

◎ 能够根据各类中药成分的特点和不同状态选择合适的质量评价方法。

◎ 能够运用指纹图谱的整体特征综合鉴别中药的真伪，从而评价中药的稳定性和一致性。

◎ 能在各项分析检验中选择合适的中药分析方法验证内容，并为建立新的分析方法的实验研究提供依据。

◎ 能够独立分析、解决一些中药分析工作中遇到的实际问题。

【思政目标】

培养学生树立正确的人生观、价值观，具有求真务实的治学态度和良好的职业道德；具有三种意识（社会责任意识、严格的法律意识和环保意识）；具有良好的规范操作习惯；具有探索求解的精神；坚信中医药理论、热爱中医药文化；具有创新创业的奋斗精神。本课程的思政目标是以中药分析课程为载体，将中药学思想品德与职业素质“具有正确的世界观、人生观和价值观，具有爱国主义、集体主义精神，身心健康，诚实守信，志愿为人类的健康工作服务”“树立终身学习的理念，具有自主学习能力”“具有实事求是的科学态度”“具有批判性思维、创新精神和创业意识”“尊重他人，具有良好的团队合作精神”“将运用中医药理论和技术发现、制造、合理使用中药作为自己的职业责任”目标具体化，使其渗透在中药分析课程教学的各个层面，是思政教育的重要生长点。

◎ 使学生树立正确的中医药思维，注重传统的传承，并用发展的思维去审视和思考，增强学习中医药的自信，提升对中药专业的热爱，激发学生从事中药分析检验工作的热情。

◎ 通过实际案例，让学生了解中药分析检验工作的重要性，从而培养学生严谨的科学态度和实事求是的工作作风、严格的法律意识。

◎ 使学生具有处理工作事务、进行社会实践活动的能力和方法。

◎ 引导学生感悟中药分析发展给人类带来的巨大进步，同时告诫学生要合理利用资源，尽量减少对人类环境的伤害，进而引导学生树立正确的科学观念，培养学生造福人类、服务社会的历史责任感和使命感。

◎ 培养学生团队合作精神；同时通过优秀校友案例教学，培养学生创新创业的奋斗精神。

二、课程思政建设基本情况

1. 课程思政元素的挖掘　中药分析课程思政建设应既强调现代科学技术，也不忘中医药传统文化，既要理论水平和实践技能的不断提高，也需要树立中药质量控制观念及科学发展观念。通过学习国家药品标准《中国药典》的法律效力，在教学中渗透《药品管理法》及药品的法定检验内容与规定，使学生养成依法工作的观念，并规范自己的职业行为。在教会学生如何辨别中药真伪的同时，可以通过具体实例，培养学生求真务实的治学态度及作风；在成果应用环节，采用任务驱动法，通过观看“药检所模拟仿真视频”，设计剂型检验任务，促使学生完成知识内化，并培养学生以“业”报“国”的社会责任感。挖掘思政元素，采用多种教学方法，确保课程实现知识传授与价值引领的双向互动，达到育人为本、德育为先的课程思政目标。

2. 教学内容和环节 根据课程目标和课程内容，以中药质量控制方法为主线，从反映中药质量的真实性、有效性、安全性、整体性和均一性出发，全面、系统地阐述中药分析方法和分析规律，突出中医药思维，并在教学全程中融入思政内容。

第一阶段：中药真实性的质量研究，主要讲授中药常用鉴别方法。展示经典的医案记录，对处方中中药品种进行考证，以达到正本清源、去伪存真的作用。引入假药事件，结合药品质量标准，让学生认识到杜绝假药我们任重而道远，真正做到天下无假，需要全民共同努力，以此培养学生高尚的道德情操和社会责任意识，提升学生对专业的使命感和自豪感。

第二阶段：中药有效性的质量评价，主要讲授中药含量测定的各类分析方法。引入《本草蒙筌》对中药质量影响因素的高度凝练，“采收按时月，咀片分根梢，制造资水火，治疗用气味，药剂别君臣”，提升学生对传统中医药文化的热爱。通过引入在中药制剂中违法添加中药单体或西药成分的案例，激发学生的学习兴趣，引导学生对事件进行分析讨论，提高学生对中药的质量控制重要性的认识。

第三阶段：中药安全性控制，主要讲授中药杂质及有害物质的分析。以目前中药的研究热点农药残留、黄曲霉素、残留溶剂、内源性杂质等为切入点，引入细辛的肾毒性、农药残留的普遍性、黄曲霉素的致命性等事例，加强学生对中药安全性的认识，引导学生守初心，尽职责，在中药真正走向国际化的道路上助力。

第四阶段：中药质量标准研究，主要讲授《中国药典》、中药质量标准的内容及质量标准起草说明。讲授《中国药典》内容时，可以引入科学发展观，使学生理解标准需要不断完善和修订，认识事物发展的前进性。让学生明白对中药生产全过程的质量控制，可推动中药产业链的标准化建设，实现“种好药、产好药、造好药”，为保障中药的可持续发展贡献力量。

3. 教学方法 中药分析课程思政教学可选择的教学方法有很多，比如：

（1）案例式教学法：根据教学内容，精心选择和设计具有吸引力且难易适度的案例，吸引学生积极思考。如在讲述中药的鉴别时，引入法定标准（《中国药典》），通过银杏叶事件，引发学生思考，探索新知。深刻认识到合格的好药要从药品的研究、生产、使用等各个环节进行严格控制和科学管理，强化学生的法制意识。

（2）PBL 教学法：在第七章　中药中各类化学成分分析教学中采用 PBL、指导性自学等教学方式，把学习内容设置到复杂的、有意义的问题情景中，引导学生投入到问题中，通过完成真实性任务，激发学生的学习兴趣，让学生有针对性的探索，并通过总结，加强巩固，并培养学生团队合作精神及分析问题、解决问题的能力。

（3）体验式教学：在讲述中药分析工作程序时，通过模拟药检所操作过程的仿真视频，让学生切实体验药品检验工作的过程，通过直观感受，促进知识的吸收转化，并培养学生严谨的科学态度和实事求是的工作作风。

（4）利用互联网，将优秀校友代表风采录上传至学习平台，让学生在互动平台上进行交流，以此激励学生追求卓越、服务健康中国和创新创业的奋斗精神。

（5）实践课堂上，强调全面的药品质量控制观念，使学生具有责任心和道德感，让学生知道实验细节关乎最终药品质量，关乎人类的生命健康。中药分析实验过程中，在实验方法和实验试剂的选择上，要注重最大限度降低其危害性，废液由实验室统一存放和回收，并做好记录，从而培养学生绿色环保意识。通过设计性实验，培养学生科学思维、创新精神及发现问题、解决问题的能力。

4. 考核方式　本门课程的成绩由平时成绩和理论课考试两部分构成。平时成绩包括每次开课前，以作业、座谈、体会、调查问卷的方式了解学生基础、学习习惯、态度等情况。课间通过学案、作业、小组讨论、实验操作、谈体会等方式，了解学生学习和接受情况，并根据学生学习效果、学习态度及实验过程中动手能力、环保意识、记录的规范程度等方面，对学生的学习效果进行评价。理论课考核由试题库进行组卷，利用云平台阅卷、考试管理及成绩分析。

三、教学设计案例

授课章节	第三章　中药的鉴别	**授课学时**	2 学时
授课专业	中药学	**授课年级**	本科四年级
选用教材	《中药分析》（中国中医药出版社，2016 年出版）	**设计者**	沈晓君、贡济宇

（一）教学目标

【知识目标】

1. 掌握中药鉴别的概念、意义。

2. 掌握薄层色谱法的操作方法、影响薄层色谱鉴别的主要因素、对照物的选择、阴性试验的目的和薄层色谱图的保存方法。

3. 熟悉性状鉴别、显微鉴别、理化鉴别、生物鉴别的主要内容和基本方法。

4. 熟悉中药质量控制与评价的新技术与新方法。

5. 了解中药及其制剂鉴别分析的有关要求。

【能力目标】

1. 通过学习中药各种鉴别方法，使学生能够依据所学内容进行中药品种真实性鉴别，能对药品质量进行评价，提高中药真伪鉴别及质量优劣的意识。

2. 使学生能够依据现行版《中国药典》开展中药质量评价工作。

3. 根据本课程教学大纲要求，自主研读《中药理化鉴定》《中药材薄层色谱彩色图集》等图书。培养学生的自主学习能力，提高学生分析能力和高阶思维。

【思政目标】

1. 从中药造假的案例出发，以其造成的危害和不良社会影响，强调法制意识，使学生们意识到药品检验工作的重要性，从而培养学生的责任感和道德感。

2. 通过附子、元胡等的造假行为，分析中药市场目前存在的问题，深刻理解“如果不辨真假，就谈不上中药妙用”这句话，树立学生的中医药价值观，提升学生的民族使命感。

3. 通过中药质量控制与评价新技术与新方法的学习，使学生们在掌握传统鉴别方法基础上，广泛结合现代科学技术，既保持和发扬浓郁的民族特色，又具有鲜明的时代特征。从而激发学生自觉探索新知的热情。

4. 实验过程中，严格遵守《实验室安全管理制度》，注重细节，培养学生的环保意识和严谨的工作作风。

（二）教学内容

表 16　中药分析教学内容与思政结合点

教学内容	思政结合点
1. 以社会新闻为基础，导入课程。从“银杏叶事件”和“假阿胶补血口服液事件”	1. 以社会热点新闻为切入点，小组讨论造成事件的起因，让学生明白贪婪、对生命的蔑视、对法律的亵渎，

续表

教学内容	思政结合点
这两起新闻事件，引出中药造假的常见表现形式	终会害人害己。 2. 通过“银杏叶事件”（**课程思政案例一**）和“假阿胶补血口服液事件”（**课程思政案例二**），使学生深刻认识人格和利益的对立统一，让学生树立高尚的医德，达到以医扬德，为学生未来的职业生涯奠定良好的职业信仰
1. 中药鉴别分析的概念 司马迁《史记·补三皇本纪》中载：“神农氏作蜡祭，以赭鞭鞭草木，尝百草，始有医药。” 李时珍有云：“一物有谬，便性命及之。” 通过引用古籍，指出药材之真伪、优劣，关系到临床用药安全、有效，中药鉴别是一切中药生产、应用、研究至关重要的第一步	1. 通过引用古籍和名句，讲述神农尝百草的故事（**课程思政案例三**），让学生认知中医药的魅力、中医药传承的重要性及医德建设的重要性，为学生奠定良好的精神支柱。 2. 通过引入耳熟能详的故事，激发学生的学习兴趣，调动学生学习的积极性，培养学生的职业自信。 3. 通过对古代医籍文献、经典的医案《兰室秘藏》（**课程思政案例四**）的了解，让学生清楚经典名方中品种考证的重要性，激励学生夯实自己的专业知识，扎实自己的业务技能，努力提升自己
2. 性状鉴别 眼观、手摸、鼻闻、口尝、水试、火试等方法。 中药的形状、大小、色泽、质地、气、味等特征。 3. 显微鉴别 组织鉴别、粉末鉴别、显微化学反应、微量升华等	1. 以自主学习为主，课后通过观看视频和查阅文字资料，学习性状鉴别、显微鉴别，培养学生自主学习、终生学习的能力。 2. 针对学生对传统鉴别方法的质疑及忽视，可通过古籍文献和现代案例，向学生阐述传统方法和现代方法是互补关系，犹如阴阳互补，缺一不可，从而培养学生的整体观，进一步引申出团队精神
4. 理化鉴别法 （1）化学反应鉴别法 提问：什么是假阴性和假阳性？如何克服假阳性或假阴性？ 常见的一般化学反应：生物碱的显色反应、皂苷的泡沫反应、黄酮的盐酸－镁粉反应、蒽醌 Borntrager 反应、香豆素类成分的 Gibb’s 反应、蛋白质的茚三酮反应等。 （2）紫外分光光度法 紫外光谱法定性参数？如何定性？ （3）红外光谱法 红外光谱法定性的依据和方法。	1. 通过提前布置问题，要求学生查阅相关内容，总结答案。极大地激发了学生文献查阅及思考问题的能力。 2. 光谱鉴别法的缺点是专属性和特征性不强，可将鉴别对象作为一个特定的整体，测定光谱图，以图谱特征或参数作为鉴别依据，以此来反映中药整体的综合信息，避免单一成分鉴别的片面性。以此突出整体观、辩证观，学习中医药思维。并引申出做人做事不能片面，从而塑造高尚的道德品格
（4）薄层色谱法 含义：在同一块薄层色谱板上加点供试品和标准品，在相同条件下展开、显色，检	1. 以实例“五味子与南五味子的薄层色谱图”穿线，讨论薄层色谱的含义及优缺点，完成教学内容的学习。

续表

教学内容	思政结合点
出色谱斑点后，将所得供试品与对照品色谱图对比，从而进行鉴别的方法。 薄层色谱法的操作流程（实验 + 视频） 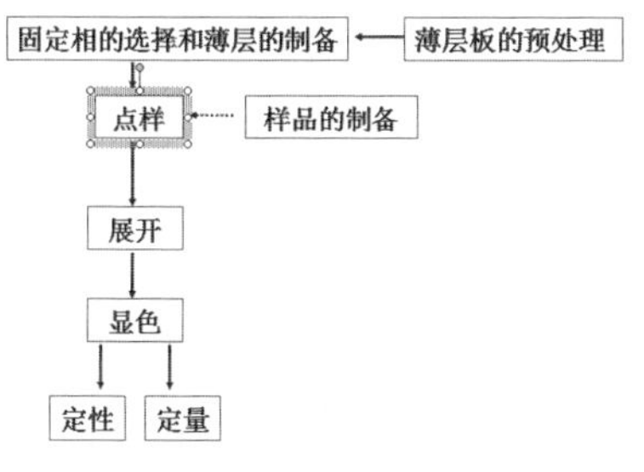 影响因素：温度、湿度。 系统适用性试验：比移值（0.2 ～ 0.8），检出限（显清晰可辨斑点的浓度或量），分离度（大于 1.0）	2. 设计性实验：中药左金丸的鉴别与含量测定（**课程思政案例五**） 通过设计性实验的开展，学生小组完成样品的提取、纯化及鉴别，用理论学习指导实践，同时用实践夯实理论基础。以此培养学生团队合作意识，提高学生动手能力。实验过程中，强调绿色环保，增强节约资源和保护环境的意识。 通过设计实验，开拓创新思维，培养创新意识，提升中药质量控制标准的大局观念。 3. 通过观看视频，让学生了解软板、硬板的制备，并在实验课中让学生动手制作薄层板，以此激发学生的学习兴趣和热情。 4. 以不同温度下淫羊藿的薄层色谱图和不同湿度下连翘薄层色谱图，进行对比，直观展示温度和湿度对薄层色谱行为的影响
（5）高效液相色谱法 定性鉴别依据：保留值或相对保留值。 （6）气相色谱法 适用于含挥发性成分中药的鉴别。 定性鉴别依据：保留值或相对保留值	
5.DNA 分子鉴别法	采用课上理论讲授，课后查阅文献来了解中药鉴别的新技术，向学生弘扬与时俱进的时代精神，勇于争当新时代中医药的领航人

（三）课程思政案例与思政点映射

表 17　中药分析课程思政案例与思政点映射

课程思政案例	思政映射点
案例一：银杏叶事件 事件背景：2015 年 5 月，监管部门在飞行检查中发现，部分企业擅自改变提取工艺，使用 3% 盐酸代替国家生产标准中要求的稀乙醇制备银杏叶提取物，国家食药总局称，擅自改变提取工艺存在“分解药品有效成分，影响药品疗效”风险。随后，对原料生产商、药企、保健食品企业进行综合飞行检查、曝光，自查、曝光，重点抽查、再曝光等手段，国家食药总局在全国范围内，掀起一场针对“问题”银杏叶提取物安全性风险的彻查	1. 培养学生高尚的职业道德。 2. 让学生明白虽有良医而药肆多伪者，则良医仍无济于事，如果不辨真伪，就谈不上“如法炮制，中药妙用”。培养学生的中医药思维，树立学生的中医药价值观，提升学生的民族使命感。 3. 增强学生的法律意识

续表

课程思政案例	思政映射点
案例二：假阿胶补血口服液事件 事件背景：在2019年公布的中成药质量不合格药品中发现，中成药质量不合格品种中排在第一位的为阿胶补血口服液，共15批次不合格，而上榜的“阿胶补血口服液”来源于福寿堂制药有限公司与河南省新四方制药有限公司，其中福寿堂制药有限公司占12批次，不合格通报来源于浙江省药品质量公告。阿胶补血口服液主要成分为阿胶，是马科动物驴的皮去毛后熬制而成的胶块。但在抽检过程中却发现有些阿胶中有牛皮源成分，也就是说用涉嫌用牛皮替代驴皮，以假充真，以次充好	1. 让学生树立高尚的医德，达到以医扬德，为学生未来的职业生涯奠定良好的职业信仰。 2. 强化学生的社会责任意识和法律意识。使学生在今后的学习和工作中遵法、守法
案例三：司马迁《史记·补三皇本纪》 古籍记载：“神农氏作蜡祭，以赭鞭鞭草木，尝百草，始有医药。” 神农尝百草：传说神农一生下来就是个“水晶肚”，几乎是全透明的，五脏六腑全都能看得见，还能看见吃进去的东西。那时候，人们经常因乱吃东西而生病，甚至丧命。神农氏跋山涉水，尝遍百草，找寻治病解毒良药，以救夭伤之命	1. 让学生认知中医药的魅力、中医药传承的重要性以及医德建设的重要性，为学生奠定良好的精神支柱。 2. 增强学生的社会责任感，培养学生的职业自信
案例四 《兰室秘藏》中龙胆泻肝丸中的木通，近代多采用马兜铃科植物关木通（*Aristolochiamanshuriensis* Kom.）入药，后发现其具有肾毒性，经考证，《中国药典》将其修正为木通科的木通〔*Akebia quinata*（Thunb.）Decne〕。2005年版《中国药典》已不再收载关木通、广防己、青木香三个品种（均含马兜铃酸）	1. 通过引入经典名方，强化学科责任，引入科学发展观，使学生理解标准需不断完善和修订，认识事物发展的前进性。 2. 通过《中国药典》的修订，强调法制意识
案例五：设计性实验：中药左金丸的鉴别与含量测定 实验内容：中药左金丸的鉴别、含量测定。 实验方法：同学通过小组合作，查阅文献，自行设计中药左金丸鉴别和含量测定方法	1. 强调全面的药品质量控制观念，使学生具有责任心和道德感。 2. 增强学生节约资源和绿色环保意识。 3. 调动学生思考设计优化方法，培养学生科学思维、创新精神以及发现问题、解决问题的能力。 4. 培养学生团队合作意识，提高学生动手能力

（四）教学测量与评价

1. 预习。通过参与学习通发布的讨论议题的参与热度，来考察学生的学习的热情与积极性，并针对上述环节赋予分值。

2. 单元测试。理论课结束后，学生通过网络平台完成小节测试，通过测试成绩，评价学生对本章节内容的学习效果。

3. 课后作业。学生查阅假药案例，并以文字的形式总结心得体会，通过心得体会，评价学生的法律意识、社会责任意识。

4. 学习报告。整章理论学习之后，学生需完成学习报告。主要针对学习的内容，重点、难点、学习中遇到的问题进行总结，并谈谈体会及建议。根据学生学案完成的情况考查学生归纳总结能力及学习态度。

5. 自主学习。以中药的性状鉴别与显微鉴别两种传统的鉴别方法为题，进行自主学习和小组学习，通过学生的总结报告、自评表和互评表评价学生自学的效果、团队协作能力及解决为题的能力。

（五）课程思政教学反思与改进

1. 中医药体现了中华文明的博大精深，中药质量控制方法经历了“性状分析”阶段、“显微分析”阶段、“理化分析”阶段，在学生的固有思维中，更倾向应用现代分析技术，因此，在教学过程中，引入古籍文献，如《本草经集注》中对鉴别的论述“硝石以火烧之，青烟四起；云母向日视之，色青白多黑”等。注重以传统中医药文化、原汁原味的中医药知识，培养学生的中医思维，既要传承经典，又要创新发挥，真正培育学生“传承精华、守正创新”的精神！

2. 对于薄层色谱的规范化操作，单凭任课教师的讲解，学生对知识的理解仅停留在理论层面，只能是纸上谈兵。设置实验环节，让学生自己动手操作，提高学生动手能力的同时，培养学生良好的操作习惯和绿色环保意识。

（长春中医药大学　沈晓君）

药事管理学
课程思政教学设计案例

一、课程目标

药事管理学是应用社会科学原理和方法研究药事管理活动的规律和方法的科学，是中药学、药学与社会科学交叉渗透而形成的以中药学、药学、法学、管理学、社会学、经济学为基础的交叉学科。课程目标为中药学专业“能够从事中药生产、检验及药学服务等方面工作，并在中药教育、研究、管理、流通、国际交流及文化传播等行业具备发展潜能”的本科人才培养目标服务。期望通过本课程的学习，使中药学专业学生达到以下要求：

【知识目标】

本课程的知识目标是掌握药事管理的基本概念、基本理论、基本要求，与中药学专业“掌握药事管理法律和法规，熟悉医药行业的发展方针、政策”的人才培养目标相对应，具体包括以下内容：

◎ 能够理解国家医药卫生政策的具体要求。

◎ 掌握药品研究、注册、生产、经营和医疗机构药事管理的法律法规规定。

◎ 掌握 GCP、GLP、GAP、GMP、GSP 等质量管理规范要点。

◎ 熟悉医药行业尤其是中医药行业的发展方针、政策。

◎ 熟悉中医药法以及中药药事相关的法律规定。

【能力目标】

本课程的能力目标是掌握药事管理能力，具备解决现实药事问题的基本能力，是中药学专业“具有运用综合理论知识，解决中药生产与应用中实际问题的基本能力”“具有从事药学服务工作的基本能力”的人才培养目标的具体落实，具体应达到以下要求：

◎ 能够运用药事管理的基本理论和知识分析现实遇到的药品管理问题并解决问题。

◎ 具有运用综合理论知识，解决中药生产、经营、使用中实际问题的基本能力。

◎ 具有从事药学服务工作的基本能力。

◎ 具有运用现代科学技术与方法进行科学研究的基本能力。

◎ 具有与用药对象、医药行业人员进行交流沟通的能力；具有团结协作的能力。

【思政目标】

本课程的思政目标是培养具有爱国情怀、责任担当，推崇法治、追求质量的社会主义药学服务人员，与中药学专业“具有正确的世界观、人生观和价值观，具有爱国主义、集体主义精神，身心健康，诚实守信，志愿为人类的健康工作服务”的人才培养目标相适应，具体表述为：

◎ 能够树立法治意识，养成依法行政、依法开展药事活动的观念，始终以国家各项医药管理法规和行业准则规范自己的职业行为。

◎ 能够树立为人民健康服务、为健康中国服务的责任意识。

◎ 能够热爱中医药事业，强化中医药思维，弘扬中医药文化，熟知中药药事服务在一体化大健康医疗模式中的重要地位。

◎ 能够树立良好的质量意识、环保意识和用药安全意识。

◎ 能够逐步养成正确的世界观、人生观和价值观，具有爱国主义、集体主义精神。

◎ 能够树立以患者为中心的服务意识，养成高尚的社会主义药学服务职业道德。

二、课程思政建设基本情况

1. 课程思政资源挖掘 药事管理学课程的主线就是讲述关于药品事务的法律法规，体现“公正、法治”的社会主义核心价值观，整门课程的法规案例都可以挖掘到相应的思政元素。另外药学服务工作和人民群众的生命健康息息相关，每一个药事管理环节都贯穿职业道德的要求；最后，课程面对的是中药学专业的学生，教学中要把中医药思维和中医药文化自信通过我国药事法规的立法及修订历程，以及与国内外相关法律法规的对比融入课程教学之中。

药事管理学课程思政教学突出了从大处着眼、小处着手。大处着眼是指站在为社会主义事业培养接班人的高度，着眼“法治中国”“健康中国”的大局，指导课程思政教学改革方向；小处着手，是指力求在本课程的每个章节挖掘1～2个思政点，以药事管理与法规的知识点和技能为载体，恰当融入家国情怀和社会责任、社会主义核心价值观、科学精神和思维方式、专业伦理与道德法制、做人做事的基本道理等内容，从而实现立德树人的课程思政教育目标。

2. 教学内容和环节 根据以上基本思路，我们采用了名人正向引导、案例反思讨论、品牌故事激励、影视协同促进、适时专题嵌入、线上潜移默化等方法，把科学精神、家国情怀、职业道德、学习态度、为人处事等思政元素在恰当的时机融入课堂内外，让学生在“润物细无声”中接受思政教育。

（1）名人正向引导，让学生品味家国情怀和社会责任、科学精神和科学思维方式。学习药品研究和注册管理时，以诺贝尔奖得主屠呦呦为例进行正向引导。四十多年间，屠呦呦领导着她的研究团队，经历了上百次失败，靠着坚持不懈、攻坚克难的初心，最终成功从中草药青蒿中提取出青蒿素，挽救了全球数百万疟疾患者的生命。体现了科学家的家国情怀和社会责任，也引导学生提升对中医药价值与文化的自信。在学习药物临床试验时，以“糖丸爷爷”顾方舟的脊髓灰质炎疫苗研制为例。顾方舟冒着瘫痪的危险，亲身试服疫苗溶液，为了试验疫苗对儿童的临床效果，他又让自己不满一岁的儿子服用疫苗。考虑到液体剂型疫苗需要低温保存，在农村推广十分不便，团队经过反复研究，并结合孩子们爱吃糖的习性，成功研制了糖丸活疫苗。体现了科学家的创新思维、社会责任和科学精神。

（2）案例反思讨论，让学生在反思中形成伦理道德与法制观念。学习医疗机构药事管理内容时，采用了一张处方由于没有经过认真审核所造成的用药错误案例进行讨论，促使学生形成并加深药师审方的责任意识。其他如国外的磺胺酏剂事件、反应停事件，国内的亮菌甲素事件、疫苗事件等等，都可以让学生体会到药品不仅要追求有效性、更应重视药品的安全性，认识到加强药品安全监管的重要性，体验药品监管法律法规的不断完善历程，从而树立为人民健康服务的法制观念。

（3）品牌故事激励，让学生领会药品中的人文精神和诚信理念。在学习药品生产管理和经营管理过程中，以同仁堂“品味虽贵必不敢减物力，炮制虽繁必不敢省人工”、胡庆余堂“戒欺”“真不二价”的古训，以及陈李济“诚信为本，同心济世”的理念激励学生求真务实、诚信济世。

（4）影视协同促进，为学生传递社会主义核心价值观。学习药品生产管理时，引入了专题片《大国工匠》中同仁堂技师张冬梅几十年如一日手工制备安宫牛黄丸的经历，其中的“拿毛”工序，既繁琐，又枯燥，本身没有质量标准要求，但拿多少，拿到什么程度，凭的都是药师心里的那杆秤。体现的是中药制剂人员的责任和担当。学习假劣药概念时，结合电影《我不是药神》中“假药”的含义和新版《药品管理法》中“假药”含义的变化，体现以人民健康为中心的治国理念。

（5）适时专题嵌入，强化中医药特色，体现药学人员责任。新型冠状病毒肺炎疫情期间，各省纷纷采取应急审批模式，通过了适合当地抗疫情况的医疗机构中药制剂备案申请，体现了辨证施治的中医药理念和应对疫情的应急药事管理；各地临床药师奔赴湖北抗疫一线，则强化了药学服务人员的服务意识、职业道德和责任担当。

（6）线上潜移默化，随时随地“润物细无声”。充分利用自媒体如微信公众号，随时随地写作或推送有关案例和自己的思考，从而潜移默化影响学生的价值观。如在课程绪论部分，为引起同学们学习兴趣以及重视药品监督管理，制作微课并形成公众号文章“磺胺酏剂事件”；在药品生产管理部分，提示药品生产管理的重要性，写了公众号文章《药品质量是‘用心’生产出来的》《大国工匠：安宫牛黄丸是如何炼成的？》《体现“医者仁心药者匠心”的职业素养》，可根据课程进度推送给学生。

3. 教学方法 本课程主要采用线上线下混合式教学，将思政教育贯穿于课程教学始终。课前推送和章节内容相关的文章或案例，或者布置隐含有课程思政内容的作业，培养学生自主学习能力和独立思考能力；课中通过适当的点睛讲解或者小组讨论融合课程思政元素，着重培养学生的分析评价能力、协作沟通能力和课程思维，潜移默化培养社会主义核心价值观、家国情怀、科学精神等；课后随时推送相关公众号文章，同时布置课后回顾反思让学生有所思、有所得。

4. 考核方式 课程思政是润物细无声的渐进过程，我们依然可以在教学过程中进行评价。如线上自主学习数据和行为、调查问卷、课堂考勤、课堂回答问题情况、课堂讨论参与和展示情况、课堂测试、课后回顾反思、期末考试等等。

三、教学设计案例

授课章节	第八章 医疗机构药事管理（第三、四节）	授课学时	2 学时
授课专业	中药学	授课年级	本科三年级
选用教材	《药事管理学》（中国中医药出版社，2021 年出版）	设计者	沈群

（一）教学目标

【知识目标】

1. 能陈述药品调剂操作规程、处方审核形式、处方审核内容、“四查十对”、处方管理的相关规定，包括处方颜色、组成、权限、书写规范、限量规定、保管期限。

2. 能辨别、分析处方审核的不同形式：合法性、规范性、适宜性。

3. 能清楚理解并解释医疗机构制剂注册、配制、监督管理的规定，尤其是中药制剂的特殊规定。

【能力目标】

1. 能进行医疗机构制剂合法性的分析。

2. 能综合利用“四查十对”、处方管理规定等进行处方的合法性、规范性、适宜性审核。

3. 能针对性解决处方审核中发现的不同问题。

【思政目标】

1. 能认识到医疗机构中药制剂的重要性和特殊性，强化中医药文化自信。

2. 能树立依法审核处方的法治意识、守护患者健康的责任意识和以患者为中心的职业道德要求。

（二）教学内容

表 18 药事管理学教学内容与课程思政结合点

知识点	课程思政结合点
1. 医疗机构制剂注册管理 ①医疗机构配制制剂，应当是本单位临床需要而市场上没有供应的品种； ②医疗机构配制制剂，应当经所在地省、自治区、直辖市人民政府药品监督管理部门批准，取得医疗机构制剂许可证。无医疗机构制剂许可证的，不得配制制剂	· **树立法治意识**：医疗机构制剂配制需要经过许可，是为了确保用药安全，保护患者健康权益。（**课程思政案例一**）
2. 医疗机构中药制剂管理 国家对医疗机构中药制剂实行备案管理	· **树立中医药文化自信**：不同省份针对新型冠状病毒肺炎疫情的医疗机构中药制剂处方各有不同，体现了中医的辨证施治理念；医疗机构中药制剂对新型冠状病毒肺炎疫情的快速响应和中药制剂疗效的确切性，强化了中医药特色和文化自信。（**课程思政案例二**）
3. 调剂操作规程 （1）步骤：收方→审核处方→调配药品→包装、贴标签→复查处方→发药 （2）资格：具有药师以上专业技术职务任职资格的人员负责处方审查、核对、评估以及安全用药指导，药士从事处方调配工作	· **树立规则意识**：处方调配要遵守规则，任何规则的制定都是无数经验教训总结的结果
4. 处方审核 合法性、规范性和适宜性审核。 合法性：医师资格合法。 规范性：前记、正文、后记规范。 适宜性：对症下药、剂型规格、用法用量、重复给药、配伍禁忌等	利用一张问题处方，通过层层设问并结合小组讨论进行探究：处方是否合法？进修医师能否开方？需要什么资格？处方是否规范？处方应该什么颜色？颜色起什么作用？处方是否适宜？是否需要皮试？是否对症？用法用量、剂型、给药方式正确吗？有没有重复给药？有没有配伍禁忌？问题处方给您哪些感受或启示？ · **树立法治意识**：依据《医疗机构处方审核规范》，药师是处方审核工作的第一责任人，是法规赋予的责任。药师应当对处方各项内容进行逐一审核。（**课程思政案例三**） · **树立责任意识**：审核处方不是一项普通的工作，而是维护患者健康的守护者。（**课程思政案例四**） · **养成科学思维**：审核处方需要有足够的医药科学知识。（**课程思政案例四**）

续表

知识点	课程思政结合点
5. 问题处方解决 疑似不适宜处方有三个解决层次： （1）应当告知处方医师，请其确认或者重新开具处方。 （2）药师发现严重不合理用药或者用药错误，应当拒绝调剂，及时告知处方医师，并记录，按照有关规定报告。 （3）药师对于不规范处方或者不能判定其合法性的处方，不得调剂	向学生设问：作为药师，该如何处理问题处方？ · **坚持以患者为中心：**遇到问题处方，如需要告知处方医师，不应该由患者跑腿，应该由药师直接与医师交流沟通。 · **加强服务意识：**体现为临床服务，为患者服务的意识，实际就是为健康中国服务
6. 处方管理 处方的含义、种类、组成、权限、书写规则、限量规定、颜色区分与保管规定	

（三）课程思政案例与思政点映射

表 19　药事管理学课程思政案例与思政点映射

课程思政案例	思政点映射
案例一：非法配制药剂案 株洲新闻网　2018 年 9 月 27 日讯（记者陈彦圻，通讯员徐艳艳）近日，株洲市食药监局查获了一起非法配制药剂案。石峰分局执法人员在田心某诊所进行检查时，发现该诊所内有两瓶自配药剂，药剂瓶上分别标有手写文字“疱疹外敷药”“追风液”，但并未标明医疗机构制剂配制单位和制剂批准文号。经现场核查，以上药剂均由诊所按固定处方配制，用于疱疹患者止痛及关节止痛，但该诊所并未取得《医疗机构制剂许可证》	案例分析：根据规定，医疗机构配制制剂，须经所在省、自治区、直辖市人民政府卫生行政部门审核同意，由省、自治区、直辖市人民政府药品监督管理部门批准，发给《医疗机构制剂许可证》。无《医疗机构制剂许可证》的，不得配制制剂。说明诊所法律意识淡薄
案例二：中药制剂抗“疫”显奇效 2020 年 2 月 8 日，广东省药品监督管理局官网发布最新消息，由于临床应用“肺炎 1 号方”治疗新型冠状病毒感染肺炎（轻症）确诊患者 50 例，经 1 周临床观察，全部患者体温恢复正常，50% 患者咳嗽症状消失，52.4% 患者咽痛症状消失，69.6% 患者乏力症状消失，无一例患者转重症。在疗效基础上，同意广州市第八人民医院申报的透解祛瘟颗粒（曾用名“肺炎 1 号方”）通过医疗机构制剂备案，并用于全省 30 家新型冠状病毒感染肺炎定点救治医院临床使用。非定点医院申请调剂使用，将由省药监局予以优先审批。 2 月 13 日，云南省药监局应急审批，同意云南中医药	案例分析：该案例中，各省药监局对经过临床观察有效的抗“疫”中药制剂依据《中医药法》规定进行了应急审批，通过了备案申请，并确定了免申请调剂使用的范围和优先审批规定。注意三个关键词：制剂备案、委托配制、调剂使用。 制剂备案：仅应用传统工艺配制的中药制剂品种，向医疗机构所在地省、自治区、直辖市人民政府药品监督管理部门备案后即可配制，不需要取得制剂批准文号。传统制剂如汤剂、合剂，还有水提

续表

课程思政案例	思政点映射
大学第一附属医院／云南省中医医院研制的健体抗疫合剂、清瘟解热合剂、贯防合剂、香芩解热颗粒，气阴双补养血合剂在云南省新型冠状病毒感染肺炎定点救治医院直接调剂使用，形成预防、治疗、恢复全方位抗疫之势，共奏防新冠，祛疫邪，扶正气之功。 2月23日，湖北省药品监督管理局下发制剂备案批件，由湖北省中医院研制的防治新型冠状病毒肺炎的清肺达原颗粒（曾用名“肺炎1号”）、柴胡达胸合剂（曾用名“强力肺炎1号”）两个医院制剂获备案通过，在新型冠状病毒肺炎疫情期间适用，可以在本院区或根据新型冠状病毒肺炎防控指挥部的要求在相关定点院区使用，也可因疫情需要，根据指挥部的要求委托相关企业生产	取制成的颗粒机，可以备案申请。 委托配制：委托配制中药制剂，应当向委托方所在地省级药品监督管理部门备案。 调剂使用:《药品管理法》规定：经国务院药品监督管理部门或者省级药品监督管理部门批准，医疗机构配制的制剂可以在指定的医疗机构之间调剂使用。 启示：不同省份针对新型冠状病毒肺炎疫情的医疗机构中药制剂处方各有不同，体现了中医的辨证施治理念；医疗机构中药制剂对新型冠状病毒肺炎疫情的快速响应和中药制剂疗效的确切性，强化了中医药特色和文化自信
案例三：拦截“问题处方”，我国推动药师成为处方审核第一责任人 新华社北京　2018年7月14日电（记者王宾）国家卫生健康委员会等三部门日前联合印发《医疗机构处方审核规范》，规范指出，药师是处方审核工作的第一责任人。所有处方均应当经审核通过后方可进入划价收费和调配环节，未经审核通过的处方不得收费和调配	线上自主学习任务中，要求学生查阅新华社的文章，并参与线上讨论，以便充分认识药学技术人员参与处方审核的重要性，以及法规赋予的责任。强调处方审核责任的有法可依性
案例四：问题处方 案例梗概：据报道，2012年12月4日晚，某患儿因为呕吐症状前往上海某医院就医。一名进修医生单独在急诊值班，本应为患儿使用抗病毒药阿糖腺苷注射液，结果处方为阿糖胞苷注射液。药师收到处方后感觉困惑，曾与医师联系确认，但医生未予更正；护士也未发现这一错误，当天患儿输入阿糖胞苷注射液200毫升。第二天，一名资深护士发现了这一错误；之后发现当天夜间就诊的其他9名患儿发生了同样的用药错误	案例分析：该例用药错误的原因之一是两种药品药名相似，极易混淆，造成医师处方错误，医师为主要责任者；但药师审核处方时发现用药与临床诊断不符，在告知了医生但医生未予更正的情况下，对有用药错误的处方没有拒绝调剂，提示药师对该处方问题的严重性判断不足，未能保证患者的用药安全。 启示：发生如此“血的教训”，一方面是医生的粗心大意，另一方面是药师未能严格审核处方。提示药师需要熟悉药物的适应证、用法用量以及不良反应，坚持为患者把关、为患者健康服务的理念

（四）教学测量与评价

1. 线上测量与评价　通过以下方式掌握学生的学习效果及思想动态。

（1）根据教学平台数据确定本章节学生自主学习的各类资源；

（2）根据在线讨论数据判断学生参与讨论、回答问题及被同学或老师点赞情况；

（3）根据本章节提交作业情况评价学生学习思考、提出问题情况；

（4）根据本章节自主测试情况评价学生线上学习的知识掌握情况；

（5）根据本章节课后回顾评价学生学习收获及职业态度养成情况。

2. 线下测量与评价 通过以下方式掌握学生的学习效果及思想动态。

（1）课堂考勤情况；

（2）学生举手、抢答、抽答回答问题情况；

（3）课堂小组活动参与情况和小组讨论结果（问题处方）展示情况；

（4）课堂测试评价。

（五）课程思政教学反思与改进

制剂管理与处方调配是医疗机构药事管理的重要内容，也是药学技术人员开展执业活动的基础业务，既服务临床又面向患者，充分利用各种案例资源，让学生在老师引导的思考和讨论中，强化中医药文化自信、树立依法审核处方的法治意识、培养守护患者健康的责任意识，筑牢以患者健康为中心的职业道德要求。

（南方医科大学　沈群）

药理学
课程思政教学设计案例

一、课程目标

药理学是主要研究药物与机体间相互作用规律及药物作用机制的学科，其任务是阐明药物防治疾病的基本规律，为临床合理用药提供指导，是中药学专业的专业基础课、必修课。药理学是基础医学与临床医学、药学与医学、新药研究与制药企业之间的桥梁学科，对培养适应中药现代化社会服务和市场需求的高层次中药学人才至关重要。

【知识目标】

本课程的知识目标可以概括为通过药理学的理论学习和实验训练，使学生掌握药理学的基本知识、基础理论和药理学最新研究理念及思路，为将其应用于探索中药药效物质基础及作用机制，为后续开展中医药科学研究积蓄力量。

这个知识目标与中药学专业“掌握与中药学相关的自然科学、生命科学、人文社会科学基本知识和科学方法，能用于指导未来的学习和实践”的培养目标互为表里、息息相关。具体包括以下内容：

◎ 掌握药理学的基本理论、基本概念。

◎ 通过代表药物的学习，掌握各类药物的药理作用、作用机制、药动学特点、临床应用、主要不良反应及用药注意事项。

◎ 熟悉常用药物分类及其作用特点。

◎ 了解药理学研究的基本方法和研究进展。

◎ 了解处方审核和用药指导的内容。

【能力目标】

本课程的能力目标是掌握药理学的基本研究方法，具有提供药学服务的基本能力及与用药对象、医药行业人员进行交流沟通的能力，具有运用现代药理学方法和技术，进行中药科学研究的能力，为今后从事中药作用机制相关研究奠定基础。这个能力目标是中药学专业“具有利用图书资料和现代信息技术获取国内外新知识、新信息的能力，具有使用一门外语阅读相关文献的能力；具有运用现代科学技术与方法进行中药科学研究的基本能力；具有从事药学服务工作的基本能力”目标的具体落实和体现。具体能力目标如下：

◎ 具有运用药理学知识独立思考、分析和解决实际问题的能力。

◎ 具备阅读药理学相关中外文专业文献的能力。

◎ 具有进行常用实验动物药理实验操作的基本能力。

◎ 掌握常用药物的分类和使用，具备初步分析处方的能力。

【思政目标】

本课程的素质目标是养成学生严谨的科学态度和实事求是的工作作风，具有严格的法律、规范意识，具有良好的职业道德和用药对象为中心的药学服务意识。这个目标是对中药学专业“具有爱国主义精神，志愿为人类的健康工作服务；养成依法工作的观念，能以国家各项医药管理法规和行业准则规范自己的职业行为；树立终身学习的理念，具有实事求是的科学态度；具有良好的团队合作精神”素质目标的具体化，其内容主要包括：

◎ 融入爱国主义教育，增强学生的民族自豪感与中医药文化自信。

◎ 树立“合理用药，安全用药”观念，培养认真细致、为人民健康负责的工作态度。

◎ 激发学生自觉探索药理学发展前沿的热情，树立自主学习、终身学习理念。

◎ 培养学生实事求是和严谨踏实的科学态度。

◎ 重视团队协作，具备责任感和大局观。

二、课程思政建设基本情况

1. 课程思政元素的挖掘 药理学课程思政教学改革的关键是寻求课程内容与思政元素之间的有机结合，因此我们从爱国主义、科学精神、法制观念、团队精神、中医药文化五方面确定了十余个思政融入点。通过挖掘神农本草经、《本草纲目》等为代表的中国古代临床用药宝贵经验，以及近现代陈克恢提取分离麻黄碱、屠呦呦及团队分离青蒿素治疗疟疾的创造性成就，使学生明白只要立足国情，着力提升科研原创能力，就能在科技创新上不断取得突破，从而激发广大学生的民族自信、科学自信、文化自信。通过挖掘药理学研究过程中为科学献身的案例，引导同学思考、探讨敬业和牺牲精神，培养学生对专业的热爱与珍重，树立为科学献身的精神。通过鸦片战争、禁毒宣传等案例，呼吁广大学生注重洁身自爱、遵纪守法。利用高血压药物治疗中的联合用药策略，引导学生明确药物自身的作用机制及其联用时的优缺点，提升学生的大局意识，培育团队合作精神。在药理学教学中融入这些思政元素，不仅更好地活跃了课堂氛围，也达到了对学生潜移默化的价值引领作用，实现了课程育人的目标。

2. 教学内容和环节 药理学课程教学与思政教育有机结合，将社会主义核心价值观和思政元素融入教学设计、课堂教学、考核评价等各个环节，教学内容和环节主要分为三个阶段。

（1）第一阶段：教学主题树立“爱国情怀”。在教学内容中引入我国从古到今在医药领域做出重大贡献的医家、学者，从明确吗啡作用部位的邹冈到探索三氧化二砷治疗白血病机制的陈竺、陈赛娟伉俪，我国医药学发展的辉煌成就对人类健康和世界文明做出的巨大贡献，可以激发广大学生的民族自信、科学自信、文化自信。

（2）第二阶段：教学主题提倡“科学精神”。药物研发的过程离不开研究者的全身心投入，甚至不乏“以身试菌”，如发现溃疡病的元凶幽门螺杆菌，“以身试药”，如明确锂盐毒性这样为医学、为科学献身的案例。通过案例引导同学思考、探讨这种敬业和牺牲精神，培养学生对专业的热爱与珍重，树立为科学献身的精神。

（3）第三阶段：教学主题服务“健康中国”。近年来，“中西医并重，筑健康中国”已成为推动建设新时代卫生健康体系的基本思路，引导学生思考如何更好地将药物“治已病”与“治未病”理念有机结合，激励学生将个人职业发展与国家“健康中国”战略紧密结合，不断提升学生的责任感和使命感。

3. 教学方法 药理学教学中以启发式教学为基本思路，提倡“主动式学习”，主要应用了以下方法：

（1）案例式教学法：精心选择与教学内容相关的、生动鲜活的案例引发学生思考，如在新型冠状病毒肺炎疫情中，钟南山院士带领团队不畏艰难，从临床救治、有效药物筛选、机制探讨等方面进行了一系列积极、有益的探索，明确了氯喹、连花清瘟的疗效，为抗击新型冠状病毒肺炎做出了重要贡献。这样汇合科学和爱国精神的案例可以激发学生的求知欲，引导、启发学生积极思考，去领悟案例中的正能量，从而潜移默化地影响学生的价值观。

（2）讨论式教学法：以典型病例视频作为导入，由学生通过讨论，总结病例的典型表现及发病环节，从而提出可能的干预靶点及治疗药物。如在学习糖皮质激素章节时，可以 SARS（重症急性呼吸综合征）病例导入，引导学生进行分组讨论，分析在此类病例中激素应用的合理性，从而对激素的使用前提、目的、用法及可能后遗症有更深刻的理解。

（3）PBL 教学法：在药物各论学习中，可结合实际临床案例，引导学生开展自主学习和小组讨论，提高学生分析、解决问题的能力。比如学习解热镇痛药对乙酰氨基酚时，可以引入某研究生因同时服用多种感冒药发生肝衰竭后死亡的案例，引导学生积极思考，提出如何提高用药安全的措施。

4. 考核方式 药理学课程考核为过程性评价和终结性考核相结合。其中过程性考核由考勤、提问、课件预习情况、课堂讨论、习题完成情况及自主学习环节中展现的思政亮点组成，通过上述环节更好地把握学生的学习过程、思想动态及运用理论知识解决问题的能力。

三、教学设计案例

授课章节	第十六章 镇痛药	授课学时	2 学时
授课专业	中药学	授课年级	本科三年级
选用教材	《药理学》（人民卫生出版社，2018 年出版）	设计者	周园

（一）教学目标

【知识目标】

1. 掌握吗啡的药理作用、机制、应用及不良反应、禁忌证。
2. 熟悉哌替啶的作用特点和临床应用。
3. 了解镇痛新药的研制思路、方法、进展等。

【能力目标】

1. 明确癌症晚期选用镇痛药物的基本原则，使学生理解吗啡在癌痛治疗中的重要性，培养合理用药意识。

2. 通过对药物滥用的学习，提高学生对麻醉药品规范管理的认识，引导学生强化法制观念。

3. 加强学生自主学习能力，引导学生深入学习。

【思政目标】

1. 以鸦片战争的故事，引导学生牢记“落后就要挨打”的教训，增强爱国情怀。

2. 通过我国科学家邹冈在艰难条件下探索吗啡机理的案例，鼓励学生们学习其科学精神，激发学生自觉探索新知的热情。

3. 以心源性哮喘中的药物联用为例，与团队协作进行类比，引导学生分析如何取长补短，加强学生的责任感和大局观。

（二）教学内容

表 20　药理学教学内容与课程思政结合点

知识点	课程思政结合点
1. 首先提出问题：什么是疼痛？你是否感受过疼痛？疼痛时你有什么样的反应（行为和情绪）？ 2. 由学生的回答，引出医学中对疼痛的定义，“与组织损伤有关的，令人不愉快的感觉和感受”。并在此基础上，再问大家，既然是不愉快的感受，你们有没有想过，人类没有疼痛行不行？引导同学思考疼痛的生理意义。 3. 理解了疼痛的意义，请同学再进行逆向思维，疼痛如此重要，是不是发生疼痛的时候不需要管？	引出现代医学将疼痛视为“第五大体征”的必要性，引导同学理解控制疼痛的必要性，提高对患者关爱和尊重意识的培养。同时利用疼痛分级概念，帮助学生更好地理解针对不同程度疼痛的差异化处理，提高学生分析问题的能力。（**课程思政案例一**）
代表药——吗啡 鸦片自古即有镇痛方面的应用，我国自唐已有应用，《本草纲目》中亦有“阿芙蓉”的记载。但自清朝始，鸦片泛滥，使“中原几无可以御敌之兵，且无可以充饷之银”（以老照片直击吸食鸦片的清朝人：女子床上迷迷糊糊，男子瘦成皮包骨）。西方列强为了维持这一巨额利益甚至发动鸦片战争，成为中国近代悲惨命运的开端。结合相关视频、史料，激发学生的家国情怀和社会责任感。 [提问]既然吸食鸦片的下场如此悲惨，那来源于鸦片的吗啡会给人类带来什么？ 1806 年，吗啡由德国化学家分离，Morpheus 源于希腊神话梦神的名字，具有显著的中枢抑制作用。	· 以鸦片战争的故事，引导学生牢记“落后就要挨打”的教训，增强爱国情怀。（**课程思政案例二**） · 以事物的两面性为例，引出吗啡既是“毒药”也是“救命药”的双重角色，引导同学对药物滥用和药物合理应用重要性的理解

续表

知识点	课程思政结合点
吗啡的药理作用 （1）中枢神经系统抑制作用 ①镇痛、镇静作用：镇痛作用强大，且能缓解患者焦虑情绪。 ②抑制呼吸：呼吸抑制是吗啡急性中毒致死主因。 ③镇咳作用：易成瘾。 ④其他作用：缩瞳、催吐。 （2）平滑肌兴奋作用：胆道平滑肌、支气管平滑肌收缩。 （3）心血管系统：①扩张外周血管；②扩张脑血管。 （4）免疫系统作用	· 以邹冈探索吗啡作用机制时不惧困难、不断探索的案例，激励学生们学习其“科学精神”，热爱祖国，投身科学事业，潜心研究，为祖国医药事业做出贡献。（**课程思政案例三**）
吗啡的临床用途 （1）缓解疼痛：仅用于其他镇痛药物治疗无效时的急性剧痛或癌痛（理解吗啡成瘾性导致其在临床应用方面的限制，强调吗啡在恶性肿瘤晚期治疗中的重要性） （2）心源性哮喘：通过讲解心源性哮喘与支气管哮喘的发病机制及其治疗环节，帮助理解吗啡用于心源性哮喘的合理性。心源性哮喘治疗往往以“强心苷＋吗啡＋氨茶碱”合用，可以要求学生首先明确药物各自的作用机制，再来探讨联用药物治疗的合理性。 （3）止咳（少用） （4）止泻（阿片酊）	· 由吗啡仅限于急性剧痛治疗，再次强调对药物作用双重性的理解，临床用药需要权衡利弊。 · 以吗啡对癌痛的治疗，介绍癌症晚期姑息治疗的意义，使同学们对临终关怀有一定理解，提高学生的人文关怀意识。（**课程思政案例四**） · 以图文结合、案例分析，引导同学理解心源性哮喘时联合用药的必要性和合理性，提升学生大局观，培育团队合作精神。（**课程思政案例五**）
吗啡的不良反应 （1）副作用：恶心呕吐、排便、排尿困难、呼吸抑制。 （2）耐受性和成瘾性：药物滥用；美沙酮疗法。 （3）急性中毒：昏迷、呼吸抑制、瞳孔极度缩小 急救措施：人工呼吸、吸氧、吗啡拮抗药纳洛酮。 禁忌证：分娩止痛、哺乳期止痛、支气管哮喘	· 介绍药物滥用的定义、危害，禁毒措施的必要性。引导同学明确毒品的社会危害，树立禁毒意识，洁身自好、远离毒品。（**课程思政案例六**）
人工合成镇痛药 1. 哌替啶 （1）作用、用途（对比法） ①镇静、镇痛作用 特点：迅速、维持时间短；成瘾性小于吗啡。 可用于各种急性剧痛、麻醉前给药、人工冬眠及心性哮喘。 ②扩张外周和脑血管、收缩气管、抑制肠蠕动等。 （2）不良反应与禁忌证 2. 芬太尼（作用特点） （1）显效快。 （2）作用强：镇痛远大于吗啡。 （3）维持时间短：30分钟，小于吗啡。 （4）成瘾性小于吗啡	· 以保罗杨森发明芬太尼为例，鼓励同学们积极思考、勇于探索未知（**课程思政案例七**）

（三）课程思政案例与思政点映射

表 21　药理学课程思政案例与思政点映射

课程思政案例	思政点映射
案例一：每个人都会感受疼痛，却未必认识疼痛 很多时候人们会忽略那些尚能忍受的慢性疼痛，不把它当回事，能忍且忍。以俗语“牙疼不是病，疼起来要人命”，提出问题“疼痛是疾病吗？”从而引出现代医学对疼痛理解的新理念“急性疼痛是症状，慢性疼痛是疾病”，引导同学理解医学中对患者的关爱和尊重	引导学生充分认识疼痛控制的必要性，有助于学生建立医学人文关怀理念，树立以“患者为中心”理念
案例二：鸦片战争 1840 年，英国政府以林则徐的虎门销烟等为借口，发动侵华战争。鸦片战争以中国失败并赔款割地告终。中英双方签订了中国历史上第一个不平等条约《南京条约》。中国开始向外国割地、赔款、商定关税，严重危害中国主权，开始沦为半殖民地半封建社会，丧失独立自主的地位，并促进了自然经济的解体	这场战争的惨痛教训需要我们永远铭记，引导学生牢记“落后就要挨打”的教训，必须振奋民族精神，自立自强，增强爱国情怀
案例三：吗啡镇痛机理研究 虽然自 1925 年起，吗啡即成为临床上普遍应用的强镇痛药，但到 20 世纪 50 年代其镇痛机制仍不清楚。1959 年上海药物研究所邹冈利用家兔进行脑内微量注射吗啡的研究，结果发现微量吗啡注入家兔的侧脑室，即可产生明显而持久的镇痛作用，静脉注射时则需要 500 ～ 1000 倍药量才能达到相当的效应。根据药液在侧脑室中的扩散范围，邹冈推测吗啡作用于侧脑室周围的脑结构，并最终发现注入第三脑室周围灰质以后镇痛作用最明显，从而提出了第三脑室周围灰质是吗啡产生镇痛作用的部位的观点，成为吗啡和痛觉研究领域中的重要发现	通过我国学者邹冈在吗啡作用原理中做出杰出贡献的事例，激励学生们学习其科学精神，热爱祖国，投身科学事业，潜心研究，为祖国医药事业做出贡献。同时，提升我们的民族自信心，在那么艰苦的时代，科学家都可以坚定的信念和科学精神的指引而奋斗，我们应该学习和继承这种精神
案例四 癌症晚期的镇痛治疗现状不容乐观，如果得不到有效的姑息治疗，他们的生活质量很低，走得很痛苦。中国 13 亿人口，占世界人口 20%，可吗啡的医疗用量，才占世界 4%；中国每年新发癌症病例三百多万，约 2/3 肿瘤患者会有疼痛，其中大部分是剧烈疼痛	目前的癌症晚期治疗以对症支持为主，主要目标是减轻患者痛苦，提高生存质量。介绍癌症晚期姑息治疗的意义，使同学们对临终关怀有一定理解，提高学生的人文关怀意识
案例五 心源性哮喘的治疗常需要进行药物联用，如“强心苷＋吗啡＋氨茶碱”，引导学生从吗啡的作用特点出发，探讨联用药物治疗的合理性，进而引导学生要重视团队协作的重要性	合理的联合用药不仅可以减少单药使用剂量，降低可能出现的药物毒副作用，而且不同药物之间还可以取长补短，使疗效增强，病程缩短。而团队精神的中心含义就是协同合作，二者的类比可以帮助学生理解团队协作精神

续表

课程思政案例	思政点映射
案例六：少帅戒毒 张学良曾为戒除鸦片而注射吗啡，导致吗啡成瘾，骨瘦如柴，病容满面，精神颓丧，甚至因频繁注射，几无可打的皮肤。他下决心戒除毒瘾，并撰写了对联“陋习好改志为鉴，顽症难治心作医”，最终依靠其顽强的意志力和医生的帮助成功戒毒	以少帅戒毒的故事，引导学生了解吗啡滥用的危害，呼吁学生洁身自爱、远离毒品，拒绝不良诱惑，树立禁毒意识
案例七：保罗·杨森发明芬太尼 他通过分析吗啡和哌替啶的化学结构，提出哌啶环可能是二者产生镇痛效果的结构基础。在此基础上，以苯环代替哌替啶哌啶环1位上的甲基以增加脂溶性；加入丙酮基链，以增加与阿片受体的结合力，形成R951。又以羟基代替R951分子的酮基，形成R1406，也就是药效为吗啡25倍的苯哌利定。而对苯哌利定的继续研究和改造，最终于1960年合成R4603，即芬太尼，这是迄今发现的最强效的阿片类药物，其等效镇痛效应是吗啡的约100倍	通过科学家在药物研究中所体现的不畏艰难、勇于探索精神，激励同学们将奋斗精神根植于内心深处，挖掘自身的潜力，磨炼意志、不懈奋斗

（四）教学测量与评价

1. 理论教学完成后，学生完成小测试，以评价学生对于该章节内容的学习效果。

2. 学生完成本章学习后，请通过查阅相关文献资料完成《新型镇痛药物研究进展》的文献综述（限1500字）。以评价学生获取学科前沿进展及归纳分析的能力。

3. 对学生预习课件、习题测试及课堂讨论的表现进行综合评价，可引入学生自评、生生互评、师生互评，评价学生的自主学习效果和团队协作意识。

（五）课程思政教学反思与改进

本章内容中，可与课程思政结合的知识点较多，如药物滥用与强化法制观念、癌痛治疗与人文关怀、靶点探索与培育科学精神等。但要注意，这种结合切忌生搬硬套、和盘托出，而要注意有机结合、自然渗透，要有意识地潜移默化地启发学生领悟蕴含于案例中的情感态度和价值观。

（广州中医药大学　周园）

分析化学
课程思政教学设计案例

一、课程目标

分析化学是发展和应用各种理论方法、仪器和策略以获得有关物质在相对时空内的组成和性质等信息的一门科学。分析化学课程以中药学专业的培养目标为导向，使学生在掌握分析化学基本理论、基本知识、基本技能基础上，能够运用化学分析方法分析和解决实际问题，是中药学专业必修课、专业基础课，也是中药化学、中药鉴定学、中药炮制学、中药药理学、中药药剂学、中药分析学等专业课程的重要基础。通过本课程的学习，学生应对“量”的概念有较深的认识，为今后运用现代科学技术与方法进行中药学科学研究奠定基础。

【知识目标】

本课程的知识目标包括明确分析化学的任务，学习经典的化学分析方法，掌握科学的数据处理方法，为中药的质量评价奠定基础，故其首要任务是让学生树立“量”的概念。这个知识目标旨在为中药学专业“掌握与中药学相关的自然科学、生命科学、人文社会科学基本知识和科学方法，能用于指导未来的学习和实践”“熟悉中药学类专业相关学科发展动态和前沿信息”“掌握中药药效物质基础及其作用机制的基本知识，了解其对中药研究、生产及质量评价的意义”“掌握中药生产过程、中药检验及质量评价的基本理论和基础知识”的培养目标奠定基础。具体包括以下内容：

◎ 了解分析化学的定义、发展、分类等，以及其在生产、教学及科研中的任务和作用。

◎ 熟悉并掌握基于化学反应的各种滴定分析法、重量分析法的基本原理、方法等。

◎ 掌握分析数据的科学处理理论及方法。

◎ 熟悉各种滴定分析方法在中药领域的应用。

【能力目标】

本课程的能力目标是培养学生初步具备根据分析对象的性质特点选择合适的分析方法、建立科学的分析思路、完成合理的分析报告的能力。这个课程目标是中药学专业“具有运用综合理论知识，解决中药生产与应用中实际问题的基本能力，以及运用现代科学技术与方法进行研究的基本能力”的能力目标不可或缺的重要组成部分，从而实现正确评价中药质量的基本能力。

◎ 具备正确使用、校正各种分析化学常用器材及仪器的能力。

◎ 具备正确进行样品预处理，并根据样品的性质选择恰当的滴定分析法或重量分析法对简单试样进行精确定量分析等能力。

◎ 具备对测定结果进行可疑值取舍、精密度准确度分析、误差分析等科学的数据处理及评价的能力。

【思政目标】

本课程的素质目标是养成学生严谨的科学态度和实事求是的工作作风，要求学生关注“物质”内在规律的研究，包括对物质的组成、含量和结构形态信息的探究；在不断探索物质内在规律过程中树立责任意识和道德意识，提高专业认同度；在运用各种化学分析法开展当前工作时杜绝弄虚作假，强化法律和规范意识，能用发展的眼光看问题，为正确评价中药质量提供有力保障。这个素质目标是对中药学专业“热爱中医药事业，弘扬中医药文化”“养成依法工作的观念，能以国家各项医药管理法规和行业准则规范自己的职业行为”“具有实事求是的科学态度”的素质培养目标的具体践行。可表述为：

◎ 培养学生实事求是的科学态度，养成严谨的分析检验实验习惯。

◎ 增加学生的专业认同度，守正创新，提升学生作为新时代中医药人的使命感和责任意识。

◎ 具有创新意识，激发学生自主探索分析方法的热情，不断建立新的分析方法应用于中药研究。

二、课程思政建设基本情况

1. 课程思政元素的挖掘 分析化学课程思政元素的挖掘既要关注中医药科学研究领域，也要关注到化学、医学、生物学等研究领域的经典案例和社会时事热点。第一章绪论不仅阐述了分析化学的任务、特点、历史、发展、应用等，还是激发学生学习本门课程兴趣的关键章节，我们在讲解分析化学的任务时，引入马克思主义哲学中规律的内涵，强调任何物质均存在一定的内在特性和规律，而分析化学就是将其隐藏的特性和规律挖掘出来，比如这次突如其来的新型冠状病毒肺炎疫情防控战役中，分析化学在卫生检验、检疫方面发挥了重要作用。通过相关案例的讲解可以让学生领会实事求是的重要性和分析工作者应有的职业道德素养。通过对分析化学发展史的阐述，以葛洪炼丹、神农尝百草等故事让学生了解中华文明源远流长，增强学生的民族自豪感，特别强调神农尝百草的献身精神和实践精神及对工作的忘我态度，值得当代青年学子学习。由于分析化学课程具有前沿性、科学性和实践性等特点，我们引导学生用发展的眼光看问题，用实践的方式求证问题，比如通过三聚氰胺案例分析证实分析方法是不断发展的。在学习过程中，学生会接触到各种各样的分析方法，这就要求引导学生学会在实际应用中要根据分析目的、分析对象的特点，合理地选择分析方法，如引导学生思考不同的化学分析方法如何在中药材的栽培、引种、采集、加工、炮制、核定、质量控制等方面合理使用，通过学以致用来增强学生的专业自信度，这也是因材施教、因体裁衣的范式。最后，在教学中融入思政元素时，我们特别注重课程思政元素的引入应与课程目标、教学目标一致，二者相辅相成，共同服务中药学专业人才培养目标。

2. 教学内容和环节 在教学中我们通过引导学生“以三观端正态度，以态度指导学习”，进行课程思政教学。

第一阶段（思想）：思政主题为“三观至尚”。讲授内容为绪论，通过该章节中分析方法的分类和发展历史等内容的学习，引导学生从整体上建立科学的思维方法，并以正确的世界观、人生观、价值观为引领，合理规划自己的学习、生活和今后的工作。

第二阶段（态度）：思政主题为“态度反映思想”。讲授内容为误差和准确度、偏差和精密度等概念，以及科学的数据处理方法和衡量标准，通过规范使用专业术语、强调“量”的概念、科学评价试验结果等内容的学习，引导学生树立科学严谨、精益求精的人生态度。

第三阶段（方法）：思政主题为“具体问题具体分析”。通过重量分析法、滴定概论、酸碱滴定、配位滴定、氧化还原滴定、沉淀滴定、电位滴定等各类具体分析方法及其相关的实践内容的学习，启发学生在遇到问题时能具体问题具体分析，达到学以致用的目的，培养学生的科学思维和创新精神。

3. 教学方法 分析化学课程思政教学可应用的教学方法有：

（1）案例式教学法：精心选择跟中药质量相关的社会热点案例引导学生思考。比如“新型冠状病毒肺炎预防方若无效，是否是药方有问题”，引导学生关注中药质量问题，以此激发学生的求知欲。又如“2017 药品质量不合格年度报告中指出中药材质量问题突出”等类似的负面报道，通过学习掌握分析手段可以对中药质量进行有效控制。教师积极正向引导学生，潜移默化地影响学生的价值观、提升专业使命感和责任感。

（2）讲解法：通过示例，详细讲解“准确浓度”的内涵，帮助学生建立分析化学思维；强调有效数字在分析化学中的重要性，提醒学生注意书写的正确性，以小见大，强化学生做人、做事的严谨态度；同时让学生明白“适用性”的重要性。

（3）关键词串联法：经典化学分析方法的定义非常多，不能依靠机械性的记忆，我们通过每种方法特有的关键词，采用串联法讲解定义，锻炼学生自主思考能力。同时，关键词串联法也是一种思维能力的训练方法。

（4）实验法：通过滴定实验中的“半滴”“四分之一滴”操作让学生深刻认识分析化学中严谨的“量”的概念，亲身感受差之分毫、谬以千里。同时以理论指导实践，提醒学生在实验过程中应注意滴定操作的正确性。

4. 考核方式 分析化学课程采用过程性评价和终结性评价相结合的方式进行考核。过程性评价主要包括考勤、提问、课堂讨论、课后作业完成情况及自主学习环节中展现的思政亮点。

三、教学设计案例

授课章节	第四章　滴定分析概论	授课学时	3 学时
授课专业	中药学	授课年级	本科二年级
选用教材	《分析化学》（上）（中国中医药出版社，2016 年）	设计者	刘芳、陈慧、吴萍

（一）教学目标

【知识目标】

1. 掌握滴定分析的特点、分类、滴定相关专业术语。
2. 掌握滴定反应的要求。
3. 掌握基准物质与标准溶液的概念、表示方法和计算公式。
4. 掌握滴定方式和相关含量计算。
5. 了解不同滴定分析方法的应用示例。

【能力目标】

1. 结合本章节的实验教学，理论联系实际，使学生掌握分析天平和器皿的正确使用、滴定的正确操作。

2. 通过思维能力和动手能力的培养，进一步强化学生分析问题和解决问题的综合概括能力，使学生具备将零散知识串联的能力，为后续专业课的学习奠定坚实基础。

【思政目标】

1. 通过滴定实验中的“半滴”“四分之一滴”操作让学生深刻认识分析化学中严谨的“量”的概念，亲身感受差之分毫、谬以千里，从而以小见大，强化学生做人、做事的严谨态度。

2. 通过类比法，在讲解基本知识的同时潜移默化地提高学生思想政治觉悟。

3. 通过标准溶液配制方法的选择让学生明白“适用性”的重要性。为实现中国梦，作为中药专业的学生，应该利用所学专业和技能、结合自身特点，选择合适的工作岗位，贡献自己的力量，同时帮助学生建立正确的价值取向。

4. 通过滴定分析计算中“整体思维能力”的训练，帮助学生建立全局观。

（二）教学内容

表 22　分析化学教学内容与课程思政结合点

知识点	课程思政结合点
总体设计思路 1. 概述 2. 概念 3. 计算	思维能力培养：将本章内容浓缩成三个部分，从感官上简化学习内容，有利于增强学生学好本章内容的自信心。同时可以帮助学生建立整体观，锻炼学生概括总结、提炼知识要点的能力，有效提高学习效果
滴定分析法概述 1. 滴定分析法的定义和特点 学生通过回忆高中滴定实验，归纳小结后由老师总结，并以 PPT 形式展示滴定实验过程中使用的滴定器皿，帮助学生回忆滴定过程，比单纯的想象和回忆更直观。 2. 对滴定反应的要求 在讲解前先抛出问题：“既然滴定分析法是建立在化学反应的基础上的，那么是不是所有的化学反应均可用于滴定分析呢？” （1）反应迅速完全； （2）反应按一定计量关系进行； （3）有合适的指示终点的方法	锻炼学生自主思考能力，通过对知识点的回顾，再次强调滴定分析在分析化学课程中的位置，并从中找到归属关系，引导学生在充分自我认知的前提下，明白做任何事情，应先弄清格局、找到位置，这样才能充分挖掘自身潜力。 以一个较深入的问题衔接后续学习内容。“滴定方式”这一知识点，通过只问不答的方式启发学生的“好奇心”，调动学生自主学习的积极性，同时培养学生的辩证思维。 老师透彻分析第一点要求，学生以相同的思路和模式分析第二、第三点要求，现学现用，以此锻炼学生分析问题的思维，锻炼“举一反三”的能力，并引导学生在生活中亦应做到多思考、多分析
滴定分析法基本概念和相关专业术语 1. 标准溶液：已知准确浓度的试剂溶液。 举例： （A）0.1mol/L 的 HCl 溶液 （B）0.10mol/L 的 HCl 溶液 （C）0.1000mol/L 的 HCl 溶液 以上哪种属于标准溶液？并解释原因。详细讲解“准确浓度”的内涵。 2. 滴定反应 $t\,\mathrm{T}+b\,\mathrm{B}=c\,\mathrm{C}+d\,\mathrm{D}$ $\frac{n_\mathrm{B}}{b}=\frac{n_\mathrm{T}}{t}$　基本式①	通过列举 A、B、C 三种浓度的溶液，让学生看到微小差异带来的变化，从而帮助学生建立分析化学思维，强调有效数字在分析化学中的重要性，提醒学生注意书写的准确性；同时以理论指导实践，提醒学生在实验过程中应注意滴定操作的正确性。（**课程思政案例一**） 滴定反应中的标准溶液与待测溶液的关系是后续含量测定计算的关键，强调基本式①为计算的核心公式。带领学生回顾学过的显色反应实验（**课程思政案例二**），引导学生思考显色反应与滴定曲线的关系。强调 n_T 的中心地位，突出计量关系的重要性，基本式①为

续表

知识点	课程思政结合点
	后续所有公式之根本，其地位与中国共产党思想政治理论体系一样，不容动摇，是一切理论之源。
3. 滴定曲线的特点 （1）起点：被滴定物的初始浓度。 （2）sp 前—平缓；sp 附近—陡直；sp 后—平缓	滴定曲线具有从平缓→陡直→平缓的特点，根据滴定突跃来衡量滴定是否可行，若突跃范围太窄，则无法通过合适的方法来确定终点，不满足滴定的三个条件，故不能用于滴定分析
滴定相关计算 1. 标准溶液的配制和测定 **直接法：**基准物质→准确称量→溶解→定量转移至容量瓶→稀释至刻度→直接计算准确浓度 **间接配制法（标定法）：**非基准物质 → 粗略称取或量取 → 配制成接近所需浓度的溶液 → 其准确浓度未知，须标定或比较得到。	通过标准溶液配制方法的选择让学生明白“适用性”的重要性（**课程思政案例三**），启发学生在工作学习中应在实事求是的前提下，在充分的自我认知的基础上，寻求适合自身发展的道路。
2. 滴定方式及其计算 间接滴定法：滴定剂与被测物间无计量关系或不反应。 公式： ① $aA+bB === c_1C+\cdots\cdots$ ② $c_2C+tT === dD+\cdots\cdots$ 即：$(b\times c_2)n_B \sim\sim (c_1\times c_2)n_C \sim\sim (c_1\times t)n_t$ $\frac{n_B}{b\times c_2}=\frac{n_T}{c_1\times t} \longrightarrow \frac{n_B}{b'}=\frac{n_T}{t'}$ 关键：B 与 T 间实际摩尔比	间接法（置换滴定）：通过阐述具体过程，强调“定量生成 C”的桥梁作用（**课程思政案例四**），将待测物 B 与滴定剂 T 的关系转化成“B 与 C、C 与 T”的关系，去掉“C”，并将“B 与 C、C 与 T”的计量关系纳入“B 与 T”的计量关系中，最后按直接滴定法进行计算。突出 C 的桥梁作用，引导学生明白桥梁意义的重大，好比党支部是党对群众进行日常思想政治教育的组织者，是党联系群众的桥梁
【本章总结】 请学生回忆本章第一张 ppt 中的“内容提要”，并帮助学生梳理本章知识，强调重难点和注意事项。	**小结：**提炼知识点，点出知识点之间的关联，培养学生发掘事物内部规律的能力

（三）课程思政案例与思政点映射

表 23　分析化学课程思政案例与思政点映射

课程思政案例	思政映射点
案例一：差之毫厘谬以千里，看一个微小的失误是如何造成巨大损失的 1967 年 8 月 23 日，因为一个小数点的疏忽，苏联的联盟一号宇宙飞船在返回大气层时，突然发生了恶性事故——减速降落伞无法打开。宇宙飞船在两小时后将坠毁，电视现场直播中，观众将目睹宇航员弗拉迪	以小见大，强化学生做人、做事的严谨态度；让学生认识到滴定分析实验中每一步操作都必须严谨细致，中间有一个环节出现误差，实验结果都是不可信的。因此，要掌握过硬的操作技术和误差分析的能力，养成良好的职业素养

续表

课程思政案例	思政映射点
米·科马洛夫的殉难。在电视上，宇航员科马洛夫镇定自若地向母亲和女儿告别，他对女儿说："你学习时，要认真对待每一个小数点。联盟一号今天发生的一切，就是因为地面检查时忽略了一个小数点。"	
案例二：提前准备一些在课堂上便于操作的显色反应实验进行演示，让学生重新感受"一瞬间的变化" 蛋白质遇硝酸变黄；酚类遇 Fe^{3+} 显紫色；Fe^{3+} 遇 SCN^- 呈现血红色；Fe^{2+}（浅绿色或灰绿色）遇比较强的氧化剂变成 Fe^{3+}（黄色）；白色无水硫酸铜溶于水会变蓝；淀粉遇碘变蓝；双氧水（H_2O_2）可使高锰酸钾溶液褪色；不饱和烃（如烯烃、炔烃等）会使溴水或高锰酸钾溶液褪色（与溴发生加成反应，还原高锰酸钾）；苯酚（固体）在空气中露置被氧气氧化变为粉红色等	马克思说，量变积累到一定程度必然引起质变。滴定分析就是由量的积累产生质的变化的典型案例，当积累到一定程度，如滴定剂加入的体积到达 99.9% 时，量变引起质的飞跃，此时，哪怕半滴的加入都能发生突跃，突跃过后则又恢复至平缓期。但是量变积累必须在质变这个结果的方向上，如果方向错了，量变会引起另一种质变。通过演示，让学生直观感受量变到质变的瞬间，鼓励学生要树立终身学习的理念，不要满足于现有所学，注意更新和累积知识，为今后能够在专业领域内有所作为奠定基础
案例三：从标准溶液的配制方法看"合适的才是最好的"，遵循适应性原则 标准溶液配制方法的选择必须结合化学试剂自身的特点做出正确选择，比如基准物可采用直接法配制，需要使用万分之一的分析天平和容量瓶，而试剂不纯的非基准物质则应选择间接法，不需要过分追求仪器和器皿的精密程度，采用普通电子秤和量筒即可，再通过后续的标定测量出溶液的准确浓度	任何事物的选择，并非一定要追求最好的，应遵循"适用性原则"，合适的才是最好的，就好比马克思主义在思政工作中的适用性，不同的工作采用的方法不同，通过"打通思路，疏通思想，有效应对，解决问题"
案例四：面对滴定剂与被测物之间无计量关系或不反应时，如何建立二者的联结 将待测物 B 与滴定剂 T 的关系转化成"B 与 C、C 与 T"的关系，去掉"C"，并将"B 与 C、C 与 T"的计量关系纳入"B 与 T"的计量关系中，最后按直接滴定法进行计算，突出 C 的桥梁作用	党支部是党的基层组织，是党对群众进行日常思想政治教育的组织者，是联系群众的桥梁，因此，加强党支部建设，充分发挥党支部的桥梁作用，是加强党对思想政治工作领导的组织基础

（四）教学测量与评价

1. 在教学中，积极开展师生互动、生生互动，在学生回答的过程中，教师可以进行有效引导、鼓励学生补充，及时肯定学生的思考过程，并记录学生的表现作为平时成绩。

2. 课堂上通过随机提问直接强化学生对重点内容的掌握情况，随机点名请学生在黑板上演示含量测定公式的推导过程，请在座同学回答正确与否、指出问题所在，并进行生生互评。

3. 授课后学生完成“含量测定”的计算题作业，按时统一上交，老师依据评分标准评阅后反馈给学生，并集中讲解发现的共性问题。随后完成网络测试。

4. 学生围绕“滴定分析方法在中药领域的应用”展开分组讨论，对讨论情况进行组内评价、组间评价和教师评价。评价学生的自主学习效果和团队协作意识。

（五）课程思政教学反思与改进

1. 分析化学对“量”的严谨性要求是学生第一次接触，因此很难理解准确浓度表示方式中 0.1mol/L、0.100mol/L 和 0.1000mol/L 之间的细微区别，通过思政案例“差之毫厘，谬以千里”的故事进行类比，但是学生在具体实践中还是容易忘记“高要求和高标准”，忽略有效数据位数，故在思政故事的讲解中可重点突出“小失误带来大后果”的严重性，强化平时常规训练中的“谨慎原则”，并通过练习加强“严谨”习惯的培养。

2. 从思政角度来看，可以通过类比法，将滴定曲线所经历的三个阶段（平缓－陡直－平缓）比喻成我们思想政治觉悟的提升过程，首先要经历一段时间积累，才能到达显著提升阶段，接着又需经历一段新的平稳发展期。让学生在掌握知识点的同时加深对自身的认知，鼓励学生不断努力，脚踏实地，为厚积薄发做铺垫。如果学生在课堂上对该类比的共鸣程度不大，教师则以自身的一次思想进步案例进行引导，通过分享自己的感受和认识实现对课程与思政的双赢。

3. 标准溶液配制方法的选择讲究适用性原则，由于方法的选择需要根据试剂的纯度做出合理判断，故在讲解过程中需重点突出“基准物”和“非基准物”的区别，详细逐条讲解作为“基准物”必须满足的条件，以便学生更好地理解“方法选择的适用性”中蕴藏的内涵。

（湖南中医药大学　刘芳）

仪器分析
课程思政教学设计案例

一、课程目标

仪器分析课程是依据物质的物理性质、化学性质、生物特性等，运用现代

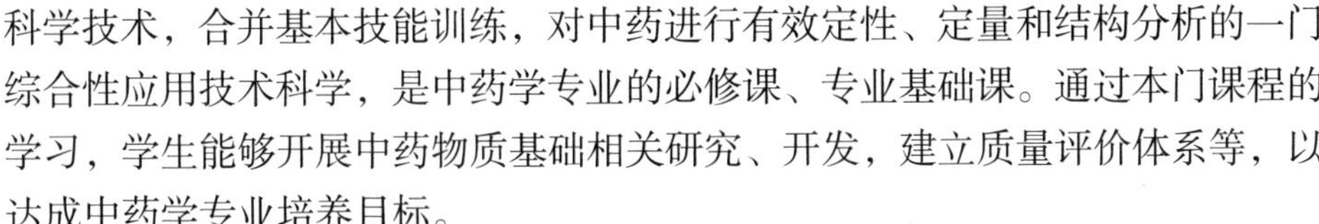

科学技术，合并基本技能训练，对中药进行有效定性、定量和结构分析的一门综合性应用技术科学，是中药学专业的必修课、专业基础课。通过本门课程的学习，学生能够开展中药物质基础相关研究、开发，建立质量评价体系等，以达成中药学专业培养目标。

【知识目标】

仪器分析是基于无机化学、有机化学、高等数学、物理学、化学分析等课程知识基础上，主要学习定性、定量和结构分析相关的知识。充分学习和掌握各类经典及现代仪器、技术的原理及其应用，为能对中药进行有效分析奠定扎实基础；熟悉和把握各类分析方法随着科学和技术发展而变化的特点，能“与时俱进”地进行知识有效提升。这一知识目标服务于中药学专业“掌握与中药学相关的自然科学、生命科学、人文社会科学基本知识和科学方法，能用于指导未来的学习和实践”“熟悉中药学类专业的相关学科发展动态和前沿信息”“掌握中药生产过程、中药检验及质量评价的基本理论和基础知识”的培养目标。具体包括以下内容：

◎ 了解仪器分析的发展历史，阐述各类仪器分析方法的基本理论及熟练运用常用术语。

◎ 建立起“分析”和“质量”的概念，即能准确识别定量分析、定性分析和结构分析三个核心任务的差异。

◎ 掌握光谱、质谱和色谱等分析方法和手段，能说出其特点和应用范围。

◎ 能清晰阐述实现分析目标的各类仪器的基本原理及结构。

◎ 能理解各类仪器性能检验的原理和方法。

◎ 了解在中医药理论指导下，基于物质基础运用不同分析手段有效评价中药质量。

【能力目标】

本课程的能力目标是掌握仪器分析的基本理论、技术手段及其应用于定性、定量和结构分析的基本内容；具备运用现代分析方法服务于中医药评价体系的基础能力，能够利用图书资料和现代信息技术获取仪器分析新知识、新技术。这一课程目标对应了中药学专业“具有运用综合理论知识，解决中药生产与应用中实际问题的基本能力，以及运用现代科学技术与方法进行科学研究的基本能力”“具有利用图书资料和现代信息技术获取国内外新知识、新信息的能力，具有阅读中医药传统文献和使用一门外语阅读相关文献的能力”“具有创新创业的基本能力”。应达到以下能力目标：

◎ 能够基于中药材、饮片等分析对象的理化性质、结构特征等差异，综合运用各类仪器分析方法和手段设计基础实验并实施。

◎ 能够运用基础化学基本理论、基础知识，根据所得实验结果、数据，推断物质的组成、成分含量及化学结构。

◎ 能够对所用仪器的性能进行检验。

◎ 基础实验设计过程中，合理选择方法学考察内容并实施。

◎ 能够正确处理实验数据，通过分析得出客观的实验结论。

【思政目标】

本课程的思政目标是通过在课程中恰当引用中医药科研实践对分析化学技术的运用实例，坚定学生对中医药的信心；运用知识点案例分析，"压力式"合作，引导学生学习中医经典，了解中国传统文化，坚定专业自信。结合国内外分析技术的发现、发展、科技创新和突破事件，及科技失误或者错误判断的案例，激发学生自觉探索仪器分析发展前沿的热情，培养学生的现代科学思维。与中药学专业毕业生应"具有正确的世界观、人生观和价值观，具有爱国主义、集体主义精神，身心健康，诚实守信，志愿为人类的健康工作服务""热爱中医药事业，弘扬中医药文化，熟知中药在'预防、治疗、康复、保健'一体化大健康医疗模式中的重要地位""养成依法工作的观念，能以国家各项医药管理法规和行业准则规范自己的职业行为""具有批判性思维、创新精神和创业意识""将运用中医药理论和技术发现、制造、合理使用中药作为自己的职业责任"的素质培养目标相适应。具体表述为：

◎ 引导学生在中医哲学观的基础上学会尊重生命，坚定中医药理论自信、文化自信、专业自信，提升其爱校、爱师、爱中医中药的意识。

◎ 引导学生严谨认真地看待仪器分析实验过程及结论，培养学生实事求是的科学态度。

◎ 具有尊重知识产权、尊重科学的专业素质。

◎ 养成自觉遵守中药质量检验相关法律法规的观念，规范个人职业行为。

◎ 养成良好的沟通能力和团队合作的精神。

二、课程思政建设基本情况

1. 课程思政元素的挖掘　仪器分析课程更侧重于构建学生在学会经典知识和方法的基础上，与时俱进，科学思辨，是中药学专业学生巩固和锤炼用辩证观服务于中医药思维的最佳多维素材库。课程围绕"守正创新，传承精华"为主线梳理课程思政元素，着重经典与现代分析方法于一体的专业基础知识综合能力，从多个层次和维度进行思政要素的挖掘。

基于学情分析，围绕课程思政教学体系建设，构建"分析－应用－服务"的"知识－能力－思政"一体化思维教学模式。引入仪器分析方法服务于中医药科学研究的实例，如 HPLC 分析方法在天麻药材检查过程中的应用变化，分析单一指标与中医药理论指导下的整体指标的思维差异，引导学生科学思辨，牢固树立中医药文化自信。

通过课程知识体系的认识，塑造其良好的职业素养和执业能力。课程中的“定性基础上定量”“量变引起质变”“结构决定性质”等分析化学重要知识，与学生学习、成长过程不谋而合，与中医药哲学观相呼应；“离开剂量谈论毒性，离开整体谈论药效均不可取”等分析化学观点，让学生知道事物都有其规律，要公正客观地看待事物。科研发展与学科发展动态有效融入，正确分析中医药的整体观，尊重中医药用药原则和理论。

2. 教学内容和环节 为了推进仪器分析课程教学与思政教育有机结合，需对教学内容进行总体设计，将社会主义核心价值观、辩证思维和思政元素贯穿于教学过程中，教学内容和环节主要分为以下三步。

（1）榜样的力量：仪器分析教学内容有多板块、多原理的特点，用技术的发展历史和知名研究案例将内容串联起来，引入本地、本校学者开展的研究工作，让学生主动了解研究历程、研究方法、研究进展等，比如在色谱法教学中，引入我校钱子刚教授研究团队开展云南道地药材研究的案例，发挥身边榜样效应，引导学生树立正确的专业思想、行业道德和职业价值观。

（2）守护与创新：仪器分析课程基础知识是经典内容，但是随着科学技术的发展，仪器分析的方法、技术也不断创新。教师注意积累最符合组方原则的质控案例和分析方案，挑选有地方特色的道地药材作为对象进行分析，如在紫外–可见分光光度法教学中引入灯盏花注射液的开发及检测发展，引导学生树立专业自豪感，鼓励他们传承创新发展中医药产业，弘扬中医药文化。

（3）使命与责任：将仪器分析课程讲授内容与社会时事结合，带领学生寻找和课程内容相关热点，启发学生探讨课程、专业与社会热点的关系。比如新型冠状病毒肺炎疫情期间，张伯礼院士介绍了天津中医药大学的组分中药国家重点实验室承担了国家科技部紧急启动项目，对具有抗病毒作用的中药组分进行药物遴选，这也是仪器分析方法和技术应用于中医药科学研究的典型事例。有利于激励学生将个人职业发展与国家战略紧密结合，不断提升学生的责任感和使命感。

3. 教学方法 仪器分析课程思政教学可通过多种方法实现，如：

（1）以身作则：“学高为师，身正为范”，教师应随时注意课堂内外的言行举止对学生潜移默化的影响作用。例如，进入实验室必须按规定穿戴工作服，要遵守实验室安全规范等，小到实验室内不能饮水、规范化操作等细节均是教师向学生传递的正能量信号，用身边小事激发学生尊重专业、热爱专业、热爱学校。

（2）案例分析式教学法：精心选择与教学内容相关的、生动鲜活的案例进行分析引发学生思考。现在人们对中药的误解大多由于不按规定的用法用量使用，却谈疗效不佳或有毒副作用，或是由于部分中医药从业人员不遵守中药组方原则和配伍理论，妄议中药合理用药，因此要引导学生用定性分析和定量分析的理论与方法，从不同角度理解中药的疗效与药用活性物质群，培养学生将分析化学与中医药思维有机结合，服务中医药大健康产业发展、中药疗效的提升。

（3）讨论式教学法：科学发展是动态的，有瓶颈有突破，要合理看待仪器分析方法的作用和意义；懂得“适可而止”的科学内涵，合理看待科学技术在药物发展中的应用。比如《中国药典》中同一药物收载了不同的含量分析方法，可让学生在掌握相关分析方法的基本原理基础上，进行讨论交流，引导学生认识到传统的不意味着落后，先进的不见得是适当的，要辩证地看待科学的进步，正确地看待仪器分析方法技术的扬弃。

（4）TBL 教学法：布置具有一定难度或拓展性的作业，学生可以以 TBL 小组方式协同完成，通过分工协作完成查阅相关文献、撰写报告、答辩等环节，在提高学生学习动力和能力的同时，培养了学生的团队精神和团队协作能力。

4. 考核方式 仪器分析课程考核采用过程性评价与终结性评价相结合的方式。对课程思政教学效果评价强调课程思政教育不必拘泥于课堂，“课堂见效，课外修养”既是对学生的要求也是对教师的要求，要在课程教学的全过程及时给予学生合理评价。本门课程的过程性考核包括考勤、课堂提问、合作分享、协作汇报、自主学习五个方面，通过上述环节，能够在强化知识的同时，将思政亮点“无痕”地带入课程的每个环节，通过更科学更客观地评价方法带动教师持续推进课程思政教学改革，正向引导学生价值观的形成。

三、教学设计案例

授课章节	第十一章　经典液相色谱法	授课学时	7 学时
授课专业	中药学	授课年级	本科二年级
选用教材	《分析化学》（下）（中国中医药出版社，2021 年出版）	设计者	王文静、王葳、马莎

（一）教学目标

【知识目标】

1. 能依据经典液相色谱法的基本原理，合理分析其应用基础。

2. 理解经典液相色谱法相关术语的含义及常用定性定量分析方法。

3. 能简述吸附、分配、离子交换、尺寸排阻色谱等经典色谱法对试样进行分离分析时的区别。

4. 能清晰阐述 TLC（薄层色谱法）中比移值、边缘效应等概念或原因及意义。

【能力目标】

1. 能够合理选择柱色谱与平面色谱的色谱条件，掌握操作方法；具有灵活运用合适的经典液相色谱法分离分析药物的能力。

2. 具备独立完成经典液相色谱柱色谱、平面色谱的实验操作能力。

3. 能根据分析对象的性质和分析目的，查阅参考资料，独立进行合理实验设计。

4. 通过不同色谱法的对比学习，培养学生自主学习能力和辩证思维。

【思政目标】

1. 通过对经典液相色谱法发展历程的学习和讨论，引导学生科学、辩证地看待学科发展过程中分析方法和手段的变化。

2. 通过讨论蒲地蓝消炎片方中紫花地丁如果换成地丁会出现哪些物质基础方面的变化？其疗效是否一致？是否可以用经典液相色谱法作为分析手段规范其一致性？引导学生“做良心药”的职业责任感和中医药现代化的主动性。

3. 通过 TBL 小组对分组主题作业的自主学习、讨论等方式，培养学生的自主学习能力、团队协作能力和表达沟通能力。同时培养其热爱专业，提升其对学校和教师的热爱与尊敬。

4. 结合查阅的文献，尝试各小组选择的作业进行实验设计，理性分析网络资源，培养善于思考、勇于创新的精神。

（二）教学内容

表 24　仪器分析教学内容与课程思政结合点

知识点	课程思政结合点
色谱的历史 1. 简要阐述 M.S.Tsweet 的科研和色谱研究经历。	用相关科学家的生动事例，激发学生的学习热情，引导学生尊重科学（具体内容见**课程思政案例一**）。 将生活、学习和专业目标连接在一起，培养学生将所学用于

续表

知识点	课程思政结合点
2. 讨论色谱如何服务于中医药 菠菜→天然产物→中药——知识迁移，如何有效利用色谱服务于中医药发展。 3. 色谱概念 以案例形式讲解色谱在中医药中的应用	中医药事业的信心
色谱分类 1. 分离机理：吸附、分配、离子交换、尺寸排阻、亲和等。 2. 操作形式：柱色谱和平面色谱。 3. 流动相的状态：气相色谱、液相色谱和超临界流体相色谱。 4. 其他分类	示范并带领学生从不同角度看待色谱技术，并和同学一起整理、归纳各种色谱分类知识，培养学生严谨、有条理、多角度看待事物的学习风格。 结合娱乐节目《荒野求生》、制药企业、生活用水和紧急水污染时间（比如病毒污染水源等模拟事件）设计情景，讲解案例，强调科学技术来源于生活，服务于生活。科技改变生活的例子无处不在。（具体内容见**课程思政案例二**） 结合本校教师所做的成果，开展案例讨论和讲解，将保护道地药材、科技帮扶百姓和身边人物的真实故事联系起来，用身边人、身边事激发学生尊敬老师、热爱专业、热爱学校，并对自己及专业充满信心。（具体内容见**课程思政案例三**）
色谱的专业术语和基本理论 1. 色谱的专业术语 色谱图，基线，峰高，峰面积，区域宽度，拖尾因子，保留值。 2. 塔板理论 理论意义和实际运用。 3. 速率方程	专业术语部分繁杂琐碎，但是需要教师用心反复督促检测，必须使知识基础筑牢，以帮助学生树立且踏实的学风。 通过让学生扮演科学家和色谱材料的销售人员，带领学生发现色谱理论是如何在运用中逐步完善，各学科间是如何互相推进的。引导学生善于发现问题并积极解决问题，明白社会的进步都是要靠协作实现的。（具体内容见**课程思政案例四**）
色谱分离方程式 1. 概念：分离度的内涵，应用意义，柱效项、选择因子项、保留因子项与 R 的关系及其应用。 2. 实际应用	提出“新的材料、新技术和经典理论的关系”这个问题后，应该深入讲解他们的内在关系。解释经典是母，革新是子的关系，引导同学辩证地看待事物，培养科学发展观，坚定学生学习要扎实、要沉下心来的学风。

（三）课程思政案例与思政点映射

表 25　仪器分析课程思政案例与思政点映射

课程思政案例	思政点映射
案例一：M.S.Tsweet 的科研和色谱研究经历 茨维特在日内瓦大学获得博士学位，以生物学家和植物学家	用科学家的生动事例引导学生体会成长过程中挫折和机遇并存，不要

续表

课程思政案例	思政点映射
的身份回到俄国。但当时俄国政府不承认其学历，茨维特又重新在俄国科学院和华沙大学完成硕士、博士论文，其后创立色谱学。 1899 ～ 1910 年茨维特在俄国科学院全身心投入色素与色谱技术的相关研究中，从纸色谱到柱色谱，从植物色素到动物色素的研究，经历无数次试验，最终公布了 100 多种吸附剂的研究成果，获得华沙大学的博士学位，创立色谱法。 但色谱法一直未受到科学界的重视，直到依靠色谱法研究天然有机化合物获得丰硕成果，相关科学家于 1937 年获得诺贝尔奖后，色谱法才得普遍认可，成为最有效的分离手段。 色谱法长时间未被重视，“珍珠蒙尘”让你联想到了什么	惧怕人生道路中的挫败，恒心和毅力是实现理想、证明自己的有效途径。 生活处处皆学问，培养自己具有发现美的眼睛和能力。 即使优秀的成果也可能由于时代的局限而不能被广泛认可，要正确对待科学技术发展。 无论是技术发展还是科学进步都需要合作，共享成果
案例二：TBL 讨论水与色谱 1. 提供《荒野求生》中贝尔在野外获取饮用水的视频，请同学讲解其中的色谱原理。 2. 现代家用净水设备分别用到哪种色谱法？ 3. 提供制药企业的用水要求，讨论如何将生活用水处理为制药用水	通过家用水处理设备的发展，强调科学技术来源于生活也要服务于生活，引导学生关注中医药与健康的服务特点，要多角度致力于中医药现代化发展。 知识的有效迁移引发学生主动思考，如何有效利用色谱服务于中医药多组分的分离、分析
案例三：结合我校教师在保护并开发云南道地药材的实例讲解色谱技术原理和分类 1. 钱子刚教授团队的金铁锁开发与保护研究。 2. 王兴文教授团队应用大孔树脂等方法开展水提取三七技术研究。 3. 马云淑教授团队的地不容物质基础及开发研究。 4. 林青教授团队从中医用药原则及规律角度出发开展天麻活性研究。 5. 赵声兰教授团队的核桃粕功能及开发研究。 6. 赵荣华教授团队的何首乌开发研究	用身边人、身边事激发学生尊敬老师、热爱专业、热爱学校，并对自己专业充满信心。 将保护道地药材、科技帮扶和身边人物的真实故事联系起来，鼓励学生将所学技术用于地方中医药和民族医药产业的发展上
案例四：情景扮演 1. 让甲组学生扮演研发人员，开发以大黄素和大黄酚为检测指标的产品。现研发人员从几个实验室获得的目标化合物色谱检测结果不一致，致使质控标准不能统一，让产品开发面临困境，亟待解决。同时也从成本、效率等方面提出个性化要求。 2. 让乙组学生扮演色谱材料技术人员。他们为企业提出解决方案，建议统一使用 C_{18} 反相色谱柱进行分析，这种色谱柱可以简单分为三种类型：A 型、B 型和 C 型，均可用于大黄素和大黄酚的分析检测。A 型色谱柱为早期开发，羟基残留量大；B 型色谱柱硅胶基纯度较高，硅羟基残留较少；C 型色谱柱 C_{18} 链中内嵌极性基团或采用极性基团封端技术。色	引导学生善于发现问题、积极解决问题的主动性，培养学生团结协作的能力，沟通、表达能力。 鼓励学生扩充知识面，合理阐述个人观点。通过多角度解决问题，体会中医“百家争鸣”的哲学意义。 鼓励学生将自己置身于真实场景中，设身处地地思考，解决真实的问题。 科技进步给色谱的发展带来了很多新变化，因此需要不断更新知识。 同样，中医药产业正处于转型升级的关键时期，新生业态不断涌现，

续表

课程思政案例	思政点映射
谱材料技术人员分别阐述 A 型、B 型和 C 型三种色谱柱对应目标化合物的特性。 3. 让丙组学生扮演销售人员，依据 A 型、B 型和 C 型三种色谱柱提供目前市场中可与之对应的色谱柱型号，并根据企业个性需求给予建议	中医药学子大有可为

（四）教学测量与评价

1. 理论教学过程中，学生完成测试，以评价学生预习及课后的学习效果。

2. 学生完成本章学习后，完成 4 个案例学习，有能力的同学完成色谱柱拓展资料的分析，获得评分和加分。经过这样的学习过程可以将经典液相色谱法知识“复活”，让学生充分体验到色谱技术强大的生命力，为后面的深入学习铺垫更好的情感基础。对学生课堂参与讨论和问答的表现、课堂测试和小组学习情况进行综合评价，通过学生自评、生生互评、师生互评，评价学生自主学习效果、团队协作意识和中医药思维。

3. 针对本章课程内容的特征，在形成性评价过程中要综合考虑学生学习态度、主动性、发现和解决问题的能力等，以提高学生学习积极性、实验参与度等。

（五）课程思政教学反思与改进

1. 由于少部分同学不能接受色谱基本理论运用的分析，可以通过开展情景扮演的方式，激发同学的想象力和表演才能，生动表述此部分内容，帮助其理解，同时也有助于其他同学从不同角度分析问题。

2. 本章内容属于基础知识为主的章节，一定要注意引导学生学习好基础知识的同时，着力提升运用分析方法的能力，为中医药发展和人类健康服务。

3. 面对零零后的学生，教师也要调整自己的交流方式，严肃的课堂与严谨的知识，活泼的构成形式和课下生活，让学生看到教师以身作则，从而能与老师交流，喜欢与老师交流，不断提升为中医药事业传承创新发展服务的意识。

（云南中医药大学　王文静）

无机化学
课程思政教学设计案例

一、课程目标

无机化学是研究无机物质的组成、性质、结构和反应的科学。无机化学课程是中药学专业的必修课、基础课，是中药学专业学生从化学视角认知中药的入门课程。通过本门课程的学习，使学生对药物分子及其性质有基本的了解，掌握药物在溶液中的基本作用规律，为中药学专业后续专业课学习奠定理论基础。

【知识目标】

本课程的知识目标是学生在掌握物质结构概念、溶液理论、化学平衡等基本理论的基础上，学习四大平衡理论及其应用，并了解无机化学的新发展及新技术。这一知识目标与中药学专业“掌握与中药学相关的自然科学、生命科学、人文社会科学基本知识和科学方法，能用于指导未来的学习和实践”的培养目标相一致。具体包括以下内容：

◎ 了解化学发展史、中药发展与无机化学的关系及我国药物化学的几个研究领域。

◎ 熟练掌握核外电子的排布，熟悉电子云的概念，四个量子数的意义，s、p、d 原子轨道和电子云分布的图像，了解屏蔽效应和钻穿效应，了解原子结构和元素某些性质周期性的关系。

◎ 熟悉分子结构及化学键，掌握共价键理论基本要点及特征和类型；能够应用杂化轨道理论解释多原子分子的几何构型；了解分子轨道理论的要点；熟悉分子间作用力对物质物理性质的影响。

◎ 掌握配合物的基本概念和配位键的本质；能应用配合物价键理论解释实例；掌握配合物稳定常数的应用及有关计算；了解配合物形成时的性质变化、螯合物的特征及配合物在医药中的应用。

◎ 掌握物质的量浓度的概念及计算，依数性的定义，四个依数性的计算公式及利用依数性求物质摩尔质量的方法；熟悉依数性的应用；了解反渗透等技术，强电解质溶液理论。

◎ 掌握标准平衡常数的概念、表达式；熟悉有关标准平衡常数的计算及化学平衡的影响因素；了解催化剂与化学平衡的关系及吕·查德里原理。

◎ 掌握电离平衡常数和一元弱电解质电离平衡及计算，同离子效应和盐效应、缓冲溶液的作用原理和相关计算；熟悉多元弱酸分步电离及近似计算、水溶液 pH 值计算；了解酸碱质子论和电子论。

◎ 掌握溶度积概念、溶度积和溶解度之间的换算以及溶度积规则，应用溶度积规则判断沉淀的生成和溶解及综合计算；了解沉淀 - 溶解平衡中的同离子效应、盐效应；熟悉分步沉淀、沉淀的转化的概念。

◎ 掌握氧化还原反应方程式配平；熟悉反应实质及氧化值、原电池概念、书写方法及电极电势、电动势，能斯特方程及应用，平衡常数的计算，判断氧化剂与还原剂的相对强弱及反应的方向。

【能力目标】

本课程的能力目标是能够应用无机化学理论知识分析药物制备及应用中的化学现象；培养学生逻辑严谨、实事求是，能动脑也能动手的科学研究基本技能。这一能力目标为中药学专业培养目标中的“具有运用综合理论知识，解决中药生产与应用中实际问题的基本能力，以及运用现代科学技术与方法进行科学研究的基本能力”“具有利用图书资料和现代信息技术获取国内外新知识、新信息的能力”“掌握相应的科学方法，具有自主学习和终身学习的能力”服务。具体包含以下内容：

◎ 能够运用无机化学的基本理论，基本知识，分析、解决化学药、矿物药中的简单问题。

◎ 培养学生透过实验、生活中遇到的化学现象去寻找本质的思维方式。

◎ 具有搜集资料、整理、总结得出结论的自主学习能力。

◎ 掌握科学发展基本规律，锻炼科研逻辑思维能力。

◎ 初步具有运用无机化学基本理论，利用图书资源和国内外新知识、新信息，开展中药相关研究探索的能力。

◎ 具有融会贯通，综合分析，深入学习的能力。

【思政目标】

本课程的思政目标是引导学生树立中医药文化自信，加深对社会主义核心价值观领会及认同感，培养严谨认真的科学态度、实事求是的工作作风和团队合作能力，促进学生的知识、能力、素质协调发展。这一素质目标是对中药学专业“具有爱国主义、集体主义精神，诚实守信，热爱中医药事业，具有实事求是的科学态度；尊重他人，具有良好的团队合作精神”的思想品德与职业素质目标的切实践行，具体包含以下内容：

◎ 通过无机化学理论与技术在中医药科学研究中的应用，增强学生的专业认同感，激发学生爱国热情及为继承和弘扬中药学而努力学习的热情。

◎ 培养实事求是、严谨认真的学习和研究态度。

◎ 具有自主学习能力和团队协作意识。

◎ 具有吃苦耐劳、执着探究的科研精神。

◎ 具有环境保护意识，尊重自然、爱护地球家园。

二、课程思政建设基本情况

1. 课程思政元素的挖掘 无机化学是中药学专业学生从高中进入大学的第一门专业基础课，对于学生思想的引领和专业认同感的建立起着非常重要的作用。因此，主要围绕以下几个方面进行课程思政元素的挖掘，使课程教学与思想政治教育同向同行。

一是科学史实。例如，原子学说的提出者约翰·道尔顿终身未婚，将毕生心血献给科学；居里夫人在艰苦的实验条件下发现镭元素；我国配位理论的开拓者戴安邦教授严谨治学、提携后辈的故事。通过对科学家们严谨的治学精神、严密的科学方法、崇高的科学品质以及对真理的不懈追求的认识，逐步培养学生的科学方法、科学精神与科学态度。

二是哲学原理。在无机化学中，蕴含着丰富深刻的哲学原理，例如在理解化学平衡本质特征的基础上，把酸碱平衡、沉淀溶解平衡、配位平衡、氧化还原平衡中的化学平衡进行横向比较，发现它们之间的共性，将复杂问题简化。基于普遍性和特殊性的关系，引导学生掌握科学的逻辑思维方法。

三是中医药文化自信。我国在无机化学领域的代表性成就是培养爱国主义精神与文化自信的重要素材。例如明代著名医药学家李时珍在《本草纲目》中就对无机药物的化学性质及蒸馏、蒸发、升华、重结晶、灼烧等操作，铜及其合金的具体分类，制备氯化亚汞的方法等进行了详细的记载。在课堂中引入这些情景素材，容易使学生产生民族自豪感，激励学生热爱化学。

四是绿色发展。在学习元素化学时，结合图片或视频资料，进行问题情境创设，介绍一些环境污染案例，例如 1952 年英国伦敦烟雾事件、1956 年日本的“水俣灾难”（汞元素）、1955 ～ 1972 年日本富山县的痛痛病事件（镉元素）、2011 年云南曲靖重金属污染水库事件（铬元素）等。结合无机化学实验教学，告诫学生在实验过程中产生的废液、废物，不得随意向下水道倾倒，不得随手乱丢。对一些有毒有害的实验可以采用微型化实验，一些无机化合物制备实验要考虑原子经济性的绿色化学观念。

五是安全教育。可借助多媒体教学或者在理论课程中通过参与式教学方式引入一些具体案例，例如，金属钠着火时能不能用水或二氧化碳灭火器扑灭？

高锰酸钾溶液可否用普通滤纸过滤？红磷、白磷的性质与实验室安全等，并结合基本化学理论介绍一些安全防护知识，引导学生高度重视实验室安全。

六是榜样效应。可以以诺贝尔化学奖的成果为例，营造参与性研究的氛围，与学生产生共鸣，拉近师生间的距离，提高学生学习的主动性。以配位化学为例，从 1913 年瑞士科学家 Alfred Werner 因为提出配位化学理论而获得诺贝尔奖，到 2010 年 10 余项与配位化学有关的成果获得了诺贝尔奖，既包括叶绿素、血红素结构的确定（1915 及 1930 年成果）及配位催化聚合反应（1963 年成果），还包括目前处于化学前沿的主客体化学（1987 年成果）、金属有机配合物电子反应机理（1983 年成果）及金属配合物催化的手性合成、复分解及交叉偶联等有机合成反应（2001 年、2005 年及 2010 年成果）。在近百年时间里，配合物的基础理论被人们所深刻地认识，并得以广泛地应用。

总之，在无机化学课程思政教学改革的过程中，我们紧密结合课程特点，深入挖掘无机化学课程内容的思想教育元素，充分发挥其思想政治教育功能，让学生在获得知识的同时，潜移默化地接受思政教育，从而达到“立德树人”之目的。

2. 教学内容和教学环节 根据课程目标，我们深入研究每章节教学内容，充分挖掘与知识点相关的背景、蕴涵的人文元素等思政教育内涵，各章节的相关思政内容及切入点各举一例，见下表。

表 26 《无机化学》课程思政内容举例（每章节各举 1 例）

章节	教学内容	思政内容
一、绪论	李时珍、侯德榜对化学、药物学发展的贡献	激发爱国热情及为继承和弘扬中药学而努力学习的热情，树立中国自信和中医药自信
二、溶液	渗透压在医学中的应用	树立中医药学生的同理心（医者的仁爱之心）
三、化学平衡	吕·查德里（Le Charelier）平衡规律联系中医的辨证论治、阴阳五行平衡理念	树立、培养中医药学生的中医药思维、辩证唯物主义思想
四、弱电解质的电离平衡	举例讲解缓冲溶液在药物研究、生产中的应用	培养实事求是、严谨认真的研究和学习态度
五、难溶电解质的沉淀溶解平衡	对溶度积与溶解度、电离度与电离平衡常数进行比较学习	培养举一反三，综合分析问题、解决问题的能力
六、氧化还原反应	在氧化还原实验中提倡绿色实验，减少试剂用量	培养环境保护意识，尊重自然、爱护地球家园

续表

章节	教学内容	思政内容
七、配位平衡	围绕“配合物在医药中的应用”，分组搜集资料、整理，开展翻转课堂学习	培养自主精神、交流沟通能力，树立“自由”“平等”价值观。
八、原子结构与周期系	引导学生查阅薛定谔、爱因斯坦等科学家的生平事迹	引发学生对科学家执着探究精神的崇敬，激发学生科研热情及树立“敬业”价值观
九、化学键与分子结构	就不同化学键的特征及异同点发起小组讨论	培养团队合作、沟通能力，在合作中树立“和谐”“友善”价值观

3. 教学方法　在无机化学的课程教学中根据思政案例灵活运用各种教学法。

（1）案例教学法：选择符合思政目标的科学家故事，详细讲解，让学生对科学家产生发自内心的敬佩之情，领会到科学研究需要刻苦钻研，大胆尝试，产生努力探索、勇于创新的科研精神。

（2）启发式教学法：围绕各个知识点所蕴含的思政内涵，进行启发式教学，引导学生自发地探究更深的蕴意。如在倡导绿色实验，减少试剂用量时，引导学生思考各种试剂对环境、人类的危害及如何减少、防范危害，让学生树立绿色发展的理念。

（3）参与式教学法：在讲授化学原理在实际生活中的应用内容时，鼓励学生利用实验室开放时间进行操作，直观感受看似玄妙的化学原理其实在实际生活中比比皆是。同时也鼓励学生大胆尝试，与教师交流讨论后，在实验室对生活中常见的化学现象进行验证，帮助学生更好地理解化学现象相关原理。

（4）PBL 教学法：在教学过程中可以结合教学内容设置一些问题，比如渗透压在医药中的应用、沉淀溶解平衡在医药中的应用、纳米医药等，通过学生的自主探究和小组合作学习来分析问题背后的化学原理，使学生认识到将化学原理应用到医药研究中的作用，从而提升学生现代科学思维和自主学习能力。

4. 课程成绩考核方式　课程思政教学效果的评价，主要由以下两部分组成：一是教师的直观感受。通过对比学生学习前后的积极性，学习习惯的改变，价值观的变化等，直观地反馈课程思政教学效果。二是问卷调查。一方面我们通过座谈、交流，寻找教师在教学中遇到的困难和问题，针对性地解决问题；另一方面，我们通过调研问卷，了解学生对线上学习的满意度，以及对思政教育融入后的学习感受、乐于接受的思政案例等。通过对两方面的评价结果综合考量，进一步改进课程思政的教学及应用形式方法。

本门课程的最终成绩由以下几部分构成：思政案例教学效果评价占 5%，课堂表现（签到、抢答、讨论、分组任务等教学互动环节）占 20%，小测验及作业（线上线下小测验、作业和期中考试）占 15%，期末考试成绩占 45%，翻转课堂占 15%。

三、教学设计案例

授课章节	第四章　溶液	授课学时	5
授课专业	中药学	授课年级	本科一年级
选用教材	《无机化学》 （中国中医药出版社，2016 年出版）	设计者	胡筱

（一）教学目标

【知识目标】

1. 掌握物质的量浓度的概念及有关计算。
2. 掌握依数性的定义，四个依数性相关计算公式及解题技巧。
3. 掌握利用依数性求物质摩尔质量的方法。
4. 熟悉依数性的应用，尤其是渗透压在医学上的应用。
5. 了解反渗透等技术。
6. 了解强电解质在溶液中的行为以及活度、活度系数的概念。

【能力目标】

1. 使学生熟悉自主性学习思维模式。
2. 使学生逐渐养成中药学科学思维能力。
3. 使学生逐步建立探究性学习和分析问题能力，提高学生自主和合作学习的积极性。
4. 使学生学会理论联系实际，提高分析探索和解决问题的能力。
5. 培养沟通、交流、团队合作等综合技能。

【思政目标】

1. 常用的浓度表示法部分，引导学生关于“个性”和“共性”的思考，通过小组讨论培养学生的交流沟通能力，并树立“自由”“和谐”“友善”的核心价值观。

2. 稀溶液依数性部分，引导学生学习四个依数性相关计算公式及解题技巧，了解稀溶液的依数性在实际生产生活中的应用；培养学生严谨求实的优良品质，激发学生透过现象探究本质的探索精神；通过学习渗透压在医药中的应用树立医药学生的同理心（医者的仁爱之心），通过了解科学家的故事（范德霍夫），激发学生的科研热情，培养探索钻研的科研精神，并树立“敬业”的核心价值观。

3. 拓展了解反渗透等技术，用翻转课堂激发科研热情，培养团队合作意识、团队合作能力和交流沟通能力。

4. 学习强电解质溶液理论，明白“强”“弱”是相对的，不是绝对的，培养学生深度思考、深度学习的能力。

（二）教学内容

表 27　无机化学教学内容与课程思政结合点

知识点	课程思政结合点
提问:（红细胞爆裂的动图）圆圆的小球是什么？为什么会爆裂？ 幕后黑手——渗透压 渗透压还能使红细胞皱缩	用“皱缩”“爆裂”动图产生的强烈视觉冲击，使学生感受生命将经历怎样的磨难，树立医药学生的责任感和医者仁心的道德观念
“渗透压”产生的条件（教学重点） 分组讨论得出半透膜及浓度差的概念。 半透膜：可以允许溶剂分子自由通过而不允许溶质分子通过（动图）	通过举例、动图启发后，分组讨论渗透压产生的条件，培养学生交流沟通能力，树立“和谐”“友善”的核心价值观
渗透压的计算公式的导出 $\Pi=cRT$	由范德霍夫的故事引出渗透压计算公式，并引导学生查阅范德霍夫的生平事迹，了解他如何一步步努力成为第一位诺贝尔化学奖的获得者。通过名人事例的讲述，引发同学对科学家执着探究精神的崇敬，激发同学们的科研热情并树立“敬业”的核心价值观
渗透压在医学中的应用（重点） 低渗：外液浓度低于细胞内液→细胞吸水，肿胀，最终涨破，出现溶血现象，将危及患者的生命。 什么疾病会引起“低渗”？ 举例：低钠血症。 高渗：外液浓度高于细胞内液→细胞脱水，皱缩，摩擦力增大容易凝聚。 什么疾病会引起“高渗”？ 举例：糖尿病。患者晕厥，死亡率高于酮症酸中毒。 因此输液需用等渗溶液（生理盐水、葡萄糖等），以维持人体渗透压的平衡，保障细胞的正常功能	将基础理论知识与专业知识相结合，并联系实际案例，使学生学以致用，领会“医者仁心”的同理心。树立专业自信及责任感

（三）课程思政案例与思政点映射

表 28　无机化学课程思政案例与思政点映射

课程思政案例	思政点映射
案例一：红细胞爆裂的动图 导课，引出渗透压概念	用皱缩与爆裂产生的强烈视觉冲击，使学生感受这一过程中，我们的生命将经历怎样的磨难？树立学生“医者仁心”的观念
案例二：小组讨论 得出“渗透压”产生的条件（教学重点），即半透膜及浓度差	培养学生交流沟通能力，树立“和谐”“友善”的核心价值观
案例三：介绍范德霍夫的生平事迹 范德霍夫 1852 年 8 月 30 日出生于荷兰鹿特丹。父亲是医学博士，范德霍夫从小聪明过人。中学时期，对化学实验产生了浓厚兴趣。经常在放学后偷偷地溜进学校实验室，做化学实验。1869 年他到德尔夫特高等工业学校学习工业技术，以优异的成绩毕业，并受到该校任教的化学家 A.C. 奥德曼斯和物理学家范德・桑德・巴克胡依仁的重视。1872 年，范德霍夫在莱顿大学毕业，前往巴黎医学院的武兹实验室。1875 年发表了《空间化学》一文，提出分子的空间立体结构假说，首创“不对称碳原子”概念，以及碳的正四面体构型假说（又称范德霍夫－勒・贝尔模型），不久被阿姆斯特丹大学聘为讲师，1878 年升为化学教授，曾任化学系主任。1877 年，范德霍夫开始注意研究化学动力学和化学亲合力问题。1884 年，出版《化学动力学研究》一书。1885 年被选为荷兰皇家科学院成员。1886 年范德霍夫根据实验数据提出范德霍夫定律——渗透压与溶液的浓度和温度成正比，它的比例常数就是气体状态方程式中的常数 R。1887 年 8 月，与德国科学家威廉・奥斯特瓦尔德共同创办《物理化学杂志》。1901 年由于“发现了溶液中的化学动力学法则和渗透压规律，以及对立体化学和化学平衡理论作出的贡献”，成为第一位诺贝尔化学奖的获得者	通过名人事例的讲述，引发同学们对科学家执着探究精神的崇敬，激发同学们的科研热情并树立“敬业”的核心价值观
案例四：渗透压在医学中的应用（重点） 结合疾病、症状讲解渗透现象对细胞及生命体的影响，使学生了解高渗、低渗带来的严重后果，掌握等渗、高渗、低渗的概念	结合疾病、症状讲解渗透现象在生活中对细胞及生命体的影响，使学生学以致用，了解高渗、低渗带来的严重后果，领会“医者仁心”的同理心，树立专业自信

（四）教学测量与评价

1. 在理论教学完成后，学生完成小测试，以评价学生对于渗透压知识性内容的学习吸收情况。

2. 学生完成“渗透压”自主学习设计及展示后完成研讨式自学互学评价表（见表 29），及学生自评、生生互评、教师评价，以评价学生自主学习效果、团队协作意识和中医药思维。

表 29　教学评价表

评价项目	评价标准	评分
个人表现	能够准确查找相关文献并整理要点	□1　□2　□3　□4　□5
	能够批判性阅读并分析文献	□1　□2　□3　□4　□5
	能够提炼归纳学习心得和收获	□1　□2　□3　□4　□5
互学情况	能够主动参与组内的学习活动	□1　□2　□3　□4　□5
	能够融洽且有效地与组员分工协作	□1　□2　□3　□4　□5
	能够在讨论中倾听并尊重组内的不同意见	□1　□2　□3　□4　□5
	能够在讨论中完整并清晰地提出自己的观点	□1　□2　□3　□4　□5
研讨效果	对组内的学习方式和氛围感到满意	□1　□2　□3　□4　□5
	讨论结果达到本组的既定研习目标	□1　□2　□3　□4　□5

注：采用 5 级评分法，即最好 5 分，最差 1 分，在相应分值前□内打√。

3. 学习辅助平台的问题、讨论、小组任务等线上互动评分作为形成性评价的一部分。

4. 思政教育的效果通过学生、教师问卷及师生沟通梳理进行评价和总结。

（五）课程思政教学反思与改进

1. 学生对浓度表示法中的质量摩尔浓度这部分内容比较生疏，可多引入例题带领学生勤加演练；稀溶液依数性及强电解质溶液理论是本章的难点，可采取启发式教学法引导学生深化知识的学习，采用研讨式教学法帮助学生辨析知识点间的异同，并在这一过程中适时引入思政案例，既可以激发学生勇攀知识高峰的勇气和毅力，也可以调节课堂氛围，使学生以更饱满的精神投入学习。

2. 采用在线小测、问卷收集、评价学生的知识及思政案例的学习效果，实时了解学生的思想动态，是与当代大学生比较有效的沟通方式，能更好地促进学生对知识的学习。

（福建中医药大学　胡筱）

中药资源与开发专业

中药资源学
课程思政教学设计案例

一、课程目标

中药资源学以中药资源与开发专业的培养目标为导向，以中医药理论为指导，以中药资源及其管理为研究对象，探究中药资源的形成、种类构成、时空分布、数量、质量、开发、保护、更新、可持续利用和管理的科学，是中药资源与开发专业的必修课、核心课。中药资源学不仅在国民经济的发展中具有重要的地位，而且在规划和发展中药及其相关产业，有效保护和利用中药资源，扩大和寻求中药新资源，开发中药新品种和新产品等方面具有十分重要的作用。

【知识目标】

本课程的知识目标可以概括为在理论上，能够总体把握保证中药资源可持续发展的技术路线和社会基础，了解中药资源与自然和社会环境之间的关系，深刻理解中药材质量形成的机制以及道地药材形成和发展的自然和社会条件。在知识上，掌握我国中药资源的构成、自然分布和中药规划，常用道地药材的分布格局以及资源开发利用的基本途径。本课程的知识目标与中药资源与开发专业毕业生应“掌握与中药学相关的自然科学、生命科学、人文社会科学基本知识和科学方法，能用于指导未来的学习和实践”“熟悉中药学类专业的相关学科发展动态和前沿信息”“掌握中药资源调查的基本知识”“掌握中药资源中可利用物质的种类、存在状态、分布规律及利用途径等基本知识”“掌握中药新资源开发和中药资源综合利用的基本知识”“掌握中药资源保护和经营管理方面的基本知识”的培养目标中相关内容相对应。具体知识目标有：

◎ 掌握中药资源的性质、特点和任务，了解中药资源学的形成与发展。

◎ 掌握自然环境对中药资源分布和品质的影响，熟悉社会环境对中药资源的影响。

◎ 掌握中药资源的构成及道地药材的内涵和特点，熟悉中药资源的自然分布和中药区划。

◎ 掌握中药资源调查及动态监测的内容和方法。

◎ 掌握中药资源评价的内容和方法，熟悉中药资源的经济效益评价、生态效益评价和社会效益评价指标。

◎ 掌握中药资源开发利用的原则、途径和方法。

◎ 熟悉中药资源保护途径、中药资源更新规律、中药资源可持续利用体系。

◎ 熟悉中国中药资源管理的基本内容、相关政策和法规。

【能力目标】

本课程的能力目标是掌握中药材规范化生产的基本环节、中药资源保护的基本措施以及中药资源调查研究和科学管理的方法。这与中药资源与开发专业毕业生应“具有运用综合理论知识，解决中药生产与应用中实际问题的基本能力，以及运用现代科学技术与方法进行科学研究的基本能力”“具有利用图书资料和现代信息技术获取国内外新知识、新信息的能力，具有阅读中医药传统文献和使用一门外语阅读相关文献的能力”“具有中药资源的调查、开发、利用、保护、质量评价的基本能力”“具有中药资源综合开发与利用等方面的基本能力”的能力目标相符合。具体能力目标有：

◎ 具有运用中医药理论阐述与表达中药资源学的基本理论和基本知识的能力。

◎ 具有采用传统现场调查与现代技术相结合开展中药资源调查的能力。

◎ 具有运用中药资源学基本理论和基本知识及经济学、生态学、分析学等方法科学评价中药资源的能力。

◎ 具有综合开发和科学利用中药资源的能力。

◎ 具有中药资源保护和可持续利用的意识和能力。

◎ 具有对中药资源的科学管理能力。

【思政目标】

本课程的思想目标是要求学生能“以德立身、以学活身、以绩壮身”，树立正确人生价值观，坚定中医药文化自信，培养良好职业道德，增强中医药健康服务意识，强化依法工作观念，弘扬大国工匠精神，认知中药资源学科理论及研究成果对国家制定重要产业发展规划及重要资源发展战略的重要指导意义。这是与中药资源与开发专业毕业生应“具有正确的世界观、人生观和价值观，具有爱国主义、集体主义精神，身心健康，诚实守信，志愿为人类的健康工作服务；热爱中医药事业，弘扬中医药文化……具有实事求是的科学态度；具有批判性思维、创新精神和创业意识；尊重他人，具有良好的团队合作精神”“具有中药资源可持续发展的意识和中药质量观，致力于中药材的科学栽培、种子种苗繁育和品质鉴定，将提升中药材品质，促进中药材标准化、集约化作为自己的职业责任”思想品德与职业素质目标的细化解读，是专业学习与思政教育的高度融合和拓展。思政目标概括如下：

◎ 引导学生树立正确的世界观、人生观和价值观，具有爱国主义、集体主义精神，身心健康，提升学生的个人综合素质。

◎ 增强学生的中医药文化自信，巩固学生的专业思想，激发学生的学习热情，弘扬中医药文化，投身中医药事业，做到传承精华、守正创新。

◎ 提升学生在中医药领域的工作能力，建立良好的职业道德，诚实守信，时刻彰显工匠精神。

◎ 培养学生实事求是的科学态度，增强批判性思维、创新精神和创业意识。

◎ 正视中药资源面临的危机现状，树立和践行“绿水青山就是金山银山”的理念，强化学生的资源保护、节约与循环利用意识，勇担中医药事业发展重任。

◎ 锻炼学生的沟通交流能力，养成团队合作精神，齐心协力，共同发展。

二、课程思政建设基本情况

1. 课程思想政治资源挖掘 中药资源学课程以“保护好、传承好、发掘好、发展好”中药资源为目的，培养研究、开发中药资源和继承发扬我国中医药事业的应用型人才为目标，可以主要从以下六个方面挖掘课程思政资源。

一是坚定学生的理想信念。举行开结课宣誓仪式，结合绪论与中药资源保护、更新和可持续利用的教学内容，帮助学生树立正确的世界观、人生观和价值观，培养良好的职业道德，巩固学生的专业思想，强化中药资源保护意识，明确“全心全意为人民服务”的职业目标。

二是厚植学生的爱国主义情怀。介绍我国新时代中医药事业发展现状和新要求，解读中医药最新相关政策法规，让学生明确“传承、创新、发展”中医药是新时代中国特色社会主义事业的重要内容，是中华民族伟大复兴的大事。引导学生关注中药资源的发展现状和存在问题，提示学生中药资源可持续发展对于生态、医疗、经济、科技以及文化等方面高质量发展的重要作用，培养学生树立家国情怀，增强爱国主义精神，坚持中国特色社会主义道路自信。

三是加强学生的思想品德修养。让同学深入了解道地药材的形成与特色，使学生深刻认识到中医药是世界医药界的瑰宝，增强文化自信、制度自信，提高人文精神。同时鼓励学生继承和弘扬中医药文化，增强中药研究应用的理论自信和文化自信，强调科研原创理念。

四是培育学生的新时代科学精神。通过中药资源与自然和社会环境、中药资源评价、中药资源管理等内容的学习，让学生认识到气候、土壤、生物因素等均会影响中药资源的品质，中药资源可持续发展关乎民生、生态环境保护。由此阐述“绿水青山就是金山银山”理念的科学内涵，培养学生的环境保护意识，促使学生建立求真务实、统观全局的时代科学精神。以中医药界成功的原创性贡献事例，加强学生重视中药资源信息化管理的意识，培养学生大胆探索、勇于创新的科学精神和爱岗敬业的责任意识。

五是培养学生的艰苦奋斗精神。介绍四次全国中药资源普查的历程，鼓励学生投身到第四次中药资源普查中，让学生能够亲近大自然，热爱祖国壮美河山，践行不畏艰难、勇于探索、坚韧不拔的“工匠精神”，强化团队协作意识。

六是增强学生的综合素养。介绍中药资源开发利用成功实例，培养学生从中药资源宝库中开发新药的创新意识，提高学生关于中药产业化、科学强国的认识。培养学生规范严谨的科学态度和团队协作的良好作风。发扬吃苦耐劳、无私奉献的精神，锻炼学生的组织能力、管理能力和业务能力。通过举办模拟学术研讨会，提升学生自主学习能力，提高团队协作和沟通表达能力，同时升华学生的专业知识和人文思想，提高学生的综合素质。

2. 教学内容和环节 为更好地将中药资源学课程教学与思政教育有机结合，在课程教学设计中将思政元素体现在课程大纲、教学设计、教学过程、考核评价等各个教学环节，以达到“润物细无声”的教学效果。总体设计分为以下几个部分：

（1）思政主题“立德树人”。讲授内容为绪论部分，开课前举行宣誓仪式，讲授时穿插加入桑文化、中医药相关政策法规、我国中药资源现状及问题、第四次全国中药资源普查进展情况及阶段性成果等内容，引导学生树立正确价值观和“为人民服务”的职业目标。

（2）思政主题“绿水青山”。讲授内容为中药资源与自然与社会环境、中药资源概况。通过学习中药资源的构成及自然和社会环境对中药资源的影响，进一步阐述“绿水青山就是金山银山”理念的科学内涵，强化学生保护、节约和循环利用中药资源的意识。

（3）思政主题“工匠精神”。采用理论讲授和野外实践相结合的方式，介绍中药资源调查与动态监测相关内容。学生在课堂学习的同时，参与第四次全国中药资源普查工作。通过理论结合实际，激发学生的学习热情，让学生深刻体会工匠精神的精髓“精益求精”，同时养成吃苦耐劳、不畏艰险的优良品质。

（4）思政主题“守正创新”。讲授内容为道地药材资源、中药资源开发利用。道地药材是经过中医临床长期应用优选出来的，货正质优，是宝贵的非物质文化遗产，“守正”守的是中医药理论和文化的精髓。随着人类社会的进步和科学技术的发展，挖掘出了中药资源更丰富的内涵，为中医药现代化发展开拓了新的方向。培养学生“既能把握本质、遵循规律，又能革旧鼎新、不断开拓”的意识和能力。

（5）思政主题“文化自信”。讲授内容为中药资源管理，采用课堂讲授和课后自主学习相结合的形式。通过中药资源相关政策法规、知识产权保护等内容的学习，强调中药资源是中药产业发展的根基，明确中医药在我国及世界医药发展中的作用，坚定和增强学生的专业认同感和中医药文化自信。

（6）思政主题“创新意识”。内容为专家讲座和模拟学术研讨会。通过学科前沿知识和最新研究成果等内容的介绍，召开模拟学术研讨会，培养学生的科学思维、严谨的工作态度、沟通交流能力和团队协作意识，全面提升学生的综合素质。

3. 课程教学方法 中药资源学课程思政采用的教学方法主要有：

（1）研讨式教学法：针对当前关于中医药发展的热议话题、中医药发展过程中的瓶颈问题等，开展主题研讨，引导学生进行质疑式学习，层层剖析，寻根究源。如通过对《中共中央国务院关于促进中医药传承创新发展的意见》学习与探讨，认识到中医药事业的发展已经迎来“天时、地利、人和”的好时机，激发学生热爱祖国、科学报国的家国情怀，坚定学生的中医药理论自信、文化自信，坚持中医药原创思维，探索求真，勇于创新。

（2）案例式教学法：选择与教学内容相关的具有学科前沿性、社会需求性的案例，引导学生深入思考，巩固学习效果。如中医药在此次新型冠状病毒肺炎疫情防控中发挥了重要作用，有 11 种中成药、23 种饮片被收入工信部《疫情防控重点保障物资（医疗应急）清单》。以其中的道地药材为例，引领学生深刻认识中医药是世界医药不可替代的瑰宝，激发学生的大国自豪感，领悟大医大爱精神，进一步加强学生的思想品德修养。

（3）实践式教学法：选择样地和样线，按中药资源调查的要求与方法开展中药资源调查实践，做好调查前准备工作，确定调查内容，制定调查计划，开展野外调查，撰写调查报告。学生们在应对野外各种艰苦条件和突发情况的过程中，培养了团队协作意识，增强了沟通交流能力，在亲近大自然的同时，更能激发同学的爱国情怀。

4. 考核方式 本课程考核采用过程性评价与终结性评价。过程性评价包括课程作业（或专题小论文）、课堂提问、研讨发言、野外实践、课后拓展自学等。评价过程中的各个环节均蕴含相应的思政教学侧重点，能及时把握学生的思想动态，判断学生对知识掌握程度及运用能力。最终成绩包括平时成绩、野外实践成绩、课程拓展成绩与期末考试成绩四部分，其中平时成绩占10%，野外实践成绩占20%，课程拓展成绩占20%，期末考试占50%。

三、教学设计案例

授课章节	第一章　绪论	授课学时	3学时
授课专业	中药资源与开发专业	授课年级	本科四年级
选用教材	《中药资源学》（中国医药科技出版社，2018年出版）	设计者	张瑜、严辉、段金廒

（一）教学目标

【知识目标】

1. 掌握中药资源学的性质和任务；
2. 熟悉中药资源的范畴、特点和地位；
3. 了解中药资源学的形成和发展。

【能力目标】

1. 具备从中药资源的特点和作用角度，认识和宣传其在国计民生中的地位和作用的能力。
2. 学会中药资源学的学习方法。

【思政目标】

中药资源为国家战略性资源，关乎我国中医药事业及相关行业的可持续发展，为世界人民的健康做出了创新性贡献。本章遵循“立德树人”理念，通过引导学生树立正确的世界观、人生观和价值观，培养良好的职业道德，巩固学生的专业思想，强化中药资源保护意识。

（二）教学内容

本章教学采用剖析性解读方式，调动同学的积极性，引导学生的思考，利用多媒体手段，通过引导、分析、讲解和归纳总结等过程实施课堂教学，课后采用自主学习、网络交流等进行拓展学习。

1. 课前准备（学情分析及教学预测） 授课对象是中药资源与开发专业四年级学生，均为理科生源，已完成与本课程相关的中医学基础理论、中药学、方剂学、药用植物学、药用植物栽培学、植物生理生态学、中药鉴定学、中药化学等课程的学习，对重点中药有一定了解和掌握。具备中医基础理论知识、中药学、生物学及各类化学基础知识。

在课程教学时，注重引导、突显本课程在专业人才培养中的重要作用，用现实例证引导学生深入学习，并鼓励同学全程参与教学过程，以充分调动大家的注意力及兴趣，逐渐强化学生的人生价值观，努力成为一名合格的良心中药人。

本章节让学生认识和了解中药资源及中药资源学学科，通过理论学习加深对中药资源相关概念的理解，并全面了解中药资源学科的形成与发展。课堂教学时首先对中药资源的概念进行剖析性解读，辅以同学们熟悉的例证，引导学生深入学习。

2. 教学内容

表 30　中药资源学教学内容与课程思政结合点

知识点	课程思政结合点
重温中药的概念，结合已完成的中药学、药用植物学、中药鉴定学等相关课程中的主要内容，逐渐导入《中药资源学》的课程介绍	设计开课宣誓仪式，全面解读中药资源“全心全意为人民服务”的服务宗旨，培养学生良好的职业道德；帮助学生牢固树立世界观、人生观和价值观；帮助同学建立文化自信
①中药资源的概念及范畴：讲桑的故事，以桑文化引入中药资源的概念。 ②中药资源的特点 可再生性：动、植物的可再生性。 可解体性：以珙桐、茅苍术为例强调生物物种存在解体的危险。 有限性：以犀牛角为例强调中药资源的有限性。 动态性：生物具有生长发育的动态变化。 地域性：重点解读“道地药材”。 多用性：多功能、多用途、多效益等。 ③中药资源的地位和作用：物质基础、决定和保障产业发展	①讲述《后汉书・冯异传》的故事，帮助大学生形成积极的价值观；要勇于直面挫折，用乐观积极的心态迎接困难，引导学生不忘初心、方得始终。 ②带领学生回顾桑的入药部位，引出中药资源“可再生性”的内涵，培养学生无私奉献的精神。 ③桑可以在各种环境中生长，更是艰苦奋斗的代言者，并始终以顽强的生命力昭示世人，要奋发图强、坚忍不拔、百折不挠、开拓进取。 ④“春蚕到死丝方尽”激励着一代又一代中国人鞠躬尽瘁，为国家的强盛和民族的兴旺默默奉献
①中药资源学的内涵 ②中药资源学的研究目标 明确中药资源的构成及时空动态变化规律； 实时监控中药资源现状，规划、预测中药资源开发利用前景； 实现中药资源的可持续利用； 实现中药资源的经济、社会、生态效益协调发展。 ③中药资源学的研究内容	①中药资源学课程蕴含了“为人民服务”的精神内涵，引导学生在今后从事中药资源相关工作，一定要将“人与自然和谐共处”放到第一位，多多为他人着想。 ②中医药作为卫生资源、经济资源、科技资源、文化资源和生态资源，在经济社会发展中发挥着重要作用

续表

知识点	课程思政结合点
①中药资源学科的形成与发展； ②中药资源学的研究现状与展望； ③中药资源学与相关学科的关系	认清中药资源的社会需求量急剧上升与资源危机日益严峻的矛盾冲突，强化学生对中药资源的保护和循环利用意识，敢于直面中药资源的危机现状，勇担发展中医药事业的重责
实践教学	参与到全国第四次中药资源普查工作中，锻炼学生严谨、吃苦耐劳的工匠精神

（三）课程思政案例与思政映射点

表 31　中药资源学课程思政案例与思政映射点

课程思政案例	思政映射点
案例一：开课宣誓仪式 《中药资源学》开课宣誓仪式：坚持“全心全意为人民服务”，誓做“合格的良心中药人”！——《中药资源学》课程教学开始前。 （1944 年 9 月 8 日毛泽东同志第一次提出了“为人民服务”的思想。1944 年 10 月，“全心全意为人民服务”被正式写入党章与宪法。邓小平同志提出以“人民拥护不拥护”“人民赞成不赞成”“人民高兴不高兴”“人民答应不答应”来检验“全心全意为人民服务”的效果。江泽民同志指出“贯彻‘三个代表’重要思想，关键在坚持与时俱进，核心在坚持党的先进性，本质在坚持执政为民。胡锦涛同志说：党员干部一定要做到权为民所用、情为民所系、利为民所谋。习近平同志深刻指出：“人民对美好生活的向往就是我们奋斗的目标。我们一定要始终与人民心连心，全心全意为人民服务。”）	《中药资源学》课程是中药资源与开发专业学生的最后一门专业课，课程教学应始终贯穿着“全心全意为人民服务”的理念，推动中医药产业发展，服务人类医疗保健事业，保障人类健康。而作为中药资源人，只有牢固树立“真与正”的人生价值观，秉承以诚信为立人根本，才能真正投身于中医药事业中，真正继承与发扬中国特色与国粹。宣誓仪式可以通过庄严的氛围，让学生深刻感受到今后所从事的职业的崇高神圣，让学生树立职业责任感
案例二：中药资源的可再生性、地域性、多用性——以桑为例讲故事 桑是我国较早的野生变家种的品种，能用、能吃、能药，叶入药为桑叶，能疏风散热、清肺、明目；嫩枝入药为桑枝，能祛风湿、通经络、行水气；果穗入药为桑葚，能滋阴养血、生津、润肠；根皮入药为桑白皮，能泻肺平喘、利水消肿。桑的种植推动了我国纺织业的发展，丝绸的出现构建了“丝绸之路”，响应于现在的“一带一路”倡议，共建“丝绸之路经济带”和“21 世纪海上丝绸之路”，以期实现和平合作、开放包容、互学互鉴、互利共赢，推动人类命运共同体的全力发展	桑文化的学习可以帮助大学生形成积极的人生观。“失之东隅，收之桑榆”，告诉我们要勇于直面挫折，用乐观积极的心态迎接困难。桑的各个部位可食可药可用，年年可采，年年再生，它总是竭尽所能奉献着自己的一切，体现着无私奉献的精神。“春蚕到死丝方尽”激励着一代又一代中国人鞠躬尽瘁，为国家的强盛和民族的兴旺默默奉献。桑可以在各种环境中生长，更是艰苦奋斗的代言者，并始终以顽强的生命力昭示世人，要奋发图强、坚忍不拔、百折不挠、开拓进取。结合中药资源的特点，帮助学生形成积极正确的人生观

续表

课程思政案例	思政映射点
案例三 我国中医药事业发展现状：中医药振兴发展迎来天时、地利、人和的大好时机——《中华人民共和国中医药法》、“十三五”中医药科技创新专项规划、《一带一路卫生领域合作谅解备忘录》、全国中医药大会等。 2013 年 9 月 7 日提出共同建设“丝绸之路经济带”。2013 年 10 月 3 日提出共同建设“21 世纪海上丝绸之路”。两者简称“一带一路”倡议。2016 年 2 月 22 日制定《中医药发展战略规划纲要（2016—2030 年）》。2016 年 12 月 25 日正式发布《中华人民共和国中医药法》。2019 年 10 月 15 日召开全国中医药大会，提出中医药的发展之道为“传承精华，守正创新”    《生命线》20210812 医心向党　健康扶贫 让老百姓方便看中医， 放心用中药	中医药作为我国独特的卫生资源、潜力巨大的经济资源、具有原创优势的科技资源、优秀的文化资源和重要的生态资源，在经济社会发展中发挥着重要作用。随着我国新型工业化、信息化、城镇化、农业现代化深入发展，人口老龄化进程加快，健康服务业蓬勃发展，人民群众对中医药服务的需求越来越旺盛，迫切需要继承、发展、利用好中医药，充分发挥中医药在深化医药卫生体制改革中的作用，造福人类健康。对中医药相关政策法规的解读帮助学生建立中国特色社会主义道路自信、制度自信，增强爱国主义精神

（四）教学测量与评价

1. 通过课堂互动、课后作业提交和老师批阅情况、单元在线测试，以测试成绩、在线教学平台后台反馈数据及学生课堂问答情况对学生进行全面测评，判断学生的学习兴趣、学习态度及对专业内容的掌握程度，以便及时调整教学内容设计和方法。

2. 本章节学习完成后，要求学生结合三年专业学习心得及专业未来走向，撰写《中药人的“全心全意为人民服务”》专题小报告（不少于 800 字），用以了解学生的思想政治素养和专业思想动态，并敦促学生开始进行未来职业规划，同时可以评价学生获取、归纳、分析和利用各种文献资料和现代信息的能力。

3. 全班同学参与筹办模拟学术研讨会。以“中药资源”为主题，采用小组学习的方式自行选题、查阅文献、撰写报告、制作汇报 PPT、确定汇报形式与汇报人，在课程教学任务完成后举办“中药资源”模拟学术研讨会，邀请中药学类各学科教授为点评专家，让同学们更深刻地了解中药资源相关研究的思路与方法，感受科学研究氛围，端正科学研究态度，建立科研思维，提高自主学习能力，为后续研究生阶段的学习奠定基础。同时通过组织筹办会议，锻炼学生沟通交流、组织管理能力，为学生后续本科毕业实习、就业、深造等打好基础，全面提升学生的综合能力与素质。

（五）课程思政教学反思与改进

1. 作为中药资源学的第一节课，培养学生兴趣至关重要。可以用中药领域前辈奋斗的故事、中药脱贫攻坚的故事、中药资源普查的故事等制作小短片，在开课前播放，为同学们打开课程学习的大门，同时举行宣誓仪式，激发同学们的自豪感和责任感，让学生能够有直面挫折、迎难而上、吃苦耐劳的勇气和毅力，厚植爱国情怀，树立中医药理论自信和文化自信。

2. 学生大多为零零后，大多开放、自信，更具国际化特征，爱好广泛，国家和集体认同感高，也十分注重个人奋斗，是信息时代的优先体验者，勇于站在科技的前沿，对未来持乐观态度。教学过程中要选择合适的交流方式，熔断代沟，拉近距离，营造“既轻松又严肃”的课堂氛围，最大程度释放学生的学习热情。

（南京中医药大学　张瑜）

中药生物技术
课程思政教学设计案例

一、课程目标

中药生物技术是将传统和现代生物技术应用于中药材鉴定和生产、中药有效成分生产，药用新资源培养，从而推动中药产业发展而产生的一门技术应用型课程。本门课程是中药资源与开发专业的必修课、核心课，与中药资源学、中药新产品与保健食品开发等专业核心课有着密切的联系，更与中药工业化生产和中药资源的保护、中药资源综合开发与利用密切相关。

【知识目标】

本课程的知识目标可以概括为通过学习，让学生系统掌握中药生物技术的基本概念、原理和方法，加深对生物技术应用于中药资源领域研究的理解。这个知识目标与中药资源与开发专业“毕业生还应能够从事中药资源的调查、鉴定、生产、保护、管理、开发、利用等方面工作”“掌握中药新资源开发和中药资源综合利用的基本知识”的培养目标具有密切的关系。具体包括以下内容：

◎ 掌握生物技术和中药生物技术的概念，了解生物技术的范畴、中药生物技术的应用与发展。

◎ 掌握各种组织培养的概念及原理，熟悉各种组织培养的方法与技术，了解组织培养在药用植物中的应用实例。

◎ 掌握分子鉴定技术的概念和原理，熟悉分子鉴定的方法与技术，了解分子鉴定技术在中药研究方面的应用实例。

◎ 掌握基因工程的概念和原理，熟悉基因工程的各种方法和技术，熟悉基因工程在药用植物中的应用实例，了解基因工程安全性与应用展望。

◎ 掌握药用菌发酵工程的概念及原理，熟悉药用菌发酵工程的方法与技术，了解药用菌发酵工程技术的应用实例。

◎ 掌握酶工程技术的概念，熟悉酶工程的方法与技术，熟悉酶工程技术在中药工业中的应用，了解酶工程技术在中药工业中应用的实例。

◎ 掌握系统生物学的概念与特点，熟悉系统生物学的方法与技术，了解系统生物学的研究范围和其在中药研究方面的应用实例。

【能力目标】

本课程的能力目标是让学生通过掌握保护中药资源、提高药用植物产量和质量、生物合成中药活性成分及有效成分等相关的生物技术，能够利用现代方法和技术进行中药资源相关方面的研究。这个能力目标是中药资源与开发专业“具有运用综合理论知识，解决中药生产与应用中实际问题的基本能力；具有中药资源的调查、开发、利用、保护、质量评价的基本能力”“具有中药资源综合开发与利用等方面的基本能力”目标的具体落实和体现，表现为：

◎ 能够运用中药生物技术的基本理论和基本知识，对现有的中药资源进行保护并加以合理利用。

◎ 能够根据药用植物的生物学特征和药物学特点，探索提高药用植物产量和质量的相关生物技术。

◎ 具有在分子水平鉴定和分析中药材的能力。

◎ 具有运用中药生物技术的基本理论、技术，利用图书资源和国内外新知识、新信息，开展中药活性成分生产的基本能力。

【思政目标】

本课程的素质目标是养成学生严谨的科学态度和实事求是的工作作风；具有批判性思维和创新意识；热爱并弘扬传统中医药，致力于用现代科学手段保护中药资源，保护环境，维持中药资源的可持续发展。这个素质目标是对中药资源与开发专业“热爱中医药事业，弘扬中医药文化；将中药资源可持续利用和中药产业可持续发展作为自己的职业责任”的素质培养目标的具体化。可具体表述为：

◎ 激发学生对国家、对中医药事业的热爱，培养学生传承和弘扬中医药文化的思想。

◎ 增强学生的生态意识，提高社会责任感，致力于中药资源可持续利用和发展。

◎ 让学生具有良好的团队合作精神。

◎ 培养学生的批判性思维和创新意识。

◎ 培养学生自主学习、终身学习的意识和能力。

二、课程思政建设基本情况

1. 课程思政资源挖掘 中药生物技术课程思政元素的挖掘，我们采取的是整体到具体的原则，从整体上把握课程的思政目标，激发学生对国家、对中医药事业的热爱，培养学生传承和弘扬中医药文化的职业素养；增强学生的生态意识，提高社会责任感；让学生具有良好的团队合作精神，具有批判性思维和创新意识。

各章节教学中，将思政元素渗入点滴之间。生物技术发展历史的讲解中列举传统生物技术的应用实例，比如我们的祖先远在5000年前就开始人工酿酒，在不知道微生物存在的情况下逐渐利用发酵技术制造酱、酱油、醋等传统食品；公元10世纪，我国就有了预防天花的活疫苗，到了明代就已经广泛接种……用中华悠久的历史中关于中药生物技术的史实，激发民族自豪感，厚植爱国情怀；通过中药生物技术的应用与发展的讲解，帮助学生增强生态意识，建立社会责任感，帮助学生保持与时俱进的精神状态，增强对中药资源发展的信心和对专业的热爱；通过各种组织培养技术的讲解，让学生了解到通过这些生物技术能够增强药用植物的繁殖能力，还可以在体外生产药用有效成分，并能够根据实际情况选择恰当的繁殖和生产方法，从而培养学生的批判性思维和创新意识，树立学生对中药资源可持续发展的信心；通过各种分子鉴定技术的介绍，让学生认识到鉴定技术的不断创新，培养学生用发展的眼光看问题，同时还应“不忘初心，方得始终”，明确鉴定的目的，选择最方便、快捷、经济的方法；通过药用菌冬虫夏草、灵芝等发酵实例的讲解，培养学生不墨守成规，解放思想，善于思考，善于运用新技术推动中药资源可持续利用和发展等。对学生进行润物细无声的德育教育，在教学的同时，达到育人的目的，做有温度的教育。

2. 教学内容和环节 在中药生物技术课程思政改革的过程中，将整个教学内容进行了精心设计，主要体现在以下几个环节：

（1）第一阶段：教学主题“厚植爱国情怀，增强专业信心”，教学的内容为第一章绪论部分。在传统生物技术的历史讲授中，加入我国酿酒、制酱等的历史故事，引导学生建立文化自信，培养学生的爱国情怀。用现代生物技术在中药资源保护、中药有效成分生产等方面的应用实例，让学生更深刻地意识到资源专业对中医药事业发展具有举足轻重的作用，从而增强学生对中药资源与开发专业的热爱和对中药资源行业蓬勃发展的信心。

（2）第二阶段：教学主题“坚定可持续发展，践行与时俱进”，教学内容为组织培养技术、基因工程技术、药用菌发酵工程技术、酶工程技术、生物转化技术与分子标记与鉴定技术。在教学的过程中通过介绍各技术的概念、原理及方法，以及各种技术在传统中药研究中的应用实例，如分子鉴定解决传统蛇类药材的鉴定难题，保证用药精准；细胞培养、生物转化批量高效生产药用有效成分，缓解药物资源不足；珍贵药用菌发酵生产，降低成本，减少对野生资源的掠夺性破坏，保护生态平衡，维持中药资源可持续发展……让学生在学习的过程中，树立运用高新技术解决中药资源实际问题的意识，不墨守成规。同时，让学生通过自主学习，对比现代中药鉴定、生产技术与传统的中药饮片鉴别技术、炮制制剂技术，分析各自的优势和不足，培养学生的批判性思维。在教学过程中引入各种技术的最新的研究成果，在跟踪科技前沿的过程中，让学生树立与时俱进的思想。

（3）第三阶段：教学主题“建立整体观念，增强生态意识”，教学内容为系统生物学（包括基因组学、转录组学、蛋白组学、代谢组学）。引入中国传统哲学的整体观，生物体本身是一个整体，环境、条件的任何变化不仅影响其中的单一因素，而且对整个生物体的各个方面造成影响，在此基础上引导学生增强对整体中各因素的统一性的认识，认识到保护生态环境对地球资源的重要意义，让学生树立保护生态、保护资源，维护资源可持续发展的责任感。

3. 教学方法 在进行中药生物技术课程思政改革的过程中，我们主要使用了以下 3 种教学方法：

（1）讲授法：作为一种传统的教学方法，我们在教学过程中采用此方法讲授中国悠久的发酵历史、中药材的典故趣闻、体外生产药用有效成分的高效技术……培养学生对祖国文化的自信，让学生热爱中医药事业，学会运用现代的技术方法解决传统医药的困惑。

（2）探究式教学法：针对一些学生自己能够完成的教学内容，利用事例和与教学内容相关的问题，让学生通过检索、阅读、观察、思考、讨论等方式主动探索，自行发现并掌握中药生物技术相应的原理等。如在分子鉴定技术方面，可以介绍当前中药鉴定存在的困难，提出问题：用什么样的分子手段可以对其进行鉴定？分子鉴定的优缺点有什么？在学生探究的过程中引导学生多角度看待问题，培养学生批判性思维、合作意识和自主学习的能力。

（3）参与式教学法：我们选择了分子鉴定中的PCR–RFLP技术、植物毛状根培养、冬虫夏草发酵培养、紫杉醇内生菌发酵培养等教学内容让学生讲解，并鼓励学生在讲解过程中列举这些技术在中医药生产、科研中的应用实例。学生查阅材料，准备汇报材料，制作PPT汇报学习成果，回答其他学生提问，最后由老师进行分析和小结。如此，不仅提高了学生对知识的掌握水平，培养了他们独立思考、独立探索的能力，激发了他们的内在学习动机，更重要的是在中药生物技术应用实例的查找和讲解中，学生更深刻地认识到科技给中医药带来的勃勃生机，更加坚定了发扬传统医药的信心。

4.考核方式 中药生物技术的考核为过程性评价和终结性评价相结合。过程性评价主要包括出勤、提问、课堂表现、作业完成情况和自主学习情况等等。通过对自主学习问题回答中所体现的思想观点，学生课堂互动发言时的精神状态，小组讨论时的合作意识等的把握，我们可以了解学生对知识的掌握程度并检验课程思政对学生潜移默化的教育效果。

三、教学设计案例

授课章节	第一章　绪论	授课学时	2学时
授课专业	中药资源与开发	授课年级	本科三年级
选用教材	《中药生物技术》（中国中医药出版社，2017年出版）	设计者	丁常宏

（一）教学目标

【知识目标】

1.掌握生物技术和中药生物技术的概念。

2.了解生物技术的范畴。

3.了解中药生物技术的应用与发展。

【能力目标】

1.通过学习生物技术和中药生物技术的含义，引导学生在理解新概念的同时，回忆已学过的有关生物技术的知识，促进新旧知识的有效融合，提高学生综合分析问题的能力。

2.通过学习中药生物技术的应用与发展，了解中药生物技术在中药发展中能够解决的问题和发展方向，帮助学生形成与时俱进的思想，不墨守成规，能够运用现代科学技术与方法进行中药资源相关方面的研究。

3.通过课上启发式、探究式教学，调动学生学习的主动性和积极性，培养学生发现问题、分析问题的能力。通过课后自主学习、小组合作学习，培养学生利用多种信息资源的能力和自主学习的能力。

【思政目标】

1. 通过本章的讲解，使学生对中药生物技术相关的知识有整体认识，意识到生物技术新方法和新技术的应用可以解决中药资源研究诸多方面的难题，激发学生对中药生物技术的热爱和不断探索新知识的积极性。

2. 通过利用生物技术实现中药资源的有效保护和可持续生产实例的讲解，让学生感受到所学知识的实用价值和重要性，让学生树立中药资源可持续发展的信心，更加热爱中医药事业。

3. 通过回顾传统生物技术的历史，展现璀璨的中华文明，让学生了解中国劳动人民创造的悠久历史，激发民族自豪感，将爱国的情感深植于心。

4. 通过小组探究式教学和生生互动、相互评价等方式，培养学生具有良好的团队合作精神，尊重自己、尊重同学、尊重老师。

5. 通过课后自学内容的学习和课后网络课程的学习，鼓励学生拓宽视野，接触更多的中药生物技术的相关知识，了解学科发展的动态和前沿信息，增强自我学习的意识，树立终身学习的理念。

（二）教学内容

表 32　中药生物技术教学内容与课程思政结合点

知识点	课程思政结合点
生物技术的概念	无
生物技术的范畴 ①传统生物技术 ②现代生物技术	带领学生回顾我国人工酿酒、制造酱等传统发酵食品的历史。使学生进一步明晰生物技术与中国文化的渊源，坚定文化自信，激发学生的民族自豪感，将爱国情怀深植于心
中药生物技术的概念	无
中药生物技术的应用与发展 ①中药资源保护、再生技术（中药生物技术与中药鉴定、植物细胞工程与中药资源再生、毛状根培养与药用植物次生代谢产物生产） ②药用植物产量和质量提高相关生物技术（DNA 分子标记、药用植物基因工程） ③中药活性成分的发酵、生物技术与酶工程技术 ④中药前沿生物技术的研究与应用（如药用植物基因组、转录组、蛋白	1. 在讲解知识点“中药生物技术的应用与发展”前让学生进行分组讨论，探究中药生物技术的研究内容，增加学生学习这门课程的热情，同时培养学生自学的能力及合作的意识。 2. 通过讲授中药资源的现状，让学生增强生态保护意识，建立社会责任感。帮助学生构建与时俱进的思想，进一步激发学生对专业的热爱。适时引入中药生物技术的研究案例，让学生认识到我们可以利用生物技术来解决中药资源保护、再生方面的问题，从而增加学生对课程学习的热情。 3. 讲解植物细胞工程与中药资源再生时，列举人参、紫草等实际应用的例子；讲解药用植物基因工程时，列举

续表

知识点	课程思政结合点
组、代谢组等系统生物学的研究）	红豆杉的应用实例；讲解中药活性成分的发酵生物技术时，列举灵芝的应用实例。在巩固中医药知识的同时让学生树立利用高新技术解决中药资源问题的意识，不墨守成规。在跟踪科技前沿的过程中，让学生树立与时俱进的思想
课程小结：将课程内容进行归纳总结，使其转化为便于学生理解和记忆的形式。	通过归纳中药生物技术的研究内容，再次强调现代生物技术能够让传统医药更加生机勃勃，增加同学学习的兴趣，增强对中药资源可持续发展的信心和对专业的热爱

（三）课程思政案例与思政点映射

表 33　中药生物技术课程思政案例与思政点映射

课程思政案例	思政点映射
案例一：传统发酵食品历史 人工酿酒：我国的酿酒历史悠久。考古工作者在龙山文化遗址发现了大量陶制的贮酒和饮酒器皿。据此推算，我们的祖先远在 5000 年前就开始人工酿酒了。 酱的历史：中华民族是人类历史上最早开始掌握发酵技术的族群。我们的祖先广泛利用各种动植物原料的发酵盐渍食物“醢”。经过科学考证，“醢”是我国古代先人对酱类食品的总称谓。“以豆合面而为之”，也就是说那时的人们是以豆和麦面为原料来制曲，再加盐来制作“中国酱”的，这在人类发酵食品史上堪称独树一帜。我国古代先人这一伟大创造与发明，不仅影响了中华民族的饮食生活习惯，也对世界上许多国家和民族产生了深远的影响	让学生了解我国发酵食品历史源远流长、经久不衰，激发学生的民族自豪感，将爱国之情深植于心
案例二：中药资源现状与保护 我国药用植物资源虽然种类丰富，约占世界的 11%，但人均占有的可利用生物资源量和利用效率仍属于世界较低水平。我国 30000 余种高等植物中，有 3000 余种受到不同程度的威胁或处于濒临绝灭的境地，而在这些处于濒危状态的植物中，具有药用价值的占 60% ～ 70%。譬如《中国植物红皮书》所收载的 398 种濒危植物中，药用濒危植物达 168 种。现在，野生中药材资源枯竭、药用濒危物种增加、中药资源人均占有量与利用率低下等问题也日趋严重，对中医药行业的发展产生了严重的影响，寻找中药资源可持续开发利用的途径迫在眉睫	让学生增强生态保护意识，建立社会责任感。帮助学生构建与时俱进的思想，进一步激发学生对专业的热爱

（四）教学测量与评价

1. 通过学生互动环节的参与的程度、问题的回答情况等对学生的课堂互动表现进行综合评价，并根据评价结果对教学进行适当调整。

2. 开展课上小组讨论“中药生物技术可应用于哪些方面的研究”，通过学生参与检索、归纳、讨论的表现，评价学生自主学习的能力和团队协作意识。

3. 完成理论教学任务之后，利用云班课进行随堂小测试，以评价学生对课堂知识的掌握情况。

4. 通过课外自主学习内容的学习及问题的回答情况，评价学生的自主学习能力与学习积极性，总结学生对中药生物技术这门课程的兴趣点。

5. 让学生在网络平台上利用分析问卷进行自我评价、生生互评和师生互评，内容包括课上对知识的掌握情况、互动参与情况、同学课外自主学习中的表现，教师的授课情况等，评价的结果能够让学生认识自身的不足，看到与同学之间的差距，同时也能让教师更好地掌握学生的学习情况及教学效果，及时改进和调整。

（五）课程思政教学反思与改进

1. 中药生物技术是中药资源与开发专业学生的专业必修课，绪论部分主要引领学生进入神秘的生物技术世界，因此教学中可以引入生物技术及中药生物技术发展过程中的重要的事件，同时重点讲解生物技术在中药资源保护、中药有效成分生产等方面的应用，从而增强学生进一步学习的渴望。

2. 在讲解“第二节　中药生物技术的概念、应用与发展”的时候，学生对概念的理解相对容易，但是对于中药生物技术的各方面应用和发展理解起来可能会有一定的难度。首先，可以在讲授中药生物技术的应用与发展前，让学生通过小组讨论、网上查询，先探究一下中药生物技术有哪些方面的研究，有初步的了解后，再进行后面的学习，会起到事半功倍的效果。其次，可以多举一些学生学过的中药的例子，如学生熟悉人参的性味归经、药理作用、栽培种植，那我们就利用这种药用植物，讲解其野生资源枯竭、栽培年限长、成本高等问题，但是如果利用生物技术，如细胞悬浮培养，可在短时间内生产大量人参皂苷，成本低、效率高，还不占用土地资源。让学生通过已有的知识与新知识建立联系，又能激发学生探究生物技术应用方法和原理的兴趣。

3. 通过课堂学习、小测验加课外自主学习培养学生自学的能力和终身学习的意识，提高其自身的创造能力。在作业批改的过程中老师要及时与学生交流，对认真完成的学生及时给予肯定和鼓励，及时解答学生的问题、督促作业完成情况欠佳的学生积极跟进，在这一过程中让学生坚持实践是检验真理的唯一标准，不要人云亦云，应该具有自我见解和主张，养成良好的学习习惯，培养优良品格。

（黑龙江中医药大学　丁常宏）

中草药栽培与鉴定专业

药用植物遗传育种学
课程思政教学设计案例

一、课程目标

药用植物遗传育种学以中草药栽培与鉴定专业的培养目标为导向，以中药学、农学和生物学理论为指导，研究选育药用植物新品种和繁育优良品种的原理和技术的课程，是药用植物学、遗传学、育种学等多学科交叉的综合性课程，是中草药栽培与鉴定专业的专业课、核心课。药用植物遗传育种是中药材质量和产量提升的关键，是实现中药现代化的重要组成部分。

【知识目标】

本课程的知识目标可概括为掌握与遗传育种学相关的自然科学、生命科学、人文社会科学基本知识和科学方法，能用于指导未来的学习和实践，熟悉遗传育种类专业的相关学科发展动态和前沿信息。符合“掌握与中药学相关的自然科学、生命科学、人文社会科学基本知识和科学方法，能用于指导未来的学习和实践”“熟悉中药学类专业的相关学科发展动态和前沿信息”“掌握药事管理法律和法规，熟悉医药行业的发展方针、政策”“掌握野生中草药驯化与新品种选育的基本理论和基本知识”“掌握中草药品种资源鉴定与保存，中药材质量监控与经营管理等方面的基本知识”等中草药栽培与鉴定专业毕业生应达到的知识目标要求。具体包括以下内容：

◎ 掌握中草药栽培、加工等方面的基本理论和基本知识。

◎ 掌握野生中草药驯化与新品种选育的基本理论和基本知识。

◎ 掌握中药种质保存、引种驯化的基本理论和知识，掌握中草药品种资源鉴定与保存、中药材质量监控与经营管理等方面的基本知识。

◎ 掌握中药资源保护和经营管理方面的基本知识，了解中药材生产质量管理规范（GAP）的基本知识。

【能力目标】

本课程的能力目标是具备根据药用植物的遗传规律，采用适合的育种途径和方法，开展药用植物选育和良种繁育等工作的基本能力；能够进行药用植物遗传和变异相关研究。符合“具有运用综合理论知识，解决中药生产与应用中实际问题的基本能力，以及运用现代科学技术与方法进行科学研究的基本能力”“掌握中药材的引种驯化和规范化生产的基本技能”的中草药栽培与鉴定专业毕业生应达到的能力目标要求。具体能力目标：

◎ 掌握中药材的引种驯化和规范生产的基本技能。

◎ 掌握常用大宗中药材规范化种植、种子种苗繁育、采收、加工的基本技能。

◎ 具有中药材鉴定和质量评价的基本能力。

◎ 具有中药栽培基地建设和管理的基本能力。

【思政目标】

本课程的素质目标是具有传承创新发展中医药的职业责任，志愿为中医药事业发展和人类健康服务；具有依法开展药用植物遗传育种工作的意识；养成严谨的科学态度和实事求是的工作作风；认知药用植物遗传育种是保证中药资源可持续发展的重要环节。符合“具有正确的世界观、人生观和价值观，具有爱国主义、集体主义精神，身心健康，诚实守信，志愿为人类的健康工作服务”“热爱中医药事业，弘扬中医药文化，熟知中药在‘预防、治疗、康复、保健’一体化大健康医疗模式中的重要地位”“养成依法工作的观念，能以国家各项医药管理法规和行业准则规范自己的职业行为”“树立终身学习的理念，具有自主学习能力”“具有中药资源可持续发展的意识和中药质量观，致力于中药材的科学栽培、种子种苗繁育和品质鉴定，将提升中药材品质，促进中药材标准化、集约化作为自己的职业责任”。可具体表述为：

◎ 引导学生对中药的理论自信，文化自信，坚定为中药事业奉献终身的理想。

◎ 培养学生实事求是的科学态度，开拓创新的能力与勇气，树立远大的科学理想，为中药资源的开发与利用不懈努力。

◎ 致力于药用植物品种选育和良种繁育，将中药资源可持续利用和中药产业可持续发展作为自己的职业责任。

◎ 具有中药资源可持续发展的意识和中药质量观，致力于药用植物的科学栽培、种子种苗繁育和品质鉴定，将提升中药材品质，促进中药材标准化、集约化为己任。

◎ 培养学生吃苦耐劳的精神，引导学生扎根基层，实实在在为中药品种改良做出贡献。

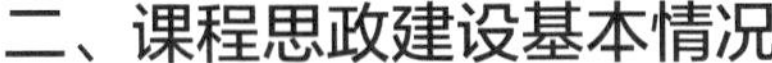

二、课程思政建设基本情况

1. 课程思政元素的挖掘　药用植物遗传育种学课程蕴含丰富的思政教育资源，专业知识本身具有鲜明的主流价值观，因此我们结合课程目标对课程思政元素进行深入挖掘，在专业知识的教学中“润物无声”地融入正确价值观和理想信念。比如，以中药资源的收集和保存为融入点，培养学生对祖国壮美山川和丰富物种资源的由衷热爱；以中药资源普查为融入点，阐述“绿水青山就是金山银山”的科学价值观，培养学生的环境保护意识；以中药种质资源收集为融入点，培养学生的物种保护意识；以药用植物通过遗传技术进行改良的作用分析，培养学生对中药材栽培及品种改良的关切与热爱等。从课程中挖掘出点点滴滴的思政元素，在传授专业知识的同时融入课堂，助力同学们形成正确的人生观、价值观。

2. 教学内容和教学环节　在教学实践过程中，为了推进遗传育种学课程教学与思政教育有机结合，我们对教学内容进行了总体设计，将思政元素融入教学各个环节，并对思政元素进行归类总结，根据不同的教学内容，选择与之相适应的思政主题，使同学们在学习专业知识时能够自然而然地受到德育教育，从而达到“润物无声”的效果。

（1）绪论：绪论中的思政教育主要是对我国本草大家孙思邈、李时珍等的介绍，通过对其生平的讲述，串联起我国药用植物栽培的历史，引导学生正确认识中草药栽培的重要性，培养学生热爱中医药栽培事业，投身中药种植业的热情和信心。

（2）遗传学部分：遗传学知识的理论性较强，这一部分的思政教育主要是讲述分离规律、独立分配规律、连锁遗传规律等经典规律的发现过程。结合著名遗传学家生平故事，比如孟德尔的豌豆杂交试验等，重点强调遗传学规律研究过程必然一波三折，鼓励同学们热爱自己的专业，从生产实际出发，踏踏实实进行科学研究。

（3）育种学部分：在育种学的学习过程中，可以结合我国地大物博的特点，向同学们展示我国丰富多彩的物种资源，激发同学们对祖国壮丽山河、丰饶物产的热爱之情。同时，展示我国育种学的成就，鼓励同学们投身到药用植物遗传育种工作中去，为开发我国中药新资源贡献力量。

（4）实验课部分：实验课是培养学生科研能力的重要教学环节，实验课的思政教育主要是结合实验教学过程，讲述一些遗传学家的经典成功实验和失败实验，旨在培养同学们实事求是、精益求精、认真大胆细心的科研素质，为从事药用植物遗传育种学科研工作打下基础。

3. 教学方法 药用植物遗传育种学课程思政教学把握“随时讲”的原则，按照3–3–3教学方式，即3分钟内完成一个课程思政案例的讲解，一个学时的思政元素不超过3个（主要保证专业课的授课时间），利用课间3分钟时间让学生自由讨论课上思政教育的内容。在教学过程中，教师也可根据教学实际调整思政教育的比例，同时借助电子媒体资源，给学生带来更直观、震撼的视听感受，从而加深印象，提高课程思政的效果。

（1）案例式教学法：结合教学内容，选择真实案例引发学生思考。绪论讲授中列举一些我国古今本草学家，比如李时珍与《本草纲目》、尚志钧先生与《中国本草要籍考》，再如中国工程院院士黄璐琦在进行栝楼属植物分类学研究时首次提出了“分子生药学”的概念等，引导学生领悟代表人物事迹中的正能量，激发学生学习药用植物遗传育种学的兴趣，潜移默化地影响学生的价值观。

（2）讨论式教学法：根据教学内容预先设计问题并提供资料，启发学生就特定问题发表自己的见解，进行辩论、思考并得出结论，从而进行正确的思想引导。比如在种质资源的教学过程中引入“大豆的故事”，让学生围绕吴征镒院士所说的“一个物种影响一个国家的经济，一个基因关系到一个国家的兴盛”这句话，针对我国药用植物资源的保护与利用进行讨论，激发学生的爱国之情和致力于中药资源可持续发展的信念。

4. 考核方式 药用植物遗传育种学课程考核采用形成性评价和期中期末考试相结合的形式，形成性评价主要包括考勤、课堂小测、课堂讨论、课后实践的参与情况及自主学习环节中展现的思政亮点等。

三、教学设计案例

授课章节	第六章　种质资源	授课学时	2学时
授课专业	中草药栽培与鉴定	授课年级	本科三年级
选用教材	《药用植物遗传育学》 （中国中医药出版社，2010年出版）	设计者	韩晓伟

（一）教学目标

【知识目标】

1. 掌握种质资源的类别及其利用价值，种质资源收集与保存的方法。
2. 熟悉种质资源的评价及鉴定方法。
3. 了解种质资源的研究程序及创新利用。

【能力目标】

1. 根据所学的种质资源的概念，使学生具有种质资源鉴别的基本能力；能够针对种质资源特点设计恰当的保存方式。

2. 能够根据植物分类学资料、资源地理分布资料、拟调查地点资料和拟收集物种的相关资料制定完整合理的种质资源收集计划并顺利实施。

3. 使学生了解最新药用植物育种的科研发展，培养其科研思维和创新精神。

【思政目标】

1. 通过介绍我国珍贵中药材资源濒临灭绝的实例，激发学生的学习动机，培养学生中药资源可持续发展的意识和中药质量观。

2. 引导学生致力于中草药的科学栽培、种子种苗繁育和品质鉴定，将提升药用植物资源品质，促进中药材标准化、集约化作为自己的职业责任。

3. 展现我国种质资源收集所取得的重大成果，体现社会主义制度的优越性，培养学生的爱国主义，树立家国情怀。

（二）教学内容

表 34　药用植物遗传育种学教学内容与课程思政结合点

知识点	课程思政结合点
种质资源的概念 导入：利用美国科幻大片《侏罗纪公园四》（**课程思政案例一**）中超级霸王龙的产生过程为切入点，阐明今天要讲的内容是种质资源。 概念：种质资源又称遗传资源、基因资源、品种资源，是重要的生物资源，是遗传育种工作的物质基础及育种的原始材料。药用植物的种质资源是对某一具体物种而言的，包括栽培品种（类型）、野生种、近缘野生种和特殊遗传材料在内的所有可利用的遗传材料	提问：超级霸王龙的基因是由哪几种基因组合而来的？这些基因是种质资源吗？配合同学们对问题的回答，板书主要的种质资源形式，加深同学们对种质资源概念的掌握。 提出：科学研究的创新是无止境的，要敢于创新，擅于创新
种质资源的重要性 导入：种质资源研究是贯穿整个药用植物育种改良过程的，种质资源的收集与评价工作有重要的价值。种质资源是关系国计民生的中药战略资源，种质资源关系到国家的粮食安全、用药安全（**课程思政案例二**） 1. 药材产量高的种质资源的筛选 2. 药材质量高的种质资源的筛选 3. 濒危药用植物近缘种和替代品的种质资源的筛选	作为中草药栽培与鉴定专业的学生，必须具有基本的对于种质资源的重视，认识到种质资源就是宝贵财富，做好种质资源工作就是爱国、敬业

续表

知识点	课程思政结合点
种质资源的分类 1. 按来源分类，种质资源分为以下三类： （1）本地种质资源 （2）外来种质资源 （3）人工创造的种质资源 袁隆平和三系育种（**课程思政案例三**） 简述三系育种知识，强调三系育种研究过程的艰难和袁隆平的锲而不舍。 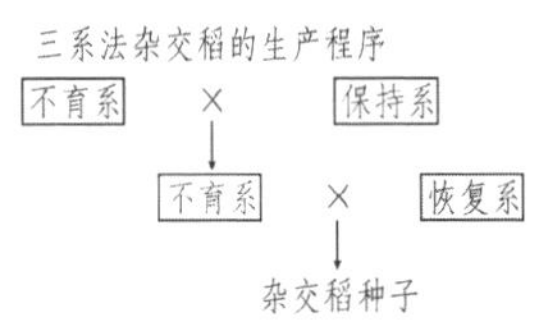 2. 按育种改良程度分类 （1）野生种质资源 （2）原始栽培类型 （3）人工选育的品种 3. 按亲缘关系分类 （1）野生近缘种 （2）种内变型	讲述袁隆平穷尽一生进行三系育种的故事，提出问题：你知道袁隆平在培育水稻的过程中遇到过哪些困难吗？如果是你，你坚持下去的信念是什么？ 让学生理解只有心中有大爱——爱国，爱家，爱人民，才能够克服任何艰难险阻，为祖国为人民坚持拼搏
种质资源的收集与保存 我国种质资源工作起步较晚，与其他国家的工作还有一定的差距。通过展示世界种质资源库分布来说明我国种质资源工作的差距（**课程思政案例四**）	提问：种质资源非常重要，那么，我国有多少种质资源呢？怎样收集和保存这些种质资源呢？我国的种质资源科学家都做了哪些工作呢？我们能够为种质资源的收集保存做些什么呢？ 通过层层递进的提问，引发学生思考的同时也将这节课将要讲解的内容进行了简单的介绍。 激发学生建设祖国种质库，保护我国种质资源的热忱
种质资源的收集 1. 种质资源的收集范围　按层次列举应包括野生近缘种、地理生态型、随机变异类型、栽培品种。 2. 种质资源的收集方法 （1）调查收集（主要方法） （2）种质交换征集 在详细讲解种质资源收集的范围与方法时，引入我校师生参与第四次全国中药资源普查的案例（**课程思政案例四**）	利用本校师生参加中药资源普查的亲身感受及照片等，激发学生的学习兴趣，调动大家的积极性。同时也强调了中药资源普查的苦和累，让同学们对于未来的种质资源工作有一定的心理准备
种质资源保存方法 1. 种植保存——建立种质资源圃 原则：生态环境的适宜性；保存数量合理；株行距配置；板块划分；交通比较方便。	通过展示我国种质资源保护库（北京和云南）和2010年上海世博会的英国馆，表明我国种质资源保存技术已经和国际接轨，走在了世界种质保存的前沿，增强同学们的民族自信心和自豪感

续表

知识点	课程思政结合点
人工气候室是最理想的保存环境。 2. 贮藏保存 （1）种子的保存：讲解种子保存需要的条件，介绍我国种质保存现状。 • 中国国家种质库（北京）；种质资源保存与大众生活，如 2010 上海世博会（**课程思政案例五**）、云南昆植所种质库、2010 年上海世博会英国馆等。 （2）无性繁殖材料的保存 （3）离题组织培养物保存 （4）基因文库保存（**课程思政案例五**）	
种质资源的评价及信息系统的建立 1. 种质资源的评价内容及鉴定方法 （1）植物抗逆性 （2）生产性能 （3）药材质量 （4）生态价值 2. 种质资源信息系统的建立 （1）种质资源数据的目标与功能 （2）种质信息系统的主要类型 （3）种质资源数据库的建立	
种质资源的研究程序及创新利用 1. 种质资源的研究程序 （1）全面的种质资源调查和收集 （2）建立种子库和种质资源圃 （3）进行系统的种质资源评价 （4）建立种质资源的信息系统 2. 种质资源的利用和创新	

（三）课程思政案例与思政点映射

表 35　药用植物遗传育种学课程思政案例与思政点映射

课程思政案例	思政点映
案例一：侏罗纪公园（四）——超级霸王龙的诞生 在美国科幻电影《侏罗纪公园》（四）中，主角是一只混血龙，威力巨大，智商很高。他的基因有多个来源：主体基因是从一只蚊子的血液中提取的，这只蚊子曾经叮咬过霸王龙，后来这只蚊子被松树的松节油包裹形成了琥珀，所以保存到了现代。另外的基因是来自灵巧的迅猛龙和可以改变自身体	**思政点：**科学研究的创新是无止境的，要敢于创新，擅于创新。契合社会主义核心价值观的爱国、敬业。 **应用：**在讲解种质资源的概念之前，给同学们讲解该案例，在引起

续表

课程思政案例	思政点映
温的树蛙。这些基因的片段经由遗传学家改造后就创造出了超级霸王龙	大家兴趣后告诉同学们组成这只超级霸王龙的三段基因就是一种种质资源，从而引出种质资源的概念，顺利进入知识点的讲解
案例二：大豆的前世今生 20 世纪 50 年代，美国大豆产区暴发了胞囊线虫病，导致美国大豆生产濒临停滞。后来，一位来中国的美国遗传学家布尔纳德在上海虹桥机场候机时，发现了一株野生北京小黑豆，带到了美国，通过与美国大豆杂交等育种方式，培育出了抗病高产的大豆新品种，挽救了美国的大豆种植业。反观中国的大豆种植业，几乎处于停滞状态，国内的大豆消费几乎完全依赖进口。中美贸易战时，中国缩减从美国进口大豆数量作为反制裁的手段，从侧面说明了中国从美国进口大豆的数量是非常庞大的	**思政点：**种质资源就是宝贵财富，做好种质资源工作事关中医药事业发展，事关百姓健康。 **应用：**种质资源的重要性不是人尽皆知的，怎样能够抓住学生的眼球，重视这节课的学习呢？通过利用 3 分钟时间给学生讲述一个“大豆的故事”。通过故事让大家理解吴征镒院士所说的“一个物种影响一个国家的经济，一个基因关系到一个国家的兴盛”这句话
案例三：袁隆平和三系育种 1972 年，这个年份对于袁隆平来说，是面对“杂交水稻”这个神秘之门，找到金钥匙的一年。袁隆平和周坤炉在湖南的实验田中，将“29 南 1 号”不育系和保持系又交回了第三代，由于湖南天气已很寒冷了。袁隆平和周坤炉等人拿着刚刚收获的稻种，准备再去海南南红农场进行实验种植，以求在寻找保持系的道路上能有新的突破。曾经的学术权威的冷水又泼了过来，他们说:“三系，三系，三代也不成器！”袁隆平经过了将近十年的实验，手中掌握着大量的实验材料，所以他满怀信心地对周坤炉说:“只要我们矢志不渝的努力，相信恢复系一定会被我们筛选出来！”1972 年冬，袁隆平领着队伍，重新进驻南红农场。1973 年 9 月，袁隆平和周坤炉对 29 南 1 号的不育系进行了三年共七代的测交和杂交，终于找到了 29 南 1 号的恢复系。至此，袁隆平最初的杂交水稻设计理论——雄性不育系、保持系和恢复系三系配套，终于宣告成功。袁隆平十年磨剑，他顶着巨大的压力，就像是千斤巨石下面的一棵小草，为了那个光明的“杂交水稻”之梦，他在不断的追求，不断的努力，不断的攀登	**思政点：**袁隆平院士数十年如一日的奔波，印证了他对梦想的执着，对国家 和人民的热爱。培养学生作为中药人，中草药的种植人，要始终把国家和人民的利益作为自己奋斗的目标和前进的方向，不畏困难，让人民用“好”药，更健康。 **应用：**在讲解种质资源创新时，为了强调种质资源创新的长期性和艰难性，讲了袁隆平穷尽一生进行三系育种的故事
案例四：第四次全国中药资源普查 2013 年初国家中医药管理局全面启动第四次中药资源普查工作。中药系在校领导的大力支持下，组建了河北中药资源普查第一小组，承接了灵寿县和辛集市的普查任务。自 5 月开展工作以来，经过百余天奋战，共投入 600 多人次的艰辛劳动，对灵寿县 14 个乡镇的野生药用植物资源和栽培植物资源、辛集市 12 个乡镇的栽培药用植物资源进行了调查，普查	**思政点：**“一花一世界，研之习之，敬之畏之。”引导学生一定要具有不畏艰难的意志品质，深入林间地头，才能获取到药用植物第一手研究资料。 **应用：**第三节种质资源收集，可以以本校师生参加中药资源普查的亲

续表

课程思政案例	思政点映
区域覆盖县域均达 90% 以上。截止 10 月中旬，据不完全统计，第一普查小组共采集植物标本 1297 份，收集重点药材 38 种，上交种质资源 10 余种，并且陆续发现在河北省新分布的物种 13 种，圆满完成了国家要求的任务。在讲到野生种质资源收集时，向同学们展示我校师生参加中药资源普查的一些照片	身感受以及照片等作为思政案例，引起同学们的兴趣，调动大家的积极性
案例五：我国的种质库建设和 2010 年上海世博会英国馆 全世界有七大种质资源库，包括挪威斯瓦尔巴全球种子库、俄罗斯种子银行、英国皇家植物园和邱园千年种子库，美国国家种子贮藏实验室、中国国家作物种质库（北京）和中国西南野生生物种质资源库。 2010 年上海世博会英国馆是一个没有屋顶的开放式公园，它由 60000 多根纤细的透明亚克力杆构成。在英国馆的内部，日光透过 60000 多根透明的亚克力杆，照亮“种子圣殿”的内部，将 900 多种，26 万颗种子呈现在参观者面前。种子全部来自英国皇家植物园和昆明植物研究所合作的千年种子银行项目	**思政点：**虽然我国的种质资源保护工作起步较晚，但是成绩斐然。我们要有信心，在一代代中药人的共同努力下，药用植物的遗传研究和品种改良工作必将取得更大的进步。中草药栽培与鉴定专业的学子应当立志为药用植物资源可持续发展、高质量发展贡献力量。 **应用：**讲解第三节种质资源的保存部分时列举了世界七大主要的种子保存机构，拓宽同学们的知识面。2010 年上海世博会英国馆的介绍突出我国种质资源保存技术已经和国际接轨，走在了世界种质保存的前沿，增强同学们的民族自信心和自豪感

（四）教学测量与评价

1. 在本章理论教学完成后，学生利用学习平台进行随堂测试，以了解学生对于知识的理解程度。

2. 学生完成本章学习后，通过查阅相关文献资料完成《我国种质资源现状调查》的文献综述，以评价学生利用图书资料和现代信息技术获取国内外关于种质资源相关信息的能力，以及对相关知识总结归纳的能力。

3. 开展“中药材种质改造”的小组讨论，大家自由发言，充分结合所学理论知识进行畅想，对现有中药材的不足进行讨论，对遗传育种的方向进行预测，通过学生自评、生生互评、师生互评，评价学生自主学习效果、团队协作意识和中医药思维。

4. 通过撰写思政案例学习心得，评价课程思政教学效果。

（五）课程思政教学反思与改进

本章的难点是关于中药资源普查的准备工作，需要事无巨细，从点点滴滴做起。必须讲清楚每一步骤的关键所在，如果没有这一步会造成什么样的后果。教学过程中可以结合我校师生参与第四次全国中药资源普查的亲身经历，分享经验和教训，让学生认识到“工欲善其事，必先利其器”。

（河北中医学院　韩晓伟）

药用植物栽培学
课程思政教学设计案例

一、课程目标

药用植物栽培学是研究药用植物生长发育特征和产量、品质形成规律及其环境条件的相应关系，探索实现药用植物安全、优质、高效、生态栽培技术及理论依据的一门学科，是中药学与农学的交叉学科。药用植物栽培学课程是以中草药栽培与鉴定专业的人才培养目标为导向，运用现代化的科学技术、理论和方法，讲授药用植物的生长发育规律、产量和品质形成规律及其与环境条件的关系，以及药用植物的栽培技术及调控措施等内容。本课程是中草药栽培与鉴定专业的专业必修课、核心课，与中药学、药用植物学、中药资源学、药用植物生理生态学、中药生物技术等课程有着十分密切的关系，更与中药农业密切相关，为中药材的优质、高产、高效、无污染、集约化生产发挥重要作用。

【知识目标】

本课程的知识目标可以概括为掌握药用植物栽培学的理论、方法和技术，为中药材生产管理奠定基础；学习药用植物生长发育规律及其人工调控技术，提高药材品质和产量而保证中药材质量，为解决药用植物栽培上的关键问题提供理论和技术支撑；了解不同药用植物的特征特性、生长发育所需的环境条件，学习选地整地、繁殖和播种、田间管理、防病治虫等各种栽培技术；学习和了解药用植物栽培学的发展方向和最新种植技术和方法，为发展中药材种植现代化提供技术支撑。这一知识目标与中草药栽培与鉴定专业“掌握中草药栽培、加工等方面的基本理论和基本知识”“掌握野生中草药驯化与新品种选育的基本理论和基本知识”的培养目标相互呼应。具体知识目标包括以下内容：

◎ 掌握药用植物栽培学的基本概念。

◎ 熟悉药用植物栽培特点、意义、地位、目的与任务。
◎ 了解药用植物栽培的现状和发展趋势。
◎ 掌握中药材 GAP 的内容和 SOP 制定应遵循的原则。
◎ 熟悉中药材 GAP 基地建设的技术要求。
◎ 了解中药材 GAP 产生的历史背景和实施意义。

【能力目标】

本课程的能力目标是以“能够利用药用植物栽培理论和技术，通过实践能力锻炼，直接服务于中药材的生产”为导向，具有观察药用植物生物学特性的基本能力；具备保证“植物—环境—措施”这一农业生态系统协调发展的各项农艺措施的基本技能；具有指导生产符合国内、国际市场需求的安全、有效中药材的基本能力。是中草药栽培与鉴定专业毕业生应“掌握从事常用大宗中药材规范化种植、种子种苗繁育、采收、加工的基本技能”“具有中药栽培基地建设和管理的基本能力”的有力支撑。主要包括以下能力目标：

◎ 能熟练进行药用植物生物学特性观察和分析能力。
◎ 具有熟练进行药用植物的种子种苗质量检验、选地整地、播种、田间管理、病虫害防治、采收加工的技能。
◎ 具有编制中药材生产区划和中药材基地建设规划的能力。
◎ 具有利用现代化生物技术理论和方法进行良种选育的能力。
◎ 具有解决药用植物栽培过程中关键问题的综合能力，具备服务于中药材生产、加工、鉴定、营销等岗位的技能。
◎ 具有从事中药材种植、基地管理、中药材生产中的质量控制的能力。

【思政目标】

本课程的思政目标可以概括为培养学生既遵循药用植物自然发育规律，又具有勇于创新的科研精神；懂得药用植物栽培是中药产业的基础，“基础不稳，大厦必倾”的质量底线思维；培养学生既具有良好的法律、法规意识来规范自己的职业行为，又具有实现我国中药材生产现代化的专业使命感和社会责任感。这一思政目标与中草药栽培与鉴定专业“具有正确的世界观、人生观和价值观，具有爱国主义、集体主义精神，身心健康，诚实守信，志愿为人类的健康工作服务”“养成依法工作的观念，能以国家各项医药管理法规和行业准则规范自己的职业行为”“具有中药资源可持续发展的意识和中药质量观，致力于中药材的科学栽培、种子种苗繁育和品质鉴定，将提升中药材品质，促进中药材标准化、集约化作为自己的职业责任”的思想品德与职业素质培养目标相吻合，并予以拓宽和延伸。主要包括以下目标：

◎ 中药资源已上升为国家战略资源，药用植物栽培是中医药高质量发展的资源保障，让学生们感悟所学专业与国家发展息息相关，培养学生的爱国情怀和专业认同感。

◎ 学习袁隆平、朱有勇等杰出科学家的治学精神，培养学生实事求是、坚持不懈、勇于探索的科研精神和爱国情怀。

◎ 药用植物栽培是中药产业链最基本的环节，是振兴中药产业重要基础，通过学习中药材生产企业的文化精神和社会责任，培养学生的职业道德和助力实现中国梦的伟大抱负。

◎ 让学生认识到中药材所具有的特殊商品属性，把人民的生命安全和身体健康放在首位，强化工匠精神和个人担当。

二、课程思政建设基本情况

1. 课程思政元素的挖掘 药用植物栽培学涉及中医学、中药学、植物学、农学等，课程思政资源非常丰富。我们主要围绕杰出科学家事迹、典型事件、古诗词、身边事等进行思政元素的挖掘。比如在药用植物繁殖与良种繁育章节中引入我国杂交水稻之父袁隆平致力于杂交水稻技术的研究、应用和推广，筑牢了“中国饭碗”。同时让学生了解药用植物育种研究起步较晚，目前发展还不够成熟，需要一代代中药人不断努力，为药用植物资源发展贡献智慧和力量；潜移默化地激励学生在以后的生活和工作中要具有顽强拼搏、百折不挠的精神。

讲到连作障碍问题时，引入朱有勇院士为了克服三七连作障碍问题，坚持不懈地钻研，把论文写在大地上，鼓励学生学习他一切为了人民的无私奉献精神，让学生树立正确的民族自信和文化自信，培养学生良好的职业道德和高尚的情操；面对科研难题时要努力拼搏，为中药材的生产和中药事业的发展贡献自己的力量。在讲解天麻的种植技术时，讲述科学家坚持不懈地对天麻生长发育尤其有性阶段的发育理论进行基础研究，揭开了困惑科学界多年的天麻种子萌发阶段主要与紫萁小菇，无性阶段与密环菌先后共生才能完成生活史的秘密，并在此基础上研究出天麻的有性繁殖生产技术和天麻杂交生产技术，从而使天麻的栽培技术逐渐完善，产量明显提高。用科学家的事迹激发学生的爱国热情、民族自豪感和对中医药事业的责任感。

在药用植物病虫害及其防治章节教学中，我们向学生介绍中药农残的现状。由于目前除了一些药企的种植基地可以控制农药的使用外，大多数小药企和药农处于无标准可依、无技术指导的情况，只能盲目参照农作物病虫害防治方法，选择一些化学药剂进行防治，导致中药材农药残留和重金属超标的事件频繁发生。教学中可以引入关于中药材农残超标和重金属超标的一些新闻报道，启发学生药材生产一定要把安全性放在首位，培养学生的职业操守和对生命的敬畏。

挖掘古诗词、俗语、典故中关于药用植物的文化元素，也是一种很好的思政元素，如讲山茱萸的栽培时引入古诗“遥知兄弟登高处，遍插茱萸少一人”，通过对“茱萸”的探讨，激发学生对中国传统文化的热爱；讲授牡丹和芍药时引入“庭前芍药妖无格，池上芙蕖净少情。唯有牡丹真国色，花开时节动京城”的名句，展现出牡丹雍容华贵的美景情韵。引导学生积极、主动地对中药资源及栽培知识进行追求和探索。

在讲到植物生长的相关性时，引导学生认识到团队协作的重要性，只有团结协作才能把一项工作更快、更好地完成，培养学生的团队精神。在讲到药用植物的引种驯化时，可以与来自不同地区人的饮食生活习惯的差异相联系，引导同学之间要相互尊重。

另外，第四次全国中药资源普查工作正在如火如荼地进行中，一些同学也参与了其中部分工作。通过学生讲述亲身经历和展示普查照片，培养学生尊重自然、保护生物多样性的意识，吃苦耐劳、团结协作的品德，激发学生对本专业的热爱和爱国敬业的精神。

2. 教学内容和环节 为突出“以学生发展为中心”的教学理念，将课程教学与思政教育有机结合，将社会主义核心价值观和思政元素融入课程大纲、教案、课堂讲授、考核评价等各个环节，主要分为以下四个阶段。

（1）第一阶段：教学主题为“健康中国”。开篇以“健康中国”的时代背景为导入，介绍药用植物栽培学的现状、趋势和发展潜力，增强学生的制度自信。同时，要让学生树立中药材生产发展要服务于社会发展、服务于“健康中国”建设的理念，要突出“实”与“新”的结合，引导学生树立正确的职业道德、社会责任感和爱国情怀。

（2）第二阶段：教学主题为“两山理论”。习近平总书记两次视察浙江省安吉县余村（“绿水青山就是金山银山”的理论发源地），彰显了生态文明建设的重要性。本门课程要体现中药材生态种植的发展理念，培养学生对自然的敬畏和绿色发展理念的坚守。

（3）第三阶段：教学主题为“核心价值观”。本课程教学要始终以社会主义核心价值观为主线，穿插典型案例，以名人名企名事为榜样，引导学生树立奉献、求真、求实、自律、感恩的职业操守和人生价值观。

（4）第四阶段：教学主题为“文化自信”。教学过程中适时融入古诗、谚语、中医药词汇等元素，启发学生对中医药文化和中国传统文化的探究和热爱，培养学生的哲学思维和中医药思维，不断提升学生的文化自信和人文素养。

3. 教学方法 为了实现药用植物栽培学的专业教育与思政教育的有机统一，选择了很多教学法进行尝试，以下几种方法相对使用频率较高。

（1）讨论式教学法。通过课前或课间播放类似《医圣故里的摇钱树——山茱萸》的视频，以王维名句“遥知兄弟登高处，遍插茱萸少一人”作引，在课堂中引导学生围绕茱萸是山茱萸还是吴茱萸展开讨论，由此让学生享受专业课堂与文学殿堂的融合，强化文化自信。

（2）情境式教学法。在各论教学中，以学校中药植物园创设问题情境，让学生扮演药材公司负责人或种植基地技术人员等角色，对某个药材的种植情况进行实地考察，提出存在问题及改进方案。引导学生发现问题、积极思考和探求真理，并具有解决药材种植实际问题的能力。

（3）小组合作学习：通过开展学生自主学习和小组讨论，巩固所学知识，增强学生将理论知识应用于实践的能力，让学生了解药用植物栽培学科前沿进展，从而启发学生的思维和培养学生的科研素质。如病虫害的学习，以过度施用农药为切入点，围绕如何在中医理论指导下开展药用植物病虫害的防治开展 PBL 学习。培养学生的中医药思维和中医药理论自信。

4. 考核方式 本课程采取过程性评价和终结性考核相结合的考核方式。教师在课堂讨论、课后实践的参与情况、自主学习情况等过程性评价环节中设置一些“陷阱”，通过学生的表现评价课程思政的实施效果，学生是否具有将所学理论知识用于生产实践和解决实际问题的能力等。相对于单纯的终结性考核方式更能体现教学活动是否达成该课程的人才培养目标。

三、教学设计案例

授课章节	第一章　绪论	授课学时	2 学时
授课专业	中草药栽培与鉴定	授课年级	本科三年级
选用教材	《药用植物栽培学》（上海科学技术出版社，2020 年出版）	设计者	董诚明、纪宝玉、吴廷娟

（一）教学目标

【知识目标】

1. 掌握药用植物栽培学的含义、性质、任务、特点和意义。
2. 熟悉药用植物规范的栽培原则和技术要求。
3. 了解药用植物栽培的历史、现状和发展趋势。

【技能目标】

1. 能深刻理解“水、肥、土、种、密、保、管、工”、药用植物栽培的基本方针，能熟练根据中药材生产过程中应遵循的原则和技术要求指导中药材栽培。

2. 熟知国家各类文件中关于中药资源保障的相关内容。

3. 能根据药用植物栽培的特点，分析在药用植物栽培生产实践中存在的问题并给出解决方法。

4. 能根据药用植物栽培的发展趋势，合理规划课程学习，并指导今后就业及科学研究。

【思政目标】

1. 将“思想政治教育”结合课程内容和专业特色融会贯通于课堂教学的全过程中，引导并培养学生爱国、诚信、敬业、感恩、敢于担当与服务社会的能力。

2. 通过药用植物栽培学历史、现状和发展趋势的学习，让学生领会到“互联网 +”等新兴技术和栽培模式对中药种植产业发展的促进和推动作用，激发学生对中医药文化自信和对中药种植的热爱，为学生以后的学习和工作夯实基础。

3. 通过药用植物栽培学意义的学习，强化学生对“绿水青山就是金山银山”发展理念的理解和认识。

（二）教学内容

新课导入：采用设问的方式提出，为什么说“四大怀药”“东北人参”“云南三七”呢？为什么人参、三七种植一定要遮阴？与学生互动，药用植物学野外实习时常见药材的生境是否相同？如天南星一般在林下，地黄生长在路边向阳的地方。在野外实习时采到哪些珍稀的中药？是否采到冬虫夏草？其市场价格是多少？然后讲述冬虫夏草独特的生长环境，野生资源有限，由于人们对冬虫夏草的需求逐年增加导致野生资源受到严重破坏，如果可以人工培育冬虫夏草，既可保护生态环境，又可满足冬虫夏草的可持续开发利用。进而切入到许多优质药材是种出来的，必须大力发展药用植物栽培已成为补充中药资源的必然趋势，引入药用植物栽培的重要性，激发学生对本门课程的兴趣。

第一节　药用植物栽培学的内涵

1. 药用植物栽培学的性质、地位和任务　药用植物栽培学是研究药用植物生长发育规律和产量、品质形成规律及其与环境条件的相互关系，探索实现药用植物安全、优质、高效、生态的栽培技术及理论依据，以促进药用植物生产发展的一门学科。通过讲述药用植物栽培学的概念，引入药用植物栽培学是一门综合性学科，与其他专业课程密切相关，其主要任务是为“安全、有效、稳定、可控”的中药材生产提供服务和基础。

2. 药用植物栽培的特点

（1）药用植物栽培技术的多样性和复杂性：药用植物种类繁多，生长环境需求多样，栽培时要根据每种植物的生长发育规律制定不同的栽培管理措施。

（2）药用植物生产必须质量第一，产量和质量并重：讲述药用植物与农作物的区别与联系，栽培管理时也要区别对待。

（3）中药材的道地性与特色栽培：药用植物的道地性是具有特定的种质、特定的产区和特定的栽培技术及加工方法所生产的货真质优的中药材，应该加以保护和进行合理地开发利用。

引入**课程思政案例一**，加深学生对药材道地性的认识和对栽培管理措施的思考。

（4）药用植物的栽培研究仍处于初级阶段：药用植物的栽培历史虽然悠久，但大规模的、现代化的高效栽培还远远落后于农作物。

（5）药材生产计划的特殊性：讲述药材市场与一般农产品市场的不同之处，分析如何才能“有序”地全面优化全国中药材生产布局，不盲目种植，稳定中药材市场。

3. 药用植物栽培的意义

（1）生产优质的中药材，满足临床用药需求。

（2）实现经济效益、社会效益和生态效益的和谐统一。

（3）便于中药材生产现代化管理，促进中药产业迅速发展。

（4）打造中药品牌，提升中药国际竞争力。

第二节　药用植物栽培的历史、现状

1. 药用植物栽培的历史　药用植物的栽培历史悠久，但技术落后。

2. 药用植物栽培的现状　药用植物栽培现状主要为中药材生产总体布局有待加强，种子种苗生产、经营和流通缺乏有效管理，栽培过程中缺乏科学的种植模式及提质增效生产技术，中药材生产基础条件差，适用于药用植物的现代农业技术装备和设施缺乏，大规模中药材生产组织缺乏，产需波动大，科研基础薄弱等。

第三节　药用植物栽培的发展方向

1. 药用植物栽培中的生态学原理研究　强调生态种植。

2. 加强优良品种选育研究　优良品种是获得高产优质的基础，选育优良栽培品种是获得高产、优质药材的基础，是药用植物栽培的发展方向。

引入**课程思政案例二**，培养学生对药用植物栽培技术在实现中药现代化和“健康中国”中的重要性的认识，培养学生的专业使命感和社会责任感。

3. 加强绿色栽培技术的研究　农药残留和重金属超标问题。

4. 大力开展现代生物技术在中药材生产中的应用研究　组织培养、基因工程等生物技术的应用现状和发展前景。

5. 药用植物的连作障碍问题　连作障碍问题是限制众多药用植物可持续发展的普遍、严重的问题。

引入**课程思政案例三**，通过讲述或观看视频的形式，就“农民院士”朱有勇潜心研究克服三七连作障碍和利用生物多样性控制病虫害的故事，引入教学内容连作药材存在土传病害重、产量低、质量差的问题。

6. 稀缺药材资源再生和可持续利用

（三）课程思政案例与思政点映射

表 36　药用植物栽培学课程思政案例与思政点映射

课程思政案例	思政点映射
案例一：袁隆平与杂交水稻 袁隆平一生致力于杂交水稻技术的研究、应用与推广，发明“三系法”籼型杂交水稻，成功研究出“两系法”杂交水稻，创建了超级杂交稻技术体系，为我国粮食安全、农业科学发展和世界粮食供给作出杰出贡献，使我国杂交水稻研究始终居世界领先水平。他不畏艰辛、执着追求、大胆创新，勇攀杂交水稻科学技术高峰，建立和完善了一整套杂交水稻理论和应用技术体系，创建了一门系统的新兴学科——杂交水稻学，实现了我国超级稻第一、二、三、四期大面积种植平均亩产 700、800、900、1000 公斤的目标。 发展杂交水稻，造福世界人民，是袁隆平毕生的追求。他积极推动杂交水稻走出国门，致力于将杂交水稻技术传授并应用到世界几十个国家，帮助提高水稻单产，缓解粮食短缺问题，为人类战胜饥饿作出了中国贡献，获得了世界粮食奖。 确保中国人的饭碗牢牢端在自己手中，是袁隆平为国家担负的责任。他对杂交水稻和它背后维系的国	中国农民说，吃饭靠“两平”，一靠邓小平（责任制），二靠袁隆平（杂交稻）。西方世界称，杂交稻是“东方魔稻”。袁隆平先生的成果不仅在很大程度上解决了中国人的吃饭问题，也被认为是解决 21 世纪世界性饥饿问题的法宝。国际上甚至把杂交稻当作中国继四大发明之后的第五大发明，誉为“第二次绿色革命”。 通过融入袁隆平院士一生对杂交水稻育种的热爱和贡献，培养学生与时俱进、勇攀高峰的创新精神，不畏艰险、执着追求的坚强意志，严以律己、淡泊名利的高尚情操；作为中草药栽培与鉴定专业的学生，要投身一线，走进田间地头，树立专业使命感和社会责任感，为中药种植业的发展贡献力量

续表

课程思政案例	思政点映射
家粮食安全怀有的赤诚初心，从过去到现在，始终未变。他荣获国家最高科学技术奖、国家科学技术进步奖特等奖和“改革先锋”等称号。在新中国成立70周年前夕，党和人民授予他“共和国勋章”，习近平总书记亲自给他颁奖	
案例二：以“药材好，药才好”称著业界的仲景宛西制药股份有限公司的企业文化和精神 1978年，伴随着改革开放的春潮，宛西制药应运而生。40多年来，宛西制药以传承弘扬仲景文化为己任，深耕厚植，确立了“为员工创造机遇，为社会创造财富，为人类创造健康”的企业使命、“做行业先锋、树世纪品牌、创百年企业”的企业愿景、“突出继承弘扬张仲景中医药文化，突出八百里伏牛山中药材资源优势，突出中药现代化、制造现代中药”的经营理念和“让老中医放心，让老百姓放心，让老祖宗放心”的社会承诺。40多年的发展，宛西制药从一家县办的小制药厂，发展成为一个全领域跨行业的企业集团。仲景农业践行“药材好，药才好”的理念，1998年起，在河南、安徽、四川三省六地分别建立山茱萸、地黄、山药、丹皮、茯苓、泽泻六种中药材标准化种植基地，创造了“公司+基地+农户”的中药材种植管理模式。对药材基地的管理，对所有农户的管理，都运用“四免一提高”的模式，就是免种苗、免农药、免化肥、免技术指导，然后提高收购价，从源头上保证中药产品的质量，并带动近百万药农精准脱贫	• 培养学生“诚信为本”的价值信念。 • 通过讲述仲景宛西制药在我校设置专项奖学金，捐资助学，勇担社会责任的事件，以此激励学生创新创业、回报社会、回馈母校的激情
案例三：朱有勇院士的故事 朱有勇说自己就是个农民，总是想着为农民做点事。澜沧县是国家级贫困县，全县49.7万人口中有13.93万人没有脱贫，朱有勇替贫困户着急。为了让农民一步致富，他和团队在澜沧试种名贵中草药三七。连作障碍是植物保护学领域的难题。一块土地不能连年种三七，否则第二年就要大幅减产，这是种植上的生态问题。朱有勇领导团队研究其成因，揭示其机理。目前团队在三七种苗的栽培上已实现了连种6年的佳绩，现在成活率已达到80%。朱有勇说，澜沧种出的三七，没有任何污染，不施化肥农药，亩产50～80公斤，农民可收入5～10万元。“如果一个贫困户能种一亩三七，就可以直接奔小康了。”	学习朱有勇院士学农、爱农、为农和坚持不懈的科研精神，踏踏实实、务求实效的作风。树立民族自信和文化自信，为优质药材的生产、“健康中国”战略贡献自己的力量，弘扬学生爱国敬业的社会主义核心价值观。 进一步让学生意识到探索出一套中药材的种植模式需要解决许多科学和技术问题，引导学生在未来工作中要团结一致，努力拼搏，常思药农之苦，以自己的专业知识为百姓谋脱贫之策。 通过朱有勇院士减少农药使用率的做法，引导学生生态种植、科学防治，生产绿色中药材的经营理念，培养学生良好的职业道德

（四）教学测量与评价

1. 课堂教学完成后，请学生围绕“你认为药用植物栽培的任务都有哪些”“谈谈药用植物栽培学的未来发展方向”两个问题，在查阅相关资料、小组学习的基础上进行交流研讨，讨论结束后按要求上交相关材料。教师对学生的自主学习情况进行评价，以评价学生对药用植物栽培学的任务和发展前景的理解。

2. 采用情境式教学法，让学生扮演药农和药材生产企业负责人，针对药用植物栽培过程中的病虫害防治问题进行讨论。针对讨论内容进行生生互评、教师评价，以掌握学生对药用植物的生态种植和绿色栽培理念的运用能力。

3. 学生利用课堂派完成当堂小测试，以评价学生对于药用植物栽培学特点和内涵的学习效果。

4. 围绕“我省发展四大怀药的利与弊”，让学生展开讨论，通过自主学习和小组讨论，评价学生对道地药材的形成原因和发展方向的掌握。通过小组成员间互评、自评，评价学生的团队协作意识和自主学习能力。

（五）课程思政教学反思与改进

本门课程的应用性、实践性非常强，大多学生反感纸上谈兵、照本宣科。因此教师平时一定要注重收集相关素材，多深入药材基地学习调研，在讲授药用植物栽培的特点和任务时，引入一些栽培视频或图像资料，激发学生兴趣，凸显理论内容学习的目的是服务于实际生产，为学生营造出学生身临其境的氛围。既让学生感受到药用植物栽培的特殊性和重要性，培养学生理论指导实践生产的能力，强化“授之以鱼不如授之以渔”的思维结构，又能培养学生“百闻不如一见”的探究精神和“实践是检验真理的唯一标准”的处事风格。

学习药用植物栽培的现状和发展趋势时，有的学生可能认为以后不会从事中药资源、栽培的相关工作，觉得与己无关。可以多举一些“健康中国”、资源普查、“绿水青山就是金山银山”的事例，与学生展开互动，激发学生的专业自豪感。

第一次课上，有的学生可能会结合实际，特别是一些家在农村的学生可能会咨询一些“家里适合种什么药材”“种植什么药材赚钱”等问题。因此，教师提前一定要对当地适宜种植品种、市场行情、栽培条件等有所了解。也有一些同学平时在寝室种植一些植物微景观，或是多肉植物等，可能会咨询一些栽培问题，教师要充分调研零零后学生在寝室种植的植物品种，查阅相关的栽培方法和注意事项，通过帮助学生解决实际问题，提高其学习兴趣，彰显专业学习服务于社会，助力乡村振兴的优势。

（河南中医药大学　董诚明）

中药制药专业

中药药剂学
课程思政教学设计案例

一、课程目标

中药药剂学以中药制药专业的培养目标为导向，以中医药理论为指导，运用现代科学技术，研究中药药剂的配制理论、生产工艺与工程设计、质量控制等内容的一门综合性应用技术学科，是中药制药专业的必修课程、核心课程。它不仅需要本专业的各门基础课、专业基础课做支撑，并且与其他专业课有着密切的联系，更与中药工业化生产密切相关，中药药剂学是连接中医与中药的纽带和桥梁，承担着生产有效中药药品、实现中药现代化的重要任务。

【知识目标】

本课程的知识目标可以概括为学习、继承中医药学中有关药剂学的理论、技术与经验，为设计合理的制剂生产工艺与工程并生产出有效的中药制剂产品奠定基础；充分学习和掌握生命科学和现代药学的最新技术，为实现中药药剂现代化积蓄力量。这一知识目标与中药制药专业毕业生“能够从事中药制备、中药新剂型与新辅料研究、中药制剂工艺与工程设计、中药生产过程质量控制和管理等方面工作”的培养目标互为表里、息息相关。具体包括以下内容：

◎ 掌握制剂的基本知识与基本理论。

◎ 掌握中药常用剂型的概念、特点、常用辅料、制备工艺及技术要点等内容，能列举不同剂型的质量评价方法和注意事项。

◎ 掌握中药制剂生产的工艺流程、工程设计和生产设备基本原理。

◎ 掌握药品生产质量管理规范（GMP）的基本知识。

◎ 掌握中药制剂生产过程质量控制的基本原理和基本知识。

◎ 熟悉现代制药工业的有关原理、工艺设计和设备选择依据。

◎ 了解中药药剂学发展历史及常用术语。

【能力目标】

本课程的能力目标是掌握中药制剂的配制理论、生产工艺及质量控制方法；能指导解决中药制剂生产与应用的实际问题。这一课程目标是中药制药专业“具有中药药物制备的基本能力；具有中药药品生产工艺流程和工艺设计的基本能力；具有中药药品生产过程质量控制和管理的基本能力；掌握中药研究与开发的基本技能”的能力目标的具体落实和体现，是中药制药专业培养目标的具体落实和有力支撑。应达到以下能力目标：

◎ 能够根据处方中药物的性质和临床治疗需要选择适宜给药途径、剂型和辅料，设计合理的制备工艺。

◎ 具有评价中药制剂的质量和稳定性的能力，及从事中药制剂生产过程质量控制工作的能力。

◎ 具有运用中药药剂学的基本理论，利用图书资源和国内外新知识、新信息，开展中药新剂型与新辅料研究的基本能力。

◎ 具有综合运用中医药的基本理论和基本知识，解决中药制剂生产与应用的实际问题的能力。

【思政目标】

本课程的思政目标是培养学生严谨的科学态度和专注细节的工作作风；具有严格的法律、规范意识；具有良好的职业道德和以生产安全有效药品为中心的服务意识；坚信中医药理论和中医药文化，认知中药制剂保障中华民族健康繁衍的盾牌作用，以及中医药产业对社会经济、精神的双支柱作用。该思政目标是对中药制药专业“毕业生应具备良好的质量意识、环保意识和用药安全意识，致力于中药制备、中药制剂工艺与工程设计、中药生产过程质量控制，把为人类健康制备安全有效中药药品为自己的职业责任”的素质培养目标的具体化，使该培养目标的达成具有可操作性，可以说中药药剂学课程是中药制药专业素质目标落地发芽的肥沃土壤。可具体表述为：

◎ 引导学生坚定中医药理论自信、文化自信，传承精华、守正创新，感悟中药制药过程中的工匠精神。

◎ 熟知中药制剂生产、研发在中医药传承和中医药大健康产业发展中的重要地位，把运用中医药理论和中药制剂理论和技术，为人类健康制备安全有效中药药品作为自己的职业责任。

◎ 培养学生关注细节的科学态度，养成以中药制剂的相关法律法规和地方标准规范自己职业行为的良好习惯。

◎ 养成良好的沟通能力和团队合作的精神。

◎ 激发学生自觉探索中药制剂发展前沿的热情，树立终身学习理念。

二、课程思政建设基本情况

1. 课程思政元素的挖掘 中药药剂学课程通贯古今，是赓续传统、思索当下、展望未来的剪影，是蕴含中医药文化过去、现在、未来故事的宝库。本课程围绕“情怀厚植、价值塑造、知识传授、能力培养”梳理课程思政元素，重在整理“匠于心、精于工、品于行”的信息资源，从多个角度进行思政元素的挖掘。

立足传统中药制剂文化，在介绍“汤丸散膏丹”等传统中药制剂的起源与发展时，融入中国优秀传统文化教育，增强学生的文化自信和民族自信；注重制备工艺的严谨性，在讲授中药制剂制备过程虽繁必不可省人工的特点时，传达大国工匠们敬业乐群及忠于职守的形象，帮助学生树立作为制药人的使命感并引导学生在未来的职业中怀匠心、铸匠魂、守匠情、践匠行，弘扬“工匠精神”；抓好传统与现代制剂的衔接点，在传统制剂技术到现代制剂技术的过渡中，讲述新时代中国特色社会主义事业重要内容，强化学生对传承创新发展中医药事业的重要意义的认识；关注中药制剂生产技术及设备的发展，在讲授制剂生产技术及设备的发展历程中，剖析中国近现代技术的发展与一些发达国家存在差距的原因，提醒学生不忘传承精华的同时，铭记改革创新的重要性，激发他们愿意为推动中药制剂现代化作出自己的贡献；放眼中药制剂的未来趋势，在中药制剂发展的大环境介绍中，引入国家“一带一路”倡议及当前国家支持中医药的方针政策的解读，并结合不断推陈出新的智能制造技术，潜移默化中让学生认识“智造”在制药产业中的重要地位，帮助学生树立对中医药走向世界的信心。

2. 教学内容和环节 在教学内容和环节方面作出了如下改革：

（1）树立中医药文化自信及民族自信：绪论教学环节，课前安排分组进行古籍文献调研及网络信息收集，鼓励学生自行查阅从商代到明代记载的剂型种类并绘制时间轴，感受制剂发展历史之悠久，并在课堂讲授过程中要求学生对自己挖掘的祖国医药遗产进行梳理，以期带领学生徜徉中药制剂历史长河的同时激发他们的民族自豪感。

（2）“工匠精神”的注入：在制备工序（提取、分离、精制、浓缩与干燥、粉碎）教学环节引入“模拟工厂”。以浸提工艺为例，提前录制提取实验的视频并在课堂上播放，视频中强化药材粉碎度或浸提溶剂用量、次数等因素的输出，鼓励学生思考制备过程中影响有效成分含量的因素，让学生感知工艺对产品质量的重要作用。同时融入诺贝尔奖得主屠呦呦教授、全国中医药杰出贡献奖获得者刘红宁教授、国医大师伍炳彩等中医药人的故事，以及“中国质量工匠”刘云清等大国工匠们的故事，让学生学习他们关注细节的态度，学习他们坚持不懈的毅力，学习他们追求卓越的精神。

（3）强化传承创新发展中医药的使命担当：在讲授传统剂型、现代常见剂型及新型制剂等时，设定“Q&I&A”环节，即“问+研+解”，当剂型的知识点介绍完，就抛出问题“该剂型的优点？存在的问题？解决途径？”围绕新剂型能否代替传统剂型进行分组调研及讨论，让学生在教、学与思的过程中认识到不同剂型的优缺点，明白创新的重要性，同时提醒学生不忘新时代传承创新发展中医药的使命。

（4）智能制造，绿色制造：在讲授各类制剂生产设备的特点时，增加设计性实验训练，提升学生的创新能力。如制粒设备，在教学过程中，通过“设计–讨论–反馈–设计–宣讲–反馈–设计”的形式，让学生分组为不同药材选择合适的制粒设备，在学习专业知识的同时，感受责任，以国内外制药设备发展差距为切入点，并结合中医药产业发展举措，突显未来绿色制造、智能制造的重要性。

3. 教学方法 在传统教学的基础上结合多种教学方法，以达到思政“润物细无声”的效果：

（1）“讲授、提问、论证”法：如讲述颗粒剂制备设备时，基于每种设备的优势通过层层递进的提问方式，引发思考，设置悬念，让学生充分感受中药制药工业的快速发展及制药设备的不断革新，感知制造的关键因素。

（2）案例教学法：在讲授制药理论的应用时，穿插典型的生产或研发实例，用鲜活生动的语言最大程度地加深学生对知识点的印象，进而提高学习的积极性与主动性。如中医用白及治疗胃部疾病，现代制剂学研究结果表明，将白及开发成可以在胃部停留 4 小时以上的胃内漂浮片，可以有效延长治疗时间，提高治疗效果。通过引入类似案例，激发学生的兴趣，引导、启发学生结合案例思考问题，感悟新知，带领学生认识中医思维与现代思维相结合的重要性。

（3）比较法：将相类似的两个以上概念、设备、操作知识放在一起讲解，先归纳共性，后讲解区别等，比如讲解粉碎方法与设备部分内容时可采用此法。

（4）PBL 教学法：在模拟新药设计过程时，采取“创设情景→随机分组→自由讨论→提出方案→组间辩难→创新制剂”的策略，促进课堂互动与思维碰撞的发生，更好地培养学生发现问题、解决问题的能力。以冰硼散的设计为例，各组设计可能有利有弊，引入执着于细节的思政要点，提示学生解决问题可有多种途径，培养学生乐观豁达的人生观。

4. 考核方式 本门课程采取过程评价及结果评价相结合的方式反映课程中知识传授与价值引领的结合程度。采取同行课堂互听、互评、互鉴的方式，优化课程思政教学方法；开展课后线上专题交流，把握学生的思想动态以及对知识点的掌握与应用；实施“畅聊一刻”，与学生开展一次畅所欲言的对话，聊一聊对专业的认识，对职业规划、中医药行业发展的看法等等；辅以问卷调查，开展关于学生对中医药行业的认识、职业选择类问题、职业精神等的调研。

三、教学设计案例

授课章节	第十五章　颗粒剂	授课学时	1 学时
授课专业	中药制药	授课年级	本科三年级
选用教材	《中药药剂学》 （中国中医药出版社，2016 年出版）	设计者	吴文婷

（一）教学目标

【知识目标】

1. 掌握中药颗粒剂制备的基本理论和基本知识。
2. 掌握中药颗粒剂生产的工艺流程和生产设备基本原理。
3. 掌握中药颗粒剂生产过程质量控制的基本原理和基本知识。

【能力目标】

1. 掌握颗粒的实验室制备方法等基本技能，具备独立进行中药颗粒剂制备的能力。
2. 能够根据药材性质选择合适的辅料、颗粒制备方法与生产设备。
3. 具备中药颗粒剂生产过程质量控制和管理的基本能力。
4. 掌握中药新型颗粒剂研究与开发的基本技能。

【思政目标】

1. 从中药制剂的发展历史中，了解传统中药剂型的丰富性，增强民族自信心与自豪感。

2. 透过颗粒剂国际接受度的增加感悟现代中药制剂发展的迅速，树立对中医药走向世界的信心。

3. 从颗粒剂制备工艺及流程的学习中，培养学生的团队协作精神及创新创业意识，领会“执着于细节”的职业态度，认识中医思维与现代思维相结合的重要性。

4. 了解中药制剂技术及其设备，乃至整个中药制药产业的发展，帮助学生感悟中药制药的“改革创新”及“智能制造”的必要性，树立传承创新发展中医药的远大理想与奋斗目标。

（二）教学内容

表 37　中药药剂学教学内容与课程思政结合点

知识点	课程思政结合点
课堂导入 1. 展现颗粒剂教具，拆开包装放在手上，向学生展示。 2.PPT 展示板蓝根颗粒、午时茶颗粒，并提问“首个在英国以药品身份获得批准的中药”。 3. 设置情境：学生研发	• 通过“生动的图片 + 实物导入 + 案例导入”的课前导入，让学生回忆接触过的颗粒剂，激发学生的学习动机和好奇心，调动学生学习兴趣。 • 通过讲述首个在英国批准的中药——“国民神药”板蓝根颗粒（**课程思政案例一**），树立学生对中医药事业走向世界的信心。 • 设置情境，带动学生主动参与课堂，激发创新意识，培养团队协作能力
概述 ①颗粒剂的概念和发展历史 ②颗粒剂的特点 优点：生物利用度高，口感好，设备简单，携带、运输、贮存方便。 缺点：成本高；易吸潮。 ③颗粒剂的种类：可溶颗粒、混悬颗粒、泡腾颗粒	• 通过颗粒剂的概念和历史发展的介绍，并结合流动智能应急中药房的案例（**课程思政案例二**），使同学对中药制药技术的“改革创新”及“智能制造”的必要性充满信心。 • 可在教学中布置拓展作业“中药术语与时事政治”，引导学生更好地把专业知识与时事政治和社会热点相结合。 • 类比汤剂、丸剂（或片剂），联想散剂特征，知晓传统中药剂型的演变历史，建立学生对于传统中国文化的自信，了解世界中医药发展，使学生树立振兴中药的理想和报负
制粒方法 ①制粒目的：提高流动性；防止各成分离析；增加可压性；防止粉尘飞散。 ②制粒方法 a. 挤出制粒 b. 高速（快速）搅拌制粒 c. 流化床制粒 d. 喷雾干燥制粒 e. 滚转制粒 f. 离心转动制粒 g. 干法制粒：辊压法、重压法。 h. 复合式制粒 强调：综合技术，技术组装。 **知识前沿与拓展** 新型颗粒、新制备方法、新设备	• 以连续设问的方式介绍每种制粒方法，引发思考，设置悬念，激发学生学习兴趣，层层递进，让学生感受中药制药工业的快速发展及设备变革中的不断创新。 • 在介绍制粒常用设备时，陈述国内设备的发展现状及差距（**课程思政案例四**），激发学生为中医药事业发展做出努力的决心。 • 在知识前沿与拓展部分，可穿插新型颗粒剂及制粒技术、设备的研究进展，激发学生的创新意识
颗粒剂的制备 ①水溶性颗粒的制备 a. 工艺流程（提取、纯化、辅料选择、制软材、制粒、干燥、整粒、加入挥发性成分、包装） b. 制备方法	根据流程图介绍制备工艺时，引入一清颗粒及泻心汤的案例，阐述“单煎与合煎”的问题（**课程思政案例三**），强调中医药思维与现代思维相结合的重要性

续表

知识点	课程思政结合点
c. 注意事项 ②酒溶颗粒的制备：简述概念、制备方法。 ③混悬颗粒剂的制备：制备方法与注意事项。 ④泡腾颗粒剂的制备 ⑤块状颗粒剂的制备 **阶段小结** 制粒技术适用性比较	
颗粒剂的质量要求与检查 形状、粒度、水分 溶化性 重量差异、装量 微生物限度 颗粒剂举例 小青龙颗粒剂制备方法与质量评价 **知识前沿与拓展** 制药产业的发展	在讲授“质量要求”知识点时，渗透“执着于细节”的制药态度，如果质量不到位，将直接影响临床用药的安全、有效。在介绍小青龙颗粒时，引申到传统汤剂，如麻黄汤，传递一种“修合无人见，存心有天知”的制药精神，强调质量合格的制剂对中药乃至大健康事业的重要影响。 结合“中国（南昌）中医药科创城”的案例（**课程思政案例四**），向学生介绍中医药制药产业链的发展举措

（三）课程思政案例与思政点映射

表 38　中药药剂学课程思政案例与思政点映射

课程思政案例	思政点映射
案例一：首个在英国以药品身份获得批准的中药 2017 年，板蓝根颗粒（4g/ 袋）用于缓解感冒及流感的注册申请获得了英国药品和健康产品管理局（MHRA）的正式审评批准	思政点：中药国际化的未来可期，树立学生对中医药走向世界的信心。 应用：开篇引入，以发问的形式简述该案例，调动学生的积极性与好奇心
案例二：流动智能应急中药房 “流动智能应急中药房”的外形与一辆医院救援车辆无异，车内却搭载了 300 多味中药颗粒，药房可实现快速配药，剂量可自动换算，输入处方后，大概 3 ～ 5 分钟就可同时配制 6 盒药，只需用开水冲服，非常方便快捷	思政点：中药制药的改革创新。 应用：带领学生认识中药制药的“改革创新”及“智能制造”，同时引导学生更好地把专业知识与时事政治、社会热点相结合
案例三：单煎与合煎的等效性 《中国药典》2015 年版一部收载的一清颗粒处方为黄连、大黄、黄芩，与《金匮要略》中的泻心汤药味相同，但一清颗粒的工艺是三味药分别水煎煮，浓缩干燥混合制粒	思政点：中药实际设计生产过程中需要将中医思维与现代思维相结合，保持“执着于细节”的态度

续表

课程思政案例	思政点映射
案例四 **1. 国内制粒设备的发展现状及差距** 我国制药机械企业基于资金、人才的制约，技术开发能力不足，因而机械产品趋同化严重，阻碍了制药设备更新换代的进程，如流化床制粒，引进机在用材、气流分布板、测控技术及自动清洗等方面都优于国产机。 **2. 多措并举打造“中国药谷”** 2017 年，江西省委、省政府提出建设中国（南昌）中医药科创城的战略构想，启动投资达 300 亿元	思政点：虽我国制剂工业在快速发展，但设备发展与他国仍有差距，以此激发学生为传承创新发展中医药事业做出努力的决心，同时向学生介绍当地中医药制药产业链的发展举措

（四）教学测量与评价

1. 在理论教学完成后，学生当堂完成小测试，内容涉及颗粒剂等的概念、特点、制备方法及设备、质量要求等，以评价学生对于颗粒剂部分知识性内容的学习效果。

2. 学生完成本章学习后，通过查阅相关文献资料完成《中药颗粒剂的优势及局限性》的文献综述（限 1500 字）。以评价学生利用图书资料和现代信息技术获取国内外关于颗粒剂研究相关信息的能力，以及对相关知识总结归纳的能力。

3. 开展中药“新型颗粒剂的研究进展”的小组学习，通过自主学习和小组讨论，评价学生对中药颗粒剂前沿研究的熟悉程度，通过学生自评、生生互评、师生互评，评价学生自主学习效果、团队协作意识和中医药思维。

对学生课堂参与讨论和问答的表现、课堂测试和小组学习情况进行综合评价。

（五）课程思政教学反思与改进

专业课程始终要保持知识传授与价值引领相统一，中药制药专业的教学难点在于思政目标的设定、思政元素挖掘及案例融入点的选择，中药药剂学课程思政目标要因章节而设定。比如颗粒剂，作为一种源于传统而又结合现代思维的制剂，如果将目标仅设定为传承则会较难挖掘案例，所以把传承和创新的重要性关联起来；案例挖掘方面，仅依靠现有教材，多存在更新较慢、内容陈旧等问题，因此要充分挖掘中药颗粒剂发展过程中的重大事件，从网络及期刊等多方面搜集案例；最后是案例融入，要实现润物细无声，最关键是找到合适的结合点，避免单调生硬地说教，要推动专业理论与德育教育的有效结合，如在制粒工艺介绍中可以融入“执着于细节”、中医思维与现代思维相结合及工匠精神等思政要点，而在设备发展进程中则可以融入创新意识的要点等。

（江西中医药大学　吴文婷）

中药制药工程原理与设备课程思政教学设计案例

一、课程目标

中药制药工程原理与设备是一门以制药工程学理论为基础，以制药生产实际为依托的实践性极强的综合性课程。本课程是以制药工艺过程为主线，以中药制药相关理论为基础，以单元操作为切入点，介绍各单元操作的工程原理和所涉及的设备，以及制药设备的原理、使用方法、维护保养等一系列技术参数和实践操作等，是中药制药专业的专业必修课、核心课，是实现中药制药工业发展、绿色制造、智慧制造的重要组成部分。

【知识目标】

本课程的知识目标可以概括为学习中药制药过程所涉及的相关设备的设计、选型、使用、维修、保养等基本理论与基本知识，掌握中药制药过程各单元操作的原理、设备的特点等相关知识，熟悉中药制药生产工艺流程，为提高中药制药工业智能化积蓄力量。与中药制药专业毕业生“掌握中药药物制备的基本理论和基本知识”“掌握中药药品生产的工艺流程、工程设计和生产设备基本原理”的知识目标相一致。具体包括以下内容。

◎ 能够将中医药思维运用于课程知识学习和理解，熟练地说出中药制药与化学制药、生物制药工艺过程和设备的差异。

◎ 掌握中药制药过程各单元操作和设备操作的基本理论和常用术语，了解中药制药行业的历史发展和前沿技术。

◎ 掌握“三传”的概念，能够熟练进行各单元操作的质量、动量和能量传递相关计算。

◎ 熟知中药制药过程单元操作的各种设备类型，能够掌握各种设备的操作流程和使用特点。

◎ 掌握中药固体制剂成型、液体制剂生产和药品包装的过程与方法，能够熟练地列举出相关设备的操作过程和注意事项。

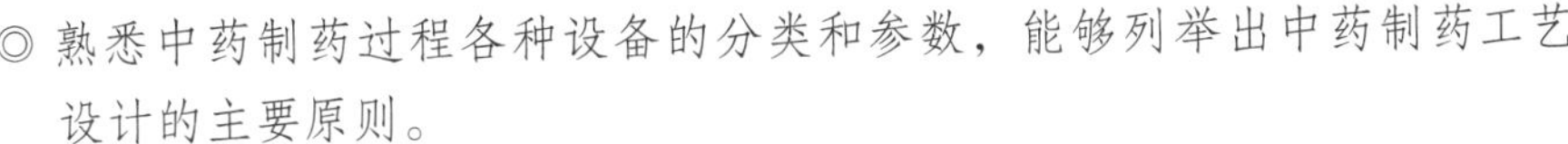

◎ 熟悉中药制药过程各种设备的分类和参数，能够列举出中药制药工艺设计的主要原则。

【能力目标】

要求中药制药专业学生具有操作中药制药设备的基本能力；能够遵循制剂车间 GMP 工程设计原则，运用中药制药工程原理，进行中药制剂车间设计的基本能力；能够运用中药学、工程学基本理论与基本知识，解决中药制药过程中的实际问题。这一课程目标是中药制药专业毕业生应“具有运用综合理论知识，解决中药生产与应用中实际问题的基本能力”“具有中药药品生产工艺流程和工程设计的基本能力”“具备中药药品生产过程质量控制和管理的基本能力”的扎实基础和有力保障。具体包括以下内容：

◎ 能够运用制药工程基本理论和基本知识，系统评价中药制药过程各环节工艺和设备的特点，并能够根据工艺要求进行设备的选型，具备初步的制药工艺设计能力。

◎ 能够根据设备结构分析设备操作过程与特点，并提出设备的改进设计方案。

◎ 具备中药制药过程工艺和设备创新的意识，能够利用国内外新信息、新技术和新知识，开展中药制药工艺和设备绿色化、连续化、智能化的研发工作。

◎ 能够将本门课程涉及的工程知识与中药学、中药制剂相关知识综合运用，具备分析和解决中药制药生产过程实际问题的能力。

【思政目标】

本程思政目标是培养学生热爱祖国、热爱中医药事业；严谨认真、团结合作和勇于创新的职业素养；具有工匠精神和行业使命感，把生产安全有效的中药产品作为职业责任；具有法律观念，能够遵循中药生产相关法律法规；具有质量责任意识，致力于加强中药制剂工艺与工程设计、中药生产过程质量控制；具有中医药思维、批判性思维和创新意识，愿意与他人精诚合作。本课程的思政目标体现中药制药专业“具有正确的世界观、人生观和价值观，具有爱国主义、集体主义精神，身心健康，诚实守信，志愿为人类的健康工作服务；树立终身学习的理念，具有自主学习能力；具有实事求是的科学态度；具有批判性思维、创新精神和创业意识；尊重他人，具有良好的团队合作精神；具有良好的质量意识、环保意识和用药安全意识，致力于中药制备、中药制剂工艺与工程设计、中药生产过程质量控制，把为人类健康制备安全有效中药药品作为自己的职业责任”的思想品德与职业素质培养要求。具体包括：

◎ 能够树立正确的三观，笃定民族复兴和国家富强的信念，坚定中国文化和中医药文化的自信。

◎ 熟知中药制药行业的发展历程，继承艰苦奋斗的优良传统，建立行业主人翁的使命感和责任担当。

◎ 熟知中药制药行业在中医药大健康产业中的重要作用，感受和继承“匠人精神”，把保证中药制药生产过程质量，制备安全有效中药产品作为自己的职业责任。

◎ 能够具备认真严谨，积极沟通，团结合作的职业素养。

◎ 能够主动学习行业前沿技术，具备终身学习的理念和能力，坚持追逐中药制药行业发展前沿信息，始终保持创新的热情和活力。

二、课程思政建设基本情况

1. 课程思政元素的挖掘 思政元素的挖掘是本门课程思政教学建设的关键，考虑到思政元素必须与专业知识有较好的结合性，我们在梳理专业知识的基础上进行思政元素的挖掘，将实现各章节的知识、技能和育人功能相互交融，保证课程思政育人的效果最大化。

在介绍中药制药行业的历史发展时，我们立足于传统中药制药工艺和设备演变过程中体现出的劳动人民的智慧，将民族自信和爱国情怀深植中药制药专业学生的内心，增强专业认同感，树立中医药技术自信、文化自信。在应用“三传”概念对单元操作进行质量、动量和能量守恒的相关计算时，我们引入中国“基建狂魔”在国内外进行基础设施建设的案例，培养学生认真严谨的科学素养；在中药制药工艺的讲授环节，我们强调药品质量源于生产，激发学生为中医药事业和人民健康服务的职业责任感和使命感。在介绍中药制药设备特点和选型过程中，我们引入《中国制造 2025》，以及《中德合作行动纲要：共塑创新》中有关工业 4.0 合作内容等相关政策，结合当前中药制药生产由传统的粗放型制造模式向集约型、数字化、智能化的绿色生产转化发展方向，让学生感受到时代要求和科技进步给中药制造行业带来的挑战，通过了解国内外制药行业的差距，激发学生对于行业创新的紧迫感，进一步强化学生的行业使命担当。在工艺设计环节，我们将积极探索、踏实认真、团队合作的职业素养融入学习过程。

通过思政元素的挖掘及与专业知识的充分融合，丰富了课程的教学内容，提高了中药制药专业学生的学习热情，让整个学习过程充满活力。

2. 教学内容和环节 教学过程是课程思政教学改革实施的主要环节，我们将挖掘的思政元素与专业知识融合，调整了课程的大纲内容，重新设计了教学环节，教学内容和环节主要分为以下几个部分：

（1）中医药传承，家国情怀：在课程的总论及中药制药设备部分，通过介绍不同历史时期出现的具有代表性的中药制药设备，分析其对中药制药行业发展产生的影响，增强学生对中国传统文化的认同，培养学生对中医药行业奉献的精神，强化学生对中国智慧、中医药文化的自信。

（2）认真严谨，立身之本：工程类课程尤其重视培养学生认真严谨的科学精神。本课程单元操作原理的计算部分中关于流体流动、分离、传热等操作，涉及大量公式和较为繁琐的计算，这些计算是制药车间设计衡算的基础。在教学过程中我们引入能够体现“匠人精神”“艰苦奋斗精神”的事迹，比如“1984至1989年我国研制052驱逐舰期间，工程人员手绘图纸总重超1吨”的案例。以案例帮助学生克服学习时的焦躁心态，要求学生能够扎扎实实、一步一个脚印地完成学习。培养学生认真负责，一丝不苟、精益求精的学习和工作态度。

（3）节能减排，绿色制药：节能降耗、控制污染、提高原料和设备的利用率是整个工业世界未来发展的主旋律，同样是中药制药行业进一步提升的重点问题，我们在中药制药生产工艺部分的教学中，将近年来中药制药行业相关案例引入教学。如在生产工艺的单元操作和设备讲解过程中，引入刘红宁教授团队主持完成的“中药制造现代化——固体制剂产业化关键技术研究及应用”项目，围绕中药固体制剂生产制造过程中的“低（制造质量低）、慢（制造速度慢）、小（片型规格小）、高（生产能耗高）”问题，对中药固体制剂干燥、压片和包衣等生产环节，历经14年，开展中药片剂制造技术体系研究，创制了新型中药制药系列装备。该项目显著提高了我国中药制药水平，满足了人民群众日益增长的健康需求，符合生态文明建设绿色制造需要，2020年荣获了国家科学技术进步奖二等奖。目前已有全国20个省市265家企业将该项目的研究成果应用于中药制剂生产，3个主要产品累计销售额达109.24亿元，新研制的中药制药装备销售额达3.86亿。通过身边人、身边事，让学生认识到节能降耗的重要性，将高效率、高质量的绿色制药理念根植于学生头脑、内化于心，强化学生对于中药制药行业转型发展的信心，鼓励将所学知识转化为推动自己不断进步的动力。

（4）探索前沿，开创未来：从工艺和设备角度，中药制药行业未来将会逐渐向数字化、网络化和智能化转型发展，课程的拓展部分我们会强调“中国制造”相关政策以及对“新工科”人才的需求，同时引入与中药制药过程相关的前沿知识和技术应用案例，如“工艺流程短、效率高的超临界萃取技术，在中药有效成分提取、去除杂质和去毒灭菌方面的应用”“微波技术在中药提取、灭菌和干燥环节的优势”等，引导学生分析新技术、新工艺、新设备给中药制药行业带来的机遇和挑战，鼓励学生探讨传统中药制药的工艺与现代技术相结合的可能性，不断拓宽中药制药专业学生的视野和格局，为其未来从事中药制药行业，开展技术创新、工业创新和设备改造创新打下坚实基础。

3. 教学方法 充分发挥课堂是德育教育主阵地的功能，采用情境教学法、问题教学法、案例教学法等，将思政教育元素融入本门课程的教学过程中。

（1）情境教学法：在课程开始阶段我们通过创设一个暗含思政元素的生动具体的场景，激发学生的学习热情。如在讲授传热衡算环节，可设置情境“某药厂接到任务，需紧急生产一批国家需要的抗疫药品，同学们是药厂的工艺设计人员，承担了这批抗疫药品生产工艺的热量衡算工作”，让学生以“工艺设计人员”的身份，开始教学内容的学习，并最终完成工作任务，通过这种虚拟情境的设置，有利于学生注意力的迅速提升，帮助学生快速进入学习状态，并且因为“工艺设计人员”的身份代入感，使学生端正学习态度，学习的主动性明显提高。在课程知识的总结和提升阶段也可以设置情境，比如干燥设备的教学内容完成后，可设置“某中药种植基地收获一批药材，有花叶类、种子类和根茎类，现在同学们作为加工药材车间工作人员，需要根据药材特点选用干燥设备”的生产情境，通过讨论加强师生互动和生生互动，提升学生对于知识的应用能力。

（2）问题教学法：通过设置问题引导学生学习，如在介绍传热设备时，可设置“列管式换热器需要热补偿的原因是什么？”“列管式换热器热补偿的方法有哪些？”“浮阀式热补偿结构的特点是什么？”一系列问题，环环相扣、层层深入地引导学生进行思考。同时将“科学严谨，多方位、多角度辩证思考问题”的思政目标融入教学，激发学生探究兴趣，提高学生对问题认真探究、全面思考的科学素养，提高学生学习效果。

（3）案例教学法：将精心设计的课程思政案例应用于教学过程，如在中药制药连续化生产的前沿知识拓展环节，可将华润江中制药集团的全世界唯一一条中药液体制剂无人生产线作为案例，将全自动生产线流程制作成包含图片和视频的学习资料供学生拓展学习，帮助学生加深对中药制药数字化、智能化的理解，拓宽思路和见识，培养学生的进取精神、创新精神和行业担当精神，明确进一步学习的方向，端正学习态度。

4. 考核方式 本课程考核由定期的阶段性考核和最终考核组成。定期的阶段性考核评价主要考查学生在学习过程中对于教学内容思政元素的接受、理解程度，具体方式包括课堂提问、讨论，课后作业、设计等；最终考核由考试测验、论文和阶段性考核成绩综合构成。通过考核，我们能够对思政元素和专业知识的融合效果进行评价，时刻了解学生在学习过程中的思想动态以及对于知识的掌握和应用情况，对于课程教学的不断改进和完善具有重要意义。

三、教学设计案例

授课章节	第二章　中药材处理设备	授课学时	6 学时
授课专业	中药制药	授课年级	本科三年级
选用教材	《中药制药工程原理与设备》（中国中医药出版社，2016 年出版）	设计者	黄潇

（一）教学目标

【知识目标】

1. 了解中药材处理的意义和目的。

2. 熟悉中药处理的净选、清洗、洗药、润药、切药、提取环节的设备结构和操作。

3. 掌握中药材处理各环节设备的特点。

【能力目标】

1. 通过中药材处理各环节设备结构、操作和特点的学习，学生能够建立“设备结构决定特点”的工程思维方式。

2. 能够具备与设备设计、选型、使用、维护、保养相关的综合知识技能。

3. 能够根据设备药材性质选择合适的设备。

4. 能够掌握药材处理的工艺组合、连续化生产方案设计的初步思维。

【思政目标】

1. 介绍中药制药发展现状，培养学生的行业使命感和主人翁精神。

2. 以中药制药传统和现代的对比增强学生的民族和文化自信，并增加对于中医药现代化的认识。

3. 以中药制药相关企业的介绍加深质量标准对于药品生产质量控制和安全用药的重要作用。

4. 以中药制药新工艺、新方法的行业前沿应用拓展思路，使学生认识到行业的发展与需求方向，明确学习目标，端正学习态度。

（二）教学内容

1. 教学内容安排　本章主要介绍中药材处理设备，包括中药净选、洗药、润药、切制、炮制和提取设备。依照所挖掘的课程思政元素，以四个思政主题覆盖授课内容，课时分配如表 39。

表 39　课时分配表

思政主题	授课内容	所占课时 / 节
中药行业发展现状	课程导入　中药材处理目的	0.5
工程思维培养	第一节　中药净选设备	1
	第二节　中药洗药设备	0.5
	第三节　中药润药设备	1
	第四节　中药切药设备	0.5
中医药现代化的发展趋势	第五节　中药炮制设备	1
中药制药行业的艰辛奋斗	第六节　中药提取设备	1.5

2. 教学过程设计

（1）中药行业发展现状

①课程专业知识点

中药材前处理的目的：a. 消除或降低药物毒性和副作用；b. 改变药物性能，增加药物疗效；c. 便于调剂、制剂、煎服和贮存；d. 去除杂质和非药用部分；e. 矫味、矫臭，引药归经或改变药物作用的趋势。

②过程设计：在课程开始阶段，以不同制药行业（中药制药、化学制药、生物制药）的原料不同开始，通过**课程思政案例一**引入课程的学习。内容讲授上应注意专业知识与课程思政的结合，中药材前处理目的可挑选具体药材作为例子进行讲解，同时联系种植、相关中成药的销售情况等进一步讲解。课程内容与思政映射点 1.1、1.2 结合。

（2）工程思维的培养

①教学内容：第一节中药净选设备、第二节中药洗药设备、第三节中药润药设备、第四节中药切药设备。

②过程设计：考虑到本章的第一节至第四节为中药材前处理阶段可实现连续化的操作工艺单元，我们将第一节至第四节作为一个整体讲解，课程的思政元素与培养学生的工程素养相结合，但每小节侧重的课程思政点略有不同。

第一节中药净选设备的内容导入采用问题引导，设置问题“中药材原料净选目的是什么？”“中药材原料中杂质的类型有哪些？”“中药材原料与杂质的物理性质与药材的差异有哪些？”通过问题引导学生思维层层导入，实现思政和专业知识的融合。设备讲解时重点围绕工程思维的培养，从药材、设备结构、设备操作和设备特点进行讲解，要着重强调“设备结构决定设备特点”的工程思维方式。细节上应注意各设备的对比，通过各设备的特点分析其适合处理药材的原因、针对缺点提出设备改进或设备更换建议，培养学生全面、严谨的思维方式和积极探索的研究精神。本节主要对应课程思政映射点 2.1。见图 8。

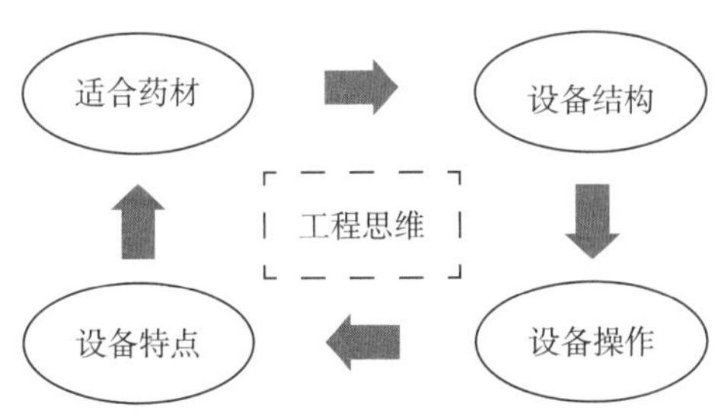

图 8　工程思维的培养

第一节内容讲授完毕后，引入**课程思政案例二**的介绍，将案例二所包含的课程思政点分解，应用于总结第一小节内容的同时开启后续小节的讲解。

第二节中药洗药设备，以**课程思政案例二**导入，采用情境教学法，将洗药设备与日常生活中常见的洗衣机进行对比思考，通过分析中药清洗设备和洗衣机结构上的差异，找出差异结构所针对的药材特性，加深学生对于设备的理解。本节主要对应课程思政映射点 2.2。

第三节中药润药设备的讲解除注重工程思维的培养外，在细节上相较于之前设备的学习，本节所讲授的润药设备的重点更关注润药机利用压力变化进行润药操作的原理，这是针对“压力”概念的相关工程逻辑思维，与后续课程的提取、干燥等过程均有联系，应重点讲解。作为润药“工具”的压力，其提供的作用包括两点：一是提供推动力，二是对于水蒸气液化的温度的影响。本节介绍的四种润药机，对于减压冷浸罐和加压冷浸罐，压力提供推动力，而对于真空加温润药机和真空气相置换式润药机，两种作用兼有。该小节完成后布置课后拓展讨论任务“压力的变化对提取过程的影响”，学生通过学习平台提交学习成果，限时 1 周完成。本节讲解时教学内容与思政映射点 2.1、2.2 相结合。

第四节中药切药设备是介绍润药之后开始切制工序设备，本节讲解完成后，再次利用**课程思政案例二**，强调案例中五菱以“人民需要”为宗旨，以车企身份解决口罩原料问题，以及“调集了 120 名专家与精英技师组成核心的研发团队，用 3 天时间就完成了五菱牌口罩机设计、制造、调试到成品下线的任务”。然后布置设计任务，要求学生分组完成学习任务“以连续化生产为目的，设计（或选型）一套某药材的选、洗、润、切设备，动手绘制流程图并完成简单的设计说明”。组内自主分工，课后收集资料，限时 2 周完成。与教学内容相结合的是思政映射点 2.3、2.4、2.5。

（3）中医药现代化的发展趋势

①教学内容：第五节中药炮制设备。

②过程设计：本节所介绍的炮制设备为需要加热操作的炒、炙、蒸、煮、煅设备，在讲解过程中让学生与中药炮制学课程中的传统炮制工艺相比较，并以**课程思政案例三**说明炮制工艺的传承和炮制设备智能化、节能化发展方向。与教学内容相结合的是思政映射点 3.1、3.2。

（4）中药制药行业的艰辛奋斗

①教学内容：第六节中药提取设备。

②过程设计：中药提取设备的讲解过程中，要强调提取环节是中药制药生产过程的重要组成部分。首先带领学生回顾之前学过的知识，总结中药材处理流程，进而引出提取的概念，以传统中药提取（家庭熬药、泡药酒的例子）创设情境开始，过渡到现代中药厂提取车间设备，然后进入各提取设备的讲解。对于超临界流体、超声提取、微波提取设备要着重讲解其原理，如超临界流体的超临界状态、超声提取的空化效应（可与第三小节润药设备中压力的相关概念相联系）、微波提取的极性分子热效应。

本节内容讲授完毕，利用**课程思政案例四**进行本小节和本章教学内容的总结，强调中药制药行业、企业面对的问题，以及中药制药行业工作者艰苦奋斗、积极进取的精神，同时将案例四与案例一所包含的思政内容相关呼应，实现中药制药工程原理与设备课程思政教学的重点“工科素养”“行业责任”向“国家情怀”的逐步提升。与课程内容相结合的思政映射点 4.1、4.2、4.3。

（三）课程思政案例与思政点映射

表 40　中药制药课程思政案例与思政点映射

课程思政案例	思政映射点
案例一：中医药行业的现状、发展前景与差距 **梗概：**近年来，中医药发展上升为国家战略，中医药事业正在步入新的历史发展时期，在过去 7 年间，我国中医药大健康产业的市场规模持续上升，保持两位数的高速增长。根据国务院新闻办发布的《中国的中医药》白皮书，至 2020 年，我国中医药大健康产业将突破 3 万亿，年均复合增长率将保持在 20%。可见，未来我国中药行业具有强大的潜在发展空间。（来源 http://www.chinairn.com/news/20190520/162751364.shtml） 但一组数据让作为中药发源地的中国非常尴尬。在海外中药市场上，中国拥有的专利权仅为 0.3%，而日韩却占据了 70% 以	1.1 通过中药行业现状和发展情况，增强学生的中医药理论自信，激发学生的专业认同感。 1.2 通过对比我国与日韩等国的中药海外市场份额，让学生认识到我国的中药走向世界任重而道远。提升学生作为中医药传承人和接班人的担当精神和使命感，引导端正学习态度

续表

课程思政案例	思政映射点
上，尤其日本获得了《伤寒杂病论》《金匮要略》中的210个古方专利；日韩占据了目前海外80%的中药市场销售份额，而中国出口的中药却仅占5%左右。（来源：http：//www.chinatimes.net.cn/article/77853.html）	
案例二：2020新型冠状肺炎病毒肆虐期间，上汽通用五菱自研口罩机，以改建生产线的方式转产口罩，支援防疫一线 **梗概：**2020年正值春节期间，一场突如其来的疫情让我们措手不及，随着新型冠状病毒肺炎疫情的快速传播，确诊病例迅猛增长，一次性医用口罩的供给远远不能满足疫情发展的需要，据工信部统计，我国的医用口罩日产能大约在220万只，医用N95口罩的日产能约在60万只，又因春节临近，绝大部分口罩厂都已经放假，于是口罩及一次性防护用品告急。上汽通用五菱企业以“人民需要什么、五菱就造什么”的宗旨，调集了120名专家与精英技师组成核心的研发团队，用3天时间就完成了“五菱牌”口罩机设计、制造、调试到成品下线，第一时间联合供应商投入到一次性医用口罩的生产。 （来源：https：//www.sohu.com/a/374535323_116132 http://sn.people.com.cn/n2/2020/0217/c378306-33802270.html）	2.1 培养学生严谨认真的工程思维。 2.2 帮助学生建立主动探索问题和全面应用所学知识的意识，培养学生触类旁通、举一反三解决问题能力。 2.3 引导学生树立团队意识，让学生明白团结合作是工程人员必须具备的行业素质，是全面和快速解决问题的关键。 2.4 培养学生开拓进取，勇于创新的精神。 2.5 培养学生作为“工程人”的担当精神
案例三：江西中医药大学“中药制造现代化——固体制剂产业化关键技术研究及应用”项目获国家科学技术进步奖二等奖 **梗概：**2020年1月10日，由江西中医药大学刘红宁教授团队主持完成的“中药制造现代化——固体制剂产业化关键技术研究及应用”项目获国家科学技术进步奖二等奖。这份来自国家的荣誉是对中医药现代化研究和探索工作者最好的激励与肯定。 该项目针对中药固体制剂生产制造过程中的“低（制造质量低）、慢（制造速度慢）、小（片型规格小）、高（生产能耗高）”问题，历经14年，从设计、工艺、装备和质控等为出发点，开展的中药片剂制造技术体系研究，创制了系列中药新型制药装备。项目成果已成功应用于全国20个省市265家企业，3个主要产品累计销售额达109.24亿元，新研制的中药制药装备销售额达3.86亿，显著提高了我国中药制药水平，满足了人民群众日益增长的健康需求，符合生态文明建设绿色制造需要，有效推动了中药制造现代化进程（来源：https：//www.jxutcm.edu.cn/info/1010/25724.htm）	3.1 中药生产现代化的必然性、制药设备向智能化、绿色化发展的方向性，坚定中药制药专业学生的行业信念。 3.2 中医药传统工艺的传承创新、现代技术和装备的推广应用重要性
案例四：“中国最美工厂”江中药谷的绿色智能制造 **梗概：**2014年江中药谷制造基地被评为“中国最美工厂”，江中药谷基地的固体和液体制剂车间技术先进，主要设备达到世界先进水平，其中固体制剂（片剂）年生产规模150亿片，是中国中药片剂产量最大企业之一；液体制剂生产线实现全过程自	4.1 中药制药行业与绿色生态的协调发展。 4.2 中药制药从业人员孜孜不倦，艰苦奋斗，勇于实践的科技创新精神。

续表

课程思政案例	思政映射点
动化操作，年生产规模可达1亿瓶，是全球首条无人操作中药液体生产线。 随着智能制造热潮的到来，国家确立制造强国战略目标，如何从数字化制造到智能制造已成为制造企业都在思考的问题。实现智能制造需要一个长期的过程，江中一直致力于此，不断探索。建立从提取、灌装、包装、出入库全自动、无人化的参灵草制造车间，就是江中向智能制造迈出的坚实第一步，把江中生产模式由原有的半自动化提升为全自动化。在此转变的基础上，江中又围绕“以遵循传统中医药理论，依靠现代科学技术，本着追求极致的精神，制造出享誉世界的中医药产品”的使命，思考如何适当兼顾传统生产工艺的中药提取制造技术升级需求，通过先进的技术提高工艺控制水平、提升工程装备标准、提高中药质量和疗效，奠定中药的国际化基础。如何实现对生产状况、设备状态、能源消耗、生产质量、物料消耗等信息实时采集和分析，高效排产和合理排班，实现智能化生产过程管控，打造中药提取智能制造新模式。（来源：https：//www.mrcjcn.com/business/jiankang/307083.html http：//www.zgzhhw.com/index.php?v=show&cid=226&aid=84775）	4.3 通过先进的技术提高制药工艺控制水平和装备标准，是进一步提高中药质量和疗效、开拓中药的国际市场的基础

（四）教学测量与评价

课程的教学测量与评价由章节测试、课后任务和平时考勤、提问三个环节构成：

1. 章节测试　章节测试测评在线上完成，内容包含中药材处理的目的，中药材各环节处理设备的特点、结构和操作方法。主要考查学生对于章节各知识单元的掌握程度。

2. 课后任务　课后任务主要是课外自主学习内容，考查学生对中药材处理设备的知识拓展和综合运用能力，以及工程素质的养成情况。要求学生自主收集学习资料，小组交流讨论，共同完成任务。任务完成后开展学生自评、互评和教师点评，分析任务完成过程中的不足，不断进步。

3. 课堂互动反馈　包括学生考勤、对于教师提问的回答情况和课堂作业、讨论的完成情况等。评价学生知识掌握情况与思想动态。

（五）课程思政教学反思与改进

本章节知识为中药前处理涉及的设备，偏重于现代中药制药设备的介绍和学生工程思维的培养，部分学生可能会忽略或轻视中药传统炮制、制药技术。

在教学过程中，要强调现代工艺设备是中药传统技术的继承和发扬，中医药行业的现代化发展不能脱离中医药理论和传统技术，强化学生对于中医药学术和技术的认同，树立中医药理论自信、技术自信和文化自信。

（江西中医药大学　黄潇）

藏药学专业

民族药物学 课程思政教学设计案例

一、课程目标

民族药物学是依据民族医药理论与用药经验，运用现代科学技术手段研究民族药的基本理论、资源保护、化学成分、药理活性、安全性、临床应用等内容的一门综合性课程，其内容具有民族文化背景突出、实践性强、知识面广的特点。民族药物学是藏药学专业学生的必修课、专业课，与本专业其他课程有着密切的关系，仪器分析、天然药物化学、药用植物学等是本课程的基础。民族药物学为民族医药的产业化、现代化发展提供有力的支撑，对于民族医药的传承与创新具有重要的意义。

【知识目标】

本课程的知识目标是使学生掌握民族医药的基本理论，以及文献整理、资源调查、质量评价、药物开发等方面的基本知识，为促进民族医药现代化发展储备相应的知识。这一知识目标为实现藏药学专业“熟练掌握藏医药基础理论知识，基本掌握现代药学基础知识，能够从事藏药的生产、销售、质量检验、药物开发等方面工作”的人才培养目标提供了有力的支撑。包括以下内容：

◎ 掌握民族药物学的概念，民族药资源调查和质量标准研究方法，民族药炮制的目的，民族药创新药物研究的主要内容，掌握红景天、广枣、灯盏细辛等特色民族药的资源的品种、功能主治、化学成分和药理作用。

◎ 熟悉民族医药的类型，民族医药文献整理、资源迁地保护与就地保护的主要方法，藏、蒙、维药代表性炮制技术，民族药质量标准研究的原则，民族药新药及健康产品开发研究的基本原则。

◎ 了解民族药物学在民族医药现代化与产业化中的作用，现代信息技术在民族医药研究中的应用，民族药野生抚育、规范化种植等种植方式，民族药质量控制的意义，民族药健康产品研究与开发的主要内容。

【能力目标】

本课程的能力目标是使学生掌握民族药的本草考证、资源调查、药材鉴定、质量检验、药物开发的基本方法和技能。这些能力目标为实现藏药学专业“具有藏药认药、制药、用药等方面的能力，具备能在民族医药企业、医院、学校、药品检验机构等部门从事民族医药管理、生产、销售、教学及科研工作的基本能力”的人才培养目标奠定了良好的基础。包括以下内容：

◎ 具备利用现代信息技术，获取国内外新技术、新方法的能力，以及开展民族医药现代化研究的基本能力。

◎ 具备独立进行民族医药文献整理、本草考证及用药经验挖掘的能力。

◎ 具备开展民族药资源调查、品种鉴定和人工种植的基本能力。

◎ 具备利用薄层鉴别、显微鉴别、高效液相色谱法开展民族药质量检测及质量评价的基本能力，能够初步判断民族药的真伪和质量优劣。

【思政目标】

本课程的思政目标是培养学生热爱祖国，维护民族团结和祖国统一，热爱民族医药事业，传承民族医药文化，具有严谨的科学态度和良好的职业道德，具有强烈的法律意识和遵纪守法的好习惯。这些思政目标与藏药学专业“具有正确的人生观、价值观；具有高尚的情操和良好的职业道德；具备独立获取知识、分析解决问题和开拓创新精神的基本素质”的人才培养目标有密切的关系，为培养德智体美劳全面发展的藏药学人才提供了有力的保障。可具体表述为：

◎ 引导学生将传承发展民族医药事业，维护人民的身心健康作为自己的职业责任和崇高理想。

◎ 引导学生坚定民族文化自信，传承和弘扬优秀民族医药文化，培养学生从事民族医药事业的使命感、责任感和担当意识。

◎ 培养学生养成良好的职业素养和公民道德，遵纪守法，在从事民族医药工作中要坚持自己的道德底线，不要做见利忘义、违法违纪的事情。

◎ 引导学生树立终身学习理念，强化自我管理、自我发展意识。

◎ 培养学生严谨的科学精神，养成实事求是的科学态度。

◎ 开发学生的创造潜能，培养学生的创新精神和创新意识，提高实践能力，促进民族医药现代化发展。

二、课程思政建设基本情况

1. 课程思政资源挖掘　民族药物学是藏药学本科专业一门重要专业课，其教学内容涉及面广、内容多，与少数民族传统文化联系十分密切，充分挖掘了与民族地区发展和民族医药文化传承创新密切相关的思政教学资源。比如，在绪论教学中我们介绍了 2018 年被正式列入联合国教科文组织人类非物质文化遗产名录的中国“藏医药浴法”，让学生知道民族医药理论和技术的博大精深，从而培养学生的民族医药人文情怀，增强学生的专业认同感，并引导学生传承民族医药事业，弘扬民族医药文化的核心价值。此外，在“民族药的质量控制”教学中，我们以《部颁标准·藏药分册》为例，讲述目前民族药质量控制存在的主要问题，以及开展民族药质量标准提高研究的紧迫性，并以民族医药人才缺乏为切入点，引导学生将民族医药事业发展及维护人民的身心健康作为自己的职业责任和崇高理想，培养学生从事民族医药事业的使命感和责任感。在讲述民族药物学基本理论知识的基础上，将诸如此类的思政元素融入课堂教学中，丰富了该门课程的教学内容，培养了学生的民族医药文化自信、道德意识和社会责任感，实现了立德育人的目标。

2. 教学内容和环节

（1）理论教学：在民族药物学各章节教学过程中，我们通过增加案例分析加深了学生对该课程涉及的思政内容的理解。例如，在讲述第五章民族药的质量控制教学内容时，我们引入了藏药红景天在市场上存在用其他品种红景天替代正品大花红景天的现象案例，带领学生深入分析了案例讲到的这些行为所触犯的法律与职业道德，以及带来的不良影响。以此案例说明开展民族药质量控制和检查的必要性，并强化学生遵纪守法的意识，培养了学生的社会责任感和职业道德。

（2）实践教学：在民族药物学实验课程教学过程中，将课堂讲授的思政内容由理论教育深化为兴趣培养、价值认同和信仰坚定，促进学生知、情、意、信、行的全面发展。例如，通过学习藏药红景天的薄层色谱鉴别、HPLC 含量测定等实验，既巩固了民族药物学的理论知识，又调动了学生学习的主观能动性，提高了他们的科学素养和创新能力。此外，鼓励并指导学生参加大学生科研项目申报，参加“互联网 +”“挑战杯”等创新创业大赛，培养学生勇于实践、勇攀高峰的科学精神。本门课程教学老师指导学生申请的“基于地质调查与化学成分分析的藏药渣驯溯源研究”项目获得了第十三届“挑战杯”四川省大学生课外学术科技作品竞赛一等奖。通过将思政教育和实践教学的深度融合，培养了学生的动手能力、创新意识和团队协作精神，促进学生对民族医药专业知识的思考，培养了学生自主学习和终身学习的意识和能力，并引导学生树立为民族医药事业奋斗终身的信念。

3. 教学方法　在民族药物学课程教学过程中，我们努力做到知识传授与价值引领相结合，采用了案例分析、小组讨论等教学方法，有力地促进了专业教育与德育教育的深度融合，避免了思政内容过于枯燥、学生不愿学习、思政教学效果较差等情况。

（1）案例式教学法：通过典型案例讲解、案例分析等方式，潜移默化地对学生进行思政教育。例如，我们引入“由于经济利益，市场上冬虫夏草药材掺假情况严重”案例，说明民族药质量控制的重要性，教育学生要坚持自己的道德底线，不要做见利忘义、违法违纪的事情，从而引导学生树立正确的人生观和价值观。

（2）讨论式教学法：通过设计问题、小组讨论、老师引导、得出结论等环节，鼓励学生发表自己的见解，并有效地激发学生学习思政内容的兴趣。例如，我们设计了“市场上部分商人用同属混淆品替代正品大花红景天，你如何看待这种行为？可能会导致那些后果？可采用哪些方法辨别其真伪？”通过学生的回答，既可评价学生对理论知识的掌握情况，又可掌握学生的意识形态。并且，老师在讨论中进行正确的思想引导，从而达到思政教育的目的。

4. 考核方式 本课程在原有考核评价内容的基础上，增加思政考核内容。例如，在讨论题中除了考核该门课程的基本理论知识以外，适当增加思政分析内容，考核学生是否知法懂法，是否树立了正确的人生观和价值观，是否具备了良好的职业素养和道德等。此外，增加课程思政考核一票否决制，在平时作业、期末考试等考核中，如出现修改数据、弄虚作假、考试作弊等问题，则本课程的期末成绩判定为不合格。通过考核方式的转变，引导学生注重实事求是的精神，加强诚信度、严谨求实的科学作风、良好的思想道德的培养。

三、教学设计案例

授课章节	第五章　民族药的质量控制	授课学时	3 学时
授课专业	藏药学	授课年级	本科三年级
选用教材	《民族药物学》（中国中医药出版社，2021 年出版）	设计者	范刚

（一）教学目标

【知识目标】

1. 掌握当前民族药质量标准研究的主要内容和技术手段。

2. 熟悉民族药质量标准发展现状，以及现行民族药标准体系的分类。

3. 了解民族药质量标准化研究在保障临床用药安全、有效、可控，推进民族医药现代化、标准化进程中的意义。

【能力目标】

培养具有开展民族药质量分析及检测的基本能力，能够从事民族药的质量保证（Quality assurance, QA）、质量检测（Quality control, QC）等方面工作。

【思政目标】

1. 引导学生热爱民族医药事业，形成良好的公民道德与职业道德，遵纪守法，将维护人民的身心健康作为自己的职业责任和崇高理想。

2. 培养学生的民族药质量控制观念，致力于民族药质量的正确评价，将保障民族药质量稳定、可控，临床安全、有效作为自己的职业责任。

（二）教学内容

第一节课：民族药质量标准建立的必要性及重要意义

1. 民族药质量标准建立的必要性　通过引入河南禹州中药材市场黑幕事件（**课程思政案例一**）、冬虫夏草掺假造假手段层出不穷（**课程思政案例二**），介绍民族质量标准建立的必要性。

2. 质量标准的定义和分类

（1）标准及民族药质量标准的定义：民族药质量标准是国家对民族药品质量、规格及检验方法所做的技术规定，是为保证药品质量而对各种检查项目、指标、限度、范围等所做的规定，是民族药生产、销售、检验、管理和使用单位共同遵循的法定依据。

（2）质量标准的分类

①国家标准：包括《中华人民共和国药典》和中华人民共和国卫生部颁发的《药品标准》(简称《部颁标准》)，国家标准要求具有国内的先进水平、真正具有可控性。

②地方标准（如四川省藏药材标准、四川中药材标准）：一些未列入《中国药典》和《部颁标准》的品种，将根据其使用情况、地区性生产情况，收入地方标准，作为各有关部门对这些药物的生产与质量管理的依据。

③企业标准：企业内控标准，方法不够成熟，能达到某种质控作用。高于法定标准要求，项目比国家标准多，限度比国家标准高。

3. 民族药质量标准建立的重要性及主要意义

第二节课：我国民族药质量标准发展现状及存在的问题

1. 民族药国家标准不断地发展和完善

2. 民族药地方标准取得巨大的进步

3. 民族药质量标准研究工作方兴未艾

4. 民族药质量控制存在的问题

（1）许多民族药没有建立质量标准：据统计藏医使用的藏药材有 2900 多种，但收载入国家标准的药材不足 200 种，多数藏药材无标准可言，藏药材标准研究严重滞后。

（2）部分民族药材基原不清，品种混乱：如蒂达、小檗皮等藏药材品种混乱，同物异名、同名异物现象突出，其基原涉及数种，甚至数十种药用植物。民族药材的品种混乱，影响其质量控制。

（3）民族药质量控制水平较低：部分民族药标准中不仅没有含量测定项，而且许多连薄层色谱鉴别也缺乏，大部分都只有性状鉴别。以《部颁标准·藏药分册》为例，在 136 种藏药材鉴别中有薄层色谱鉴别的仅占 1% 左右，在 200 种藏成药标准中有薄层色谱鉴别的占 18%，并且均无含量测定项。（**课程思政案例三**）

（4）许多民族药有效成分不明，并缺乏法定标准物质。

（5）民族药鉴别或检测专属性不强。

（6）民族矿物药安全性和质量标准研究薄弱。

从以上教学内容说明开展民族药质量标准提高研究的紧迫性。并在此引入思政教学内容，引导学生将民族医药事业的传承和发展作为自己的职业责任和崇高理想；培养学生从事民族医药事业的使命感、责任感和担当意识；激发学生的创新精神和意识，促进民族医药现代化发展。

5. 民族药质量标准制定的原则 安全有效；科学性；先进性与实用性；经济合理；环保。

第三节课：民族药质量标准研究的主要内容及研究思路

1. 民族药材质量标准研究的主要内容

（1）名称（中文名、民族名、拼音、民族名汉译音、英文名）

（2）基源（科、属、拉丁名）

（3）药用部位、采收加工

（4）性状（形状、质地、嗅、味）

（5）鉴别（显微、薄层、理化、光谱、色谱及其他）

（6）检查（水分、总灰分、酸灰、重金属、砷盐、农残量、黄曲霉毒素等）

（7）浸出物（水溶性、醇溶性、醚溶性浸出物）

（8）含量测定（单体、总成分）

（9）炮制（净药材炮制）

（10）性味与归经

（11）功能与主治

（12）用法与用量

2. 实例讲解 以藏药打箭菊的质量标准研究为例，重点讲解鉴别、检查、浸出物及含量测定几个部分的主要研究内容。

3. 民族药质量标准研究思路探讨

（1）坚持以民族医药理论及临床用药经验为指导；

（2）专注于正本清源为基础的药材标准完善统一；

（3）积极开展民族药化学成分为核心的基础研究；

（4）努力提升民族药现有质量标准体系科学内涵；

（5）加强常用矿物药与毒性药质量标准相关研究；

（6）注重民族药材资源的有效保护与可持续利用。

（三）课程思政案例与思政点映射

表 41 民族药物学课程思政案例与思政点映射

课程思政案例	思政点映射
案例一 2015 年，央视记者暗访河南禹州药材市场（我国四大药材集散地之一），发现某些药材混杂动物粪便；有商贩为让栀子颜色好看，竟用染色剂浸泡；更有甚者拿冒牌货充当野生柴胡，抽检发现，柴胡合格率为零。专家表示，假柴胡不仅没药效，入药还可能导致人体产生严重不良反应	以此案例说明开展民族药质量控制和检查的必要性，并教育学生，药材是一种特殊的商品，其质量关系着人们的生命与健康，不能见利忘义，随意掺假，培养学生的社会责任感和担当意识
案例二 冬虫夏草为名贵药材，在巨大经济利益的驱使下，市场上各种各样的掺假、造假手段层出不穷。例如，用竹签穿的断虫草、用胶粘的断虫草，为了增加重量而灌金属粉的虫草，用面粉做的虫草、用其他相似品种冒充正品虫草等	以此案例教育学生，要养成良好的职业素养和职业道德。作为有良知、有道德的人，要坚持自己的道德底线，不要做见利忘义、违法违纪的事情。以牺牲道德和消费者利益换取利润，最终必然付出惨重的代价
案例三 《部颁标准·藏药分册》于 1995 年、《部颁标准·蒙药分册》于 1998 年、《部颁标准·维吾尔药分册》于 1999 年正式出版第一版。然而，由于民族药本身的复杂性，加之人才缺乏等原因，20 多年过去了至今仍然没有正式出版第二版，这显然不利于民族药的质量控制和现代化发展	以此案例说明开展民族药质量标准提高研究的紧迫性，以民族药质量评控人才缺乏为切入点，鼓励学生将民族医药事业发展及维护人民的身心健康作为自己的职业责任和崇高理想，培养学生从事民族医药事业的使命感、责任感

（四）教学测量与评价

1. 利用平台布置测试题，评价本章的教学效果 在本章教学内容完成后，利用线上教学平台布置相应的测试题，根据学生的答题情况，评价教学目标的达成度，平均得分高于80分，则表明学生对于知识性内容的学习效果较好，达到了本章的教学目标。

2. 观察学生的学习状态 在课堂教学过程中，注意观察学生的听课状态，评价学生对于民族药质量控制这一章节的学习是否有积极性及主动性；在课堂互动环节，设置一些提问，随机抽取学生回答问题，从学生解答问题的质量评价教学目的是否达到，检查学生对基本知识、重难点的掌握情况；在小组讨论环节，观察每位学生是否能主动参与讨论，讨论气氛是否活跃。

3. 组织课间小组讨论 根据教学内容，提出思考题“请同学们查阅《中国药典》2015版一部，任意找出一个民族药成方制剂，说出该民族药质量标准已建立了哪些内容，并分析其质量标准还存在什么问题？怎么解决？”，让学生以小组学习的方式开展某藏药材质量标准研究。通过小组学习，引导学生利用课堂所学知识，对具体民族药的质量标准存在的问题进行深入思考，找出该民族药质量标准存在的问题，并提出解决途径和方案；同时，设计该药材的含量测定实验并进行实际操作。通过小组学习效果自我评价、生生互评、师生互评，可以评价章节教学目标的达成度、学生学习满意度。

（五）教学反思与改进

这一章节的思政目标主要是引导学生形成良好的职业道德，遵纪守法，并培养学生的民族药质量控制观念。在教学过程中，老师可以讲解法律法规说明药材掺假违法的代价和严重性，同时说明民族药质量控制对于其安全性和有效性的重要意义。此外，也可以考虑在期末考试等考核中增加本章节所涉及的思政教学内容考核。例如，在讨论题中可设置思政分析题“冬虫夏草药材在市场上掺假、造假手段层出不穷，你如何看待这种行为？可采用哪些方法辨别其真伪和质量优劣？”考核学生是否知法懂法，是否树立了正确的人生观和价值观，是否形成了民族药质量控制观念，从而评价本章节思政内容的教学效果。通过教学方法和考核方式的改进，引导学生达到本章节思政教学目标。

（成都中医药大学　范刚）

蒙药学专业

蒙药学
课程思政教学设计案例

一、课程目标

蒙药学课程是蒙药学专业学生必修课、核心课。通过本课程学习，使学生掌握蒙药学基本理论和常用蒙药的力、性、味、功、能及临床应用等基本知识和基本技能。熟悉常见蒙药的药名、别名、汉文名、基原、用药部位、采收加工、炮制、禁忌等蒙药学知识。蒙药学课程是蒙医方剂学、蒙药制剂学、蒙药化学、蒙药药理学、蒙药鉴定学等课程的基础，是传承发展蒙医药的重要组成部分。

【知识目标】

本课程的知识目标是在学习蒙医基本理论的基础上，掌握蒙药单味药的基源、味、效、力、用法用量、用药禁忌及临床应用等基本理论、基础知识，为传承和发展传统蒙医药奠定基础。本课程知识目标与蒙药学专业培养目标“毕业生应具备蒙药学、蒙医基础理论、药学基础知识和专业实践技能，一定的创新创业能力，蒙药材品种鉴定及品质评价技能，蒙药制剂质量检测技能及蒙药研究开发基本能力，能够在各级蒙医医院、蒙医药科研机构及蒙医药相关行业从事蒙医药教学、科研、生产、检验、质量控制与评价等方面的德、智、体、美、劳全面发展的应用型人才”息息相关。课程知识目标具体包括以下内容：

◎ 了解蒙药的概念、蒙药学概念、蒙药本草史、蒙药发展史等。

◎ 熟悉蒙药基原、产地、采集加工及蒙药命名方式。

◎ 掌握蒙药的药用部位、药味、功、效、力、性、能、消化吸收假说及蒙药用药禁忌等蒙药基础理论知识。

◎ 熟知多数单味药材别名、药用部位、味、性、效。

◎ 精通常用药别名、基原、药用部位、采集加工及炮制方法，常用药的味、性、效及临床用药方法。

【能力目标】

本课程的能力目标是掌握蒙药基本理论的基础上，具备运用蒙医药思维熟练的表达及传授蒙药学理论知识的能力。这一课程能力目标是蒙药学专业培养目标的“具有蒙医药思维，能够运用蒙医药理论分析蒙药生产与应用的实际问题；具备能够指导蒙药临床合理用药的技能；具备与用药对象、医药行业人员进行沟通交流的能力，具有团结协作能力”的具体体现，通过本课程学习，学生应该具备以下能力：

◎ 具有蒙医药思维，能够运用蒙医药理论分析蒙药生产与应用的实际问题。

◎ 能够运用蒙药学所学知识采集加工蒙药材。

◎ 能够对蒙药材进行资源调查、归纳总结。

◎ 能够制作蒙药材标本。

◎ 能够鉴别蒙药材优劣，为进一步学习蒙药鉴定学课程积累基础知识。

◎ 能够指导蒙药临床合理用药的技能。

◎ 能够在传承的基础上运用现代科学技术开展蒙药研究。

【思政目标】

本课程的思政目标在于加强社会主义核心价值观教育，提高学生的自主学习能力，培养德才兼备的合格蒙医药人才。在蒙药学课程内容中挖掘世界观、人生观、价值观德育教育资源，传承蒙医药文化，引导学生树立蒙药理论自信、技术自信；培养学生实事求是的科学态度、团队精神，强化吃苦耐劳实践教育。这一目标体现了蒙药学专业“具有爱国主义、社会主义、集体主义精神，树立正确的世界观、人生观和价值观，身心健康、诚实守信，自愿为人类健康服务，促进蒙医药传承创新发展”培养目标。可具体表述为：

◎ 引导学生树立终身学习理念，培养自主学习能力，使学生在学习蒙药学课程的同时养成自主学习习惯。

◎ 引导学生树立依法执业的意识，坚持以用药对象为中心，把运用蒙医药理论和技术开展社会服务作为自己的职业责任。

◎ 引导学生坚定蒙医药文化自信，做到“传承精华，守正创新”。

◎ 通过本课程实践课培养学生团队协作意识及吃苦耐劳精神。

◎ 培养学生实事求是及严谨的科学态度，端正态度，恪尽职守的工作作风。

二、课程思政建设基本情况

1. 课程思政元素的挖掘　为了实现课程与思政的自然融合，我们对蒙药学课程中的思政元素进行了深入挖掘。在课堂教学上，通过引入蒙医药理论、蒙医药历史文化中蕴含的思政元素，结合蒙医药学科研发展实际，以及在蒙医药科学研究、医疗实践中的感人事迹，增进同学们对国家发展、民族振兴的文化信心，增强爱国敬业情怀，培养追求真理、克服困难、永不言弃、勇攀高峰的精神。比如，我们从传统文化传承的角度，挖掘每味蒙药的采集、加工、炮制、用药风格习惯，让学生在学习专业知识的同时，深入了解蒙古族的医药文化，了解蒙医药发展为各族人民繁衍生息和健康做出的不可磨灭的贡献。激励学生热爱自己的专业，志愿传承蒙医药理论、技术，弘扬蒙医药文化，努力学习和工作。同时，通过引入蒙药生产应用的实际案例来引导学生，从蒙医药理论中的整体论、辩证分析角度看待科学问题，引导学生树立正确的职业导向和职业道德，增强环保意识、社会责任感、民族自豪感和自信心。通过历史与现实有机结合，思政教育与专业教育的深度融合，更好地实现了课程育人的目标。

2. 教学内容和环节 蒙药学课程团队在多年的教学改革实践中探索出“理论 - 见习 - 实践”一体化，实现蒙药学专业学生“专业知识 - 实践能力 - 综合素养”协调发展的教学模式。我们将课程思政元素融入蒙药学课程的理论教学、蒙药材认知实习和课间见习、蒙药学社会实践等各教学环节，有效地激发了学生对祖国和民族的热爱之情，培养了学生的专业认同感。

（1）第一阶段：思政主题“润物无声”。理论课教学过程中的德育教育重点是实现专业知识与思政元素的有机结合。如在讲述蒙药学的理论发展时，我们引入蒙古族十大科学家占布拉道尔吉等对蒙药学的贡献，激发学生的民族自豪感和学习热情。通过介绍新时代党和国家的民族政策，推动蒙医药事业蓬勃发展，使学生充分认识中国特色社会主义的优越性。引入蒙药传统功效被现代实验科学验证的案例，培养学生双思维，充分调动学生自主学习积极性。

（2）第二阶段：思政主题是“亲身经历”。这一阶段的重点是充分发挥实践教学环节的育人作用，通过更新实践教学内容，增加实践教学环节，以学生亲身所闻、亲眼所见、所感所悟，发现蒙药的魅力。改革后的蒙药学课程实践教学包括蒙药材鉴别见习、蒙药植物辨认、植物标本采集制作、蒙药资源调查、药用植物摄影比赛、植物标本制作比赛、标本及资料存储等。另外还增加了服务实践，主要包括义诊、健康宣传、健康调查、蒙医药知识和蒙医药文化宣传普及、环保志愿者活动、环保工作座谈等，有效地巩固了学生的蒙医药知识，提高了实践技能和综合素质。同时，也鼓励学生参加每年一次的全国蒙医药专业在校生蒙医药知识技能大赛，通过校内“海选”，提高了学生的学习热情。

（3）第三阶段：思政主题是“以文化人”。加强环境育人、文化育人。校园环境以蒙医药学家伊喜巴拉珠尔文化广场为载体，建设以蒙药学经典古籍雕塑、蒙药药用植物园、蒙药特色药材照片及腊叶标本展示，营造独具蒙医药文化特色的环境氛围。学生徜徉其中，潜移默化地受到环境的熏陶，提高了蒙医药文化自信和民族自豪感。

4. 教学方法

（1）LBL–CBL–DM 结合：总论部分通过讲授知识点并采取案例分析等教学方法，适度联系实际与内容扩展；各论部分通过课堂讲授知识点结合见习课讨论，加强学生对每一个蒙药的全面认识。教学过程中要注意教学节奏和教学气氛的调节，也可以通过布置难度适中的课后作业，培养学生对知识综合运用的能力，激发学生的学习自信心。调节课堂气氛，实现课程思政教育，课后布置作业，锻炼学生综合能力和自信心及成就感。

（2）活动教学法：见习课程安排与理论教学相对应，每章节的理论知识学习之后，以 4 ～ 6 人一组进行药材标本见习，并分析讨论各论中学习的药材性状及相关理论知识。比如，广枣为特色蒙药材，收载于《中华人民共和国药典》（2020 年版），具有行气活血、养心、安神功能，其外形与心脏相似，上边有五个孔，让学生体会蒙药理论中以形补形理论等。

4. 考核方式 蒙药学理论教学采用形成性评价与终结性评价相结合。其中，期中考试占 20%，期末考试按照传统题库抽题方式进行，占总成绩 60%，平时成绩占总成绩的 10%，标本见习考核成绩占总成绩的 10%；蒙药学社会实践成绩由以下几部分组成，考试卷面成绩占 30%，制作腊叶标本占 20%，制作浸制标本占 20%，环境保护志愿服务活动占 10%，爱心义诊志愿服务活动占 10%，平时成绩占 10%。通过上述环节可以准确把握学生的思想动态、理论知识学习效果和实践能力。

三、教学设计

授课章节	第五章　蒙药学基本理论	授课学时	4 学时
授课专业	蒙药学	授课年级	本科二年级
选用教材	《蒙药学》（内蒙古人民出版社，2006 年出版）	设计者	拉喜那木吉拉、布和巴特尔、策力木格

（一）教学目标

【知识目标】

1. 掌握味的概念、种类、产生，六味的总作用和六味的作用。
2. 掌握药的味之功、本质之功及药的味之功的总作用。

3. 掌握药力的概念，热力和寒力的概念及作用。

4. 掌握效能的概念及 17 种效能各自的概念。

5. 掌握药的消化的概念和消化假说种类。

【能力目标】

培养蒙医药理论思维能力、利用蒙医药理论分析蒙药应用过程中出现的实际问题的能力。

【思政目标】

本节课的思政目标是加强文化自信，培养学生树立正确的人生观和学习蒙药学的爱好，提升学生的科研思维和自主学习能力。

（二）教学内容

本章内容可以概括为六味、八性（功）、十七效、两力、消化理论。见图 9。

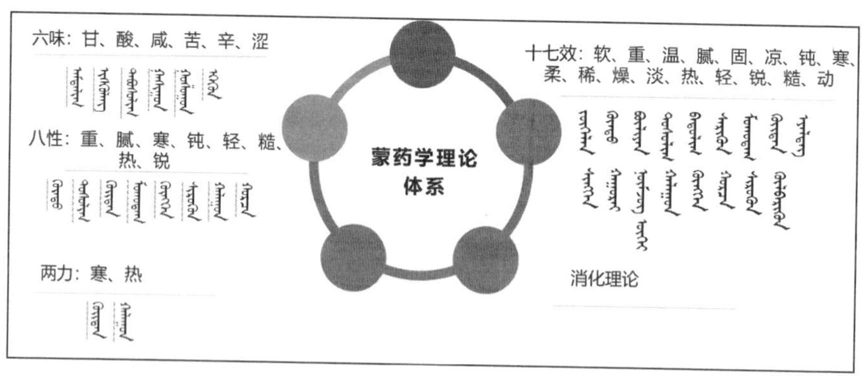

图 9　蒙药学理论体系板书

第一节　药味

1. 药味种类　蒙药味有单味和复合味两类，单味共六种，即甘、酸、咸、苦、辛、涩，称之为基本六味。一种药材有两种以上味道，称为复合味，复合味共有 57 种；即二味复合味 15 种，三味复合味有 20 种，四味复合味有 15 种，五味复合味有 6 种，六味复合味有 1 种。蒙药中五味或六味齐全的药材很少见，现已发现的五味复合药只有五味子和金诃子两种，六味复合药仅有那木吉拉诃子一种。

2. 药味的产生　药物是由“五元”演化生成过程中某两个元素偏盛而产生的。土水偏盛味甘；火土偏盛味酸；水火偏盛味咸；水气偏盛味苦；火气偏盛味辛；土气偏盛味涩。

3. 药味的作用

（1）甘味能清热解毒，调和气血，滋养强身，添精补髓，接骨疗伤，改善器官功能。用于气血亏损，虚劳内伤等，若用量过多则使体躯肥胖，津液增多，消化力减弱。

（2）酸味能调和胃火，开胃消食。用于胃火衰弱，消化不良，食欲不振。若用量过多则使肌肉松弛，头昏眼花，浮肿，易患血热、皮疹等疾病。

（3）咸味能软坚破瘀，疏通梗塞，调火开胃。用于手足抽搐，便秘，腹胀，消化不良，痞证。若用量过多则引起脱发，皱纹增多，体力减弱，咳嗽、烦渴，易患血热性疾病。

（4）苦味能清热解毒，镇静安神，消肿，燥湿，利咽，止呕。用于各种热性疾病，中毒、瘟疫、瘰疬、咽喉肿痛，烦渴、头痛、恶心呕吐、烦躁不安等。若用量过多则可伤脾胃，消化减弱，引起巴达干赫依病。

（5）辛味能健胃开欲。通经开窍，止泻，助消化。用于胃火衰弱，消化不良，食欲不振，脾胃不和，呕吐呃逆，胸腹胀满，寒泻腹痛，风寒痹痛等。若用量过多则引起血希拉性热疾，烦渴，昏沉，损耗精液。

（6）涩味能收敛疮疡，凉血降火，消脂，止泻。用于疮疡，泄泻，肿毒，血热疾病等。若用量过多则可引起巴达干赫依病，腹胀便秘。

引入研究人员对中药五味的研究成果，激发学生开展蒙药相关研究的热情。见**课程思政案例一**。

第二节　药性（功）

药性（功）的概念：药性是根据十七种药效精选出来的，是对蒙药医疗作用的高度概括，古人将蒙药药性总结为重、油、寒、钝、轻、糙、热、锐共八种。

1. 药味的功　药味的功即“八性”是指重、腻、寒、钝、轻、糙、热、锐八种主要药性。蒙医临床常用具有重和腻性药物医治赫依病，如神志恍惚、头昏耳鸣、失眠健忘、酸懒乏力、麻木瘫痪等症；寒与钝性药物主治希拉症，即用于身热便黄、口苦烦渴、热泄及黄疸等热症及肝胆疾患；轻、糙、热、锐性药物则用于医治巴达干症，即主治肢体寒凉、身心沉重、食欲不振、消化不良、呕吐、泄泻、腰膝疼痛、嗜睡及肥胖症等寒性疾患。

2. 药本质的功　除了药味功和消化功以外的，药物本身所含的其本质引起的功叫药物本质的功。

第三节　药力

药力的概念："两力"是针对蒙医临床将所有疾病归属热性病和寒性病两大类而言的，也就是将所有药物也归纳为热力药与寒力药两大类（寒力和热力药的形成与其生长环境和采集加工方法等有密切关系）。

引入蒙药相关研究成果，见**课程思政案例二**。

1. 热力药　用具有热力的药物治疗寒性病。

2. 寒力药　用具有寒力的药物治疗热性病

第四节　药效

药效的概念：药物的十七效是随着药物六味的产生而形成的，这些效能分别与三根的二十种特性有着相对应的克制或滋生关系。

1. 药效的种类　十七效是指药物的软、重、温、腻、固、凉（淡）、钝、寒、柔、稀、燥、淡、热、轻、锐、糙、动共十七种效能。

2. 十七效的概念　五元中土、水、火、气等元素即具有这些性能，药物的十七效是随着药物六味的产生而形成的，这些效能分别与三根的二十种特性有着相对应的克制或滋生的关系。克制赫依性病症时，软克糙（前者为药物效能，后为三邪特征，下同）、重克轻、温克凉、腻克微与坚、固克动；克制希拉性病症时，凉（淡）克腻、热克寒、轻克重、锐克钝、糙克软与粘、动克固。蒙医临床就是根据疾病的不同属性，选择运用具有相应十七效的药物来调节各种病因所致人体三根失去平衡的病症，使之恢复正常，从而达到治疗疾病的目的。

引入蒙药相关研究成果，见**课程思政案例三**。

3. 具有五元属性的药效作用　五元是指土、水、火、气、空五大元素。蒙医学以五元学说为理论指导，认为世上物质虽然包罗万象，但都是由土、水、火、气、空五种元素转化而成。药物也是如此，土为药物发育形成的根基；水为药物生长滋润之源泉；火为药物生长成熟的热能；气为药物生长运行动力；空为药物生长存在的空间。药物的生成与土壤、水分、日照、空气等自然条件密切相关，缺一不可。在各种药物的生长发育过程中，由于五种元素参与的程度不同，从而使各种药物具有不同的味道、性能和效力。就是说药物的味、性、效都源于五元。

临床用药中，用这十七种药效医治由赫依、希拉、巴达干的二十种特性所引起的各种疾病。概括蒙药的十七种效能，克制三邪的二十种特性情况如下：

克制赫依特性：柔克糙，重克轻，温克凉，油克细也克坚，固克动；

克制希拉特性：寒克热，钝克锐，凉克腻，和克轻，稀克臭，燥克湿也克泻；

克制巴达干的特性：枯克脂，热克寒，轻克重，锐克钝，糙克柔也克粘，动克固。

4. 药味的功和药效的区别 由于每一种药物都具有药味、药性和药效，因此三者必须综合起来看。两种药物气味一样，但药性不同，故两者的作用完全不一样。反过来说，假如两种药物的药性一样，但气味不同，其作用就有差异。

第五节 药消化

药消化的概念：吃药后被消化，和消化者相互作用后，药物的味变化的结果。

1. 药消化模式的种类 三种消化模式——三火型消化、六味型消化、本质型消化。

2. 药消化理论 蒙医认为药物在人体内被消化的过程中，它固有的药味将会发生一定变化，即甘和咸变甘；苦、辛、涩变苦；甘、苦、酸不变；六味被人体消化后最终为甘、苦、酸三种味，被称为“三化味”。“三化味”是指药物被消化而转化的药味。

3. 消化的作用 消化后的甘味治赫依和协日增生，消化后的酸治巴达干和赫依增生，消化后的苦味治协日增生。

在课堂的内容总结中引入**课程思政案例四**。

（三）课程思政案例与思政点映射

表 42 蒙药学课程思政案例与思政点映射

课程思政案例	思政映射点
案例一：引入研究人员对中药药性的研究成果。 通过对辛味中药的内涵及辛味中药与消渴症的内在联系的研究，提出“中药五味是以体内化学物质形式呈现药性功效”的假说，并试图构建“药味 – 化学组分 – 体内化学形式 – 作用靶点 – 信号通路”的作用网络。一方面，可以以中药吸收入体后的体内化学物质为出发点，明确其体内化学组成，基于体内过程探讨其药效物质基础；另一方面，可以从代表中药的化学成分、体内存在形式、作用靶点与调控机制等层面探究中药药味属性的科学规律与内涵，中药五味的现代研究可以为我们开展蒙药六味的相关研究提供思路及方法上的参考与借鉴	培养学生开展蒙药相关研究的意识，要积极借鉴中药研究思路与方法，推动蒙药研究水平的提升。激发学生对科学研究的热情

续表

课程思政案例	思政映射点
案例二：蒙药的六种味通过十七种能作用于人体三根的20个本质特性，调节三根的平衡，达到治病、防病目的。通过研究，验证了苦味蒙药的表达是通过激活大鼠胃肠道苦味味觉，刺激胃肠道平滑肌，延缓胃排空，从而产生饱腹感，降低大鼠食欲达到减肥的作用。进一步证实了蒙医药味药性理论的科学内涵	蒙医药理论是在长期实践过程中积累的宝贵经验结晶，可利用现代科技进一步验证，从而取得高度预见性的成果。激发学生学习蒙药学的兴趣，同时培养学生的双思维（传统理论思维和现代科技思维）和攻克蒙药研究难关，推动蒙医药传承创新发展的职业责任
案例三：蒙药材的采集、加工方面，与中药材相比较，受到地区环境和游牧文化的影响较大，以地上部位或叶、花、果实等为主，只有少量根茎类药材，如漏芦、龙胆等药材，蒙药用花，中药用其根茎。通过以上比较，充分体现了蒙药学理论和实践在长期的发展过程中体现了蒙古族传统的环保理念	将新时代“五位一体”总体战略布局中的加强生态文明建设要求与课程教学结合起来，使学生树立尊重自然、顺应自然、保护自然的生态文明理念，增强学生蒙医药文化的信心
案例四：鹖冠子一书曾有“物极必反，命曰环流”一句，就是说一件事情到了极端的时候，一定会产生变化，而造成全然不同的结果	1. 对立统一是唯物辩证法的根本规律之一。培养学生在蒙药药力理论的学习过程中，要认识到知识之间的对立能由此知彼，知识间的统一能互为利用，构成蒙医药丰富的理论内涵。 2. 一个人如果太贪心，对于地位和财富毫不知足的攫取，但“物极必反”。学生们要学会取之有度，用之有节

（四）教学测量与评价

1. 每次正式上课前，可以采用随机提问或随堂测试的方式，复习上一次课的教学内容，评价学生对学过的知识性内容的掌握情况。

2. 学生完成本章学习后，通过查阅典籍和文献，完成“补充药树”的学习任务。以评价学生对蒙药基本理论涉及的概念及其内涵的理解，以及利用图书资料和现代信息技术获取信息的能力。

3. 组织“蒙药消化假说”的小组学习，通过自主学习、小组讨论和论文撰写，评价学生对蒙药药性理论研究的熟悉程度，和开展蒙药研究的科研思维。通过学生自评、生生互评和教师评价，评价学生学习效果和沟通能力、团队协作意识。

（五）课程思政教学反思与改进

中医药和民族医药都是我国古代科学的瑰宝，为中华民族的繁衍生息做出了贡献。因此，教学过程中我们既要让学生感受到蒙医药对于保障各族人民健康的重要作用。同时也要意识到中药药性相关研究成果可以为蒙药研究提供借鉴，激发学生从事蒙药研究的热情。

（内蒙古民族大学　拉喜那木吉拉、布和巴特尔、策力木格、白金亮、胡和珠拉、韩九林、其日格尔）

附录　高等学校课程思政建设指导纲要

为深入贯彻落实习近平总书记关于教育的重要论述和全国教育大会精神，贯彻落实中共中央办公厅、国务院办公厅《关于深化新时代学校思想政治理论课改革创新的若干意见》，把思想政治教育贯穿人才培养体系，全面推进高校课程思政建设，发挥好每门课程的育人作用，提高高校人才培养质量，特制定本纲要。

一、全面推进课程思政建设是落实立德树人根本任务的战略举措

培养什么人、怎样培养人、为谁培养人是教育的根本问题，立德树人成效是检验高校一切工作的根本标准。落实立德树人根本任务，必须将价值塑造、知识传授和能力培养三者融为一体、不可割裂。全面推进课程思政建设，就是要寓价值观引导于知识传授和能力培养之中，帮助学生塑造正确的世界观、人生观、价值观，这是人才培养的应有之义，更是必备内容。这一战略举措，影响甚至决定着接班人问题，影响甚至决定着国家长治久安，影响甚至决定着民族复兴和国家崛起。要紧紧抓住教师队伍“主力军”、课程建设“主战场”、课堂教学“主渠道”，让所有高校、所有教师、所有课程都承担好育人责任，守好一段渠、种好责任田，使各类课程与思政课程同向同行，将显性教育和隐性教育相统一，形成协同效应，构建全员全程全方位育人大格局。

二、课程思政建设是全面提高人才培养质量的重要任务

高等学校人才培养是育人和育才相统一的过程。建设高水平人才培养体系，必须将思想政治工作体系贯通其中，必须抓好课程思政建设，解决好专业教育和思政教育“两张皮”问题。要牢固确立人才培养的中心地位，围绕构建高水平人才培养体系，不断完善课程思政工作体系、教学体系和内容体系。高校主要负责同志要直接抓人才培养工作，统筹做好各学科专业、各类课程的课程思政建设。要紧紧围绕国家和区域发展需求，结合学校发展定位和人才培养目标，构建全面覆盖、类型丰富、层次递进、相互支撑的课程思政体系。要切实把教育教学作为最基础最根本的工作，深入挖掘各类课程和教学方式中蕴含

的思想政治教育资源，让学生通过学习，掌握事物发展规律，通晓天下道理，丰富学识，增长见识，塑造品格，努力成为德智体美劳全面发展的社会主义建设者和接班人。

三、明确课程思政建设目标要求和内容重点

课程思政建设工作要围绕全面提高人才培养能力这个核心点，在全国所有高校、所有学科专业全面推进，促使课程思政的理念形成广泛共识，广大教师开展课程思政建设的意识和能力全面提升，协同推进课程思政建设的体制机制基本健全，高校立德树人成效进一步提高。

课程思政建设内容要紧紧围绕坚定学生理想信念，以爱党、爱国、爱社会主义、爱人民、爱集体为主线，围绕政治认同、家国情怀、文化素养、宪法法治意识、道德修养等重点优化课程思政内容供给，系统进行中国特色社会主义和中国梦教育、社会主义核心价值观教育、法治教育、劳动教育、心理健康教育、中华优秀传统文化教育。

——推进习近平新时代中国特色社会主义思想进教材进课堂进头脑。坚持不懈用习近平新时代中国特色社会主义思想铸魂育人，引导学生了解世情国情党情民情，增强对党的创新理论的政治认同、思想认同、情感认同，坚定中国特色社会主义道路自信、理论自信、制度自信、文化自信。

——培育和践行社会主义核心价值观。教育引导学生把国家、社会、公民的价值要求融为一体，提高个人的爱国、敬业、诚信、友善修养，自觉把小我融入大我，不断追求国家的富强、民主、文明、和谐和社会的自由、平等、公正、法治，将社会主义核心价值观内化为精神追求、外化为自觉行动。

——加强中华优秀传统文化教育。大力弘扬以爱国主义为核心的民族精神和以改革创新为核心的时代精神，教育引导学生深刻理解中华优秀传统文化中讲仁爱、重民本、守诚信、崇正义、尚和合、求大同的思想精华和时代价值，教育引导学生传承中华文脉，富有中国心、饱含中国情、充满中国味。

——深入开展宪法法治教育。教育引导学生学思践悟习近平全面依法治国新理念新思想新战略，牢固树立法治观念，坚定走中国特色社会主义法治道路的理想和信念，深化对法治理念、法治原则、重要法律概念的认知，提高运用法治思维和法治方式维护自身权利、参与社会公共事务、化解矛盾纠纷的意识和能力。

——深化职业理想和职业道德教育。教育引导学生深刻理解并自觉实践各行业的职业精神和职业规范，增强职业责任感，培养遵纪守法、爱岗敬业、无私奉献、诚实守信、公道办事、开拓创新的职业品格和行为习惯。

四、科学设计课程思政教学体系

高校要有针对性地修订人才培养方案，切实落实高等职业学校专业教学标准、本科专业类教学质量国家标准和一级学科、专业学位类别（领域）博士硕士学位基本要求，构建科学合理的课程思政教学体系。要坚持学生中心、产出导向、持续改进，不断提升学生的课程学习体验、学习效果，坚决防止“贴标签”“两张皮”。

公共基础课程。要重点建设一批提高大学生思想道德修养、人文素质、科学精神、宪法法治意识、国家安全意识和认知能力的课程，注重在潜移默化中坚定学生理想信念、厚植爱国主义情怀、加强品德修养、增长知识见识、培养奋斗精神，提升学生综合素质。打造一批有特色的体育、美育类课程，帮助学生在体育锻炼中享受乐趣、增强体质、健全人格、锤炼意志，在美育教学中提升审美素养、陶冶情操、温润心灵、激发创造创新活力。

专业教育课程。要根据不同学科专业的特色和优势，深入研究不同专业的育人目标，深度挖掘提炼专业知识体系中所蕴含的思想价值和精神内涵，科学合理拓展专业课程的广度、深度和温度，从课程所涉专业、行业、国家、国际、文化、历史等角度，增加课程的知识性、人文性，提升引领性、时代性和开放性。

实践类课程。专业实验实践课程，要注重学思结合、知行统一，增强学生勇于探索的创新精神、善于解决问题的实践能力。创新创业教育课程，要注重让学生“敢闯会创”，在亲身参与中增强创新精神、创造意识和创业能力。社会实践类课程，要注重教育和引导学生弘扬劳动精神，将“读万卷书”与“行万里路”相结合，扎根中国大地了解国情民情，在实践中增长智慧才干，在艰苦奋斗中锤炼意志品质。

五、结合专业特点分类推进课程思政建设

专业课程是课程思政建设的基本载体。要深入梳理专业课教学内容，结合不同课程特点、思维方法和价值理念，深入挖掘课程思政元素，有机融入课程教学，达到润物无声的育人效果。

——文学、历史学、哲学类专业课程。要在课程教学中帮助学生掌握马克思主义世界观和方法论，从历史与现实、理论与实践等维度深刻理解习近平新时代中国特色社会主义思想。要结合专业知识教育引导学生深刻理解社会主义核心价值观，自觉弘扬中华优秀传统文化、革命文化、社会主义先进文化。

——经济学、管理学、法学类专业课程。要在课程教学中坚持以马克思主

义为指导，加快构建中国特色哲学社会科学学科体系、学术体系、话语体系。要帮助学生了解相关专业和行业领域的国家战略、法律法规和相关政策，引导学生深入社会实践、关注现实问题，培育学生经世济民、诚信服务、德法兼修的职业素养。

——教育学类专业课程。要在课程教学中注重加强师德师风教育，突出课堂育德、典型树德、规则立德，引导学生树立学为人师、行为世范的职业理想，培育爱国守法、规范从教的职业操守，培养学生传道情怀、授业底蕴、解惑能力，把对家国的爱、对教育的爱、对学生的爱融为一体，自觉以德立身、以德立学、以德施教，争做有理想信念、有道德情操、有扎实学识、有仁爱之心的"四有"好老师，坚定不移走中国特色社会主义教育发展道路。体育类课程要树立健康第一的教育理念，注重爱国主义教育和传统文化教育，培养学生顽强拼搏、奋斗有我的信念，激发学生提升全民族身体素质的责任感。

——理学、工学类专业课程。要在课程教学中把马克思主义立场观点方法的教育与科学精神的培养结合起来，提高学生正确认识问题、分析问题和解决问题的能力。理学类专业课程，要注重科学思维方法的训练和科学伦理的教育，培养学生探索未知、追求真理、勇攀科学高峰的责任感和使命感。工学类专业课程，要注重强化学生工程伦理教育，培养学生精益求精的大国工匠精神，激发学生科技报国的家国情怀和使命担当。

——农学类专业课程。要在课程教学中加强生态文明教育，引导学生树立和践行绿水青山就是金山银山的理念。要注重培养学生的"大国三农"情怀，引导学生以强农兴农为己任，"懂农业、爱农村、爱农民"，树立把论文写在祖国大地上的意识和信念，增强学生服务农业农村现代化、服务乡村全面振兴的使命感和责任感，培养知农爱农创新人才。

——医学类专业课程。要在课程教学中注重加强医德医风教育，着力培养学生"敬佑生命、救死扶伤、甘于奉献、大爱无疆"的医者精神，注重加强医者仁心教育，在培养精湛医术的同时，教育引导学生始终把人民群众生命安全和身体健康放在首位，尊重患者，善于沟通，提升综合素养和人文修养，提升依法应对重大突发公共卫生事件能力，做党和人民信赖的好医生。

——艺术学类专业课程。要在课程教学中教育引导学生立足时代、扎根人民、深入生活，树立正确的艺术观和创作观。要坚持以美育人、以美化人，积极弘扬中华美育精神，引导学生自觉传承和弘扬中华优秀传统文化，全面提高学生的审美和人文素养，增强文化自信。

高等职业学校要结合高职专业分类和课程设置情况，落实好分类推进相关要求。

六、将课程思政融入课堂教学建设全过程

高校课程思政要融入课堂教学建设，作为课程设置、教学大纲核准和教案评价的重要内容，落实到课程目标设计、教学大纲修订、教材编审选用、教案课件编写各方面，贯穿于课堂授课、教学研讨、实验实训、作业论文各环节。要讲好用好马工程重点教材，推进教材内容进人才培养方案、进教案课件、进考试。要创新课堂教学模式，推进现代信息技术在课程思政教学中的应用，激发学生学习兴趣，引导学生深入思考。要健全高校课堂教学管理体系，改进课堂教学过程管理，提高课程思政内涵融入课堂教学的水平。要综合运用第一课堂和第二课堂，组织开展“中国政法实务大讲堂”“新闻实务大讲堂”等系列讲堂，深入开展“青年红色筑梦之旅”“百万师生大实践”等社会实践、志愿服务、实习实训活动，不断拓展课程思政建设方法和途径。

七、提升教师课程思政建设的意识和能力

全面推进课程思政建设，教师是关键。要推动广大教师进一步强化育人意识，找准育人角度，提升育人能力，确保课程思政建设落地落实、见功见效。要加强教师课程思政能力建设，建立健全优质资源共享机制，支持各地各高校搭建课程思政建设交流平台，分区域、分学科专业领域开展经常性的典型经验交流、现场教学观摩、教师教学培训等活动，充分利用现代信息技术手段，促进优质资源在各区域、层次、类型的高校间共享共用。依托高校教师网络培训中心、教师教学发展中心等，深入开展马克思主义政治经济学、马克思主义新闻观、中国特色社会主义法治理论、法律职业伦理、工程伦理、医学人文教育等专题培训。支持高校将课程思政纳入教师岗前培训、在岗培训和师德师风、教学能力专题培训等。充分发挥教研室、教学团队、课程组等基层教学组织作用，建立课程思政集体教研制度。鼓励支持思政课教师与专业课教师合作教学教研，鼓励支持院士、“长江学者”“杰青”、国家级教学名师等带头开展课程思政建设。

加强课程思政建设重点、难点、前瞻性问题的研究，在教育部哲学社会科学研究项目中积极支持课程思政类研究选题。充分发挥高校课程思政教学研究中心、思想政治工作创新发展中心、马克思主义学院和相关学科专业教学组织的作用，构建多层次课程思政建设研究体系。

八、建立健全课程思政建设质量评价体系和激励机制

人才培养效果是课程思政建设评价的首要标准。建立健全多维度的课程思政建设成效考核评价体系和监督检查机制，在各类考核评估评价工作和深化高校教育教学改革中落细落实。充分发挥各级各类教学指导委员会、学科评议组、专业学位教育指导委员会、行业职业教育教学指导委员会等专家组织作用，研究制订科学多元的课程思政评价标准。把课程思政建设成效作为“双一流”建设监测与成效评价、学科评估、本科教学评估、一流专业和一流课程建设、专业认证、“双高计划”评价、高校或院系教学绩效考核等的重要内容。把教师参与课程思政建设情况和教学效果作为教师考核评价、岗位聘用、评优奖励、选拔培训的重要内容。在教学成果奖、教材奖等各类成果的表彰奖励工作中，突出课程思政要求，加大对课程思政建设优秀成果的支持力度。

九、加强课程思政建设组织实施和条件保障

课程思政建设是一项系统工程，各地各高校要高度重视，加强顶层设计，全面规划，循序渐进，以点带面，不断提高教学效果。要尊重教育教学规律和人才培养规律，适应不同高校、不同专业、不同课程的特点，强化分类指导，确定统一性和差异性要求。要充分发挥教师的主体作用，切实提高每一位教师参与课程思政建设的积极性和主动性。

加强组织领导。教育部成立课程思政建设工作协调小组，统筹研究重大政策，指导地方、高校开展工作；组建高校课程思政建设专家咨询委员会，提供专家咨询意见。各地教育部门和高校要切实加强对课程思政建设的领导，结合实际研究制定各地、各校课程思政建设工作方案，健全工作机制，强化督查检查。各高校要建立党委统一领导、党政齐抓共管、教务部门牵头抓总、相关部门联动、院系落实推进、自身特色鲜明的课程思政建设工作格局。

加强支持保障。各地教育部门要加强政策协调配套，统筹地方财政高等教育资金和中央支持地方高校改革发展资金，支持高校推进课程思政建设。中央部门所属高校要统筹利用中央高校教育教学改革专项等中央高校预算拨款和其他各类资源，结合学校实际，支持课程思政建设工作。地方高校要根据自身建设计划，统筹各类资源，加大对课程思政建设的投入力度。

加强示范引领。面向不同层次高校、不同学科专业、不同类型课程，持续深入抓典型、树标杆、推经验，形成规模、形成范式、形成体系。教育部选树一批课程思政建设先行校、一批课程思政教学名师和团队，推出一批课程思政示范课程、建设一批课程思政教学研究示范中心，设立一批课程思政建设研究

项目，推动建设国家、省级、高校多层次示范体系，大力推广课程思政建设先进经验和做法，全面形成广泛开展课程思政建设的良好氛围，全面提高人才培养质量。

参考文献

［1］中共教育部党组．中共教育部党组关于印发《高校思想政治工作质量提升工程实施纲要》的通知［EB/OL］．http：//www.moe.gov.cn/srcsite/A12/s7060/201712/t20171206_320698.html,2017-12-05.

［2］中共中央办公厅、国务院办公厅．《关于深化新时代学校思想政治理论课改革创新的若干意见》［EB/OL］．http：//www.gov.cn/zhengce/2019-08/14/content_5421252.htm,2019-08-14.

［3］人民网，人民日报．习近平在全国高校思想政治工作会议上强调：把思想政治工作贯穿教育教学全过程 开创我国高等教育事业发展新局面［EB/OL］．http：//dangjian.people.com.cn/n1/2016/1209/c117092-28936962.html,2016-12-08.

［4］中华人民共和国教育部．教育部关于加快建设高水平本科教育 全面提高人才培养能力的意见［EB/OL］．http：//www.moe.gov.cn/srcsite/A08/s7056/201810/t20181017_351887.html,2018-10-08.

［5］中共中央，国务院．关于促进中医药传承创新发展的意见［EB/OL］．http：//www.gov.cn/zhengce/2019-10/26/content_5445336.htm,2019-10-26.

［6］中华人民共和国教育部．一流本科课程建设的实施意见［EB/OL］．http：//www.moe.gov.cn/srcsite/A08/s7056/201910/t20191031_406269.html,2019-10-30.

［7］中共中央，国务院．关于全面深化新时代教师队伍建设改革的意见［EB/OL］．http：//www.gov.cn/xinwen/2018-01/31/content_5262659.htm,2018-01-31.

［8］教育部．教育部等八部门关于加快构建高校思想政治工作体系的意见［EB/OL］．http：//www.cac.gov.cn/2020-05/12/c_1590838529018107.htm,2020-5-12.

［9］教育部．关于深化本科教育教学改革 全面提高人才培养质量的意见［EB/OL］．http：//www.gov.cn/fuwu/2019-10/14/content_5439224.htm,2019-10-14.

[10] 中共中央国务院. 关于进一步加强和改进大学生思想政治教育的意见 [EB/OL]. http: //www.moe.edu.cn/s78/A12/szs_lef/moe_1407/moc_1408/tnull_20566.html,2004-10-14.

[11] 教育部. 高等学校课程思政建设指导纲要 [EB/OL]. http: //www.moe.gov.cn/srcsite/A08/s7056/202006/t20200603_462437.html,2020-5-28.

[12] 金丽霞，朱金玲. 高校专业课程思政化的路径研究——以浙江中医药大学卫生检验与检疫专业为例 [J]. 课程与教材，2018，8：60-61.

[13] 雷文静. 红色资源融入高校思政课程育人研究 [D]. 长沙：湖南师范大学，2019.

[14] 孙荪，黄桂成，吴啟南，等. 高等中医药院校课程思政体系构建研究——以南京中医药大学为例 [J]. 南京中医药大学学报，2018，19（4）：262-264.

[15] 黄子涵. 高校思想政治理论课名师发展规律与成长路径研究——以上海高校为例 [D]. 上海：上海大学，2013.

[16] 朱广琴. 基于立德树人的"课程思政"教学要素及机制探析 [J]. 南京理工大学学报，2019，32（6）：84-87.

[17] 俞铮铮，江玲丽，邬晓婧，等. 基于文化传承与创新的中医药膳课程思政研究 [J]. 创新创业理论研究与实践，2018，21：34-35.

[18] 师莹. 科技英语教学中的课程思政要素挖掘及案例分析 [J]. 文化学刊，2019，3：179-181.

[19] 谭晓爽. 课程思政的价值内涵与实践路径探析 [J]. 思想政治工作研究，2018，4：44-45.

[20] 邱伟光. 课程思政的价值意蕴与生成路径 [J]. 思想理论教育，2017，7：10-14.

[21] 王海花. 课程思政的探索与实践——以中学英语为例 [D]. 太原：中北大学，2019.

[22] 李国娟. 课程思政建设必须牢牢把握五个关键环节 [J]. 中国高等教育，2017，15（16）：28-29.

[23] 陈明. 仁德、仁术、仁人——中医药院校课程思政建设的思考与路径 [J]. 时珍国医国药，2018，29（11）：2751-2753.

[24] 付晓玲. 思政课落实"立德树人"根本任务的路径研究 [D]. 芜湖：安徽工程大学，2017.

[25] 喻江亭. 新时代高校"五个思政"一体化研究 [D]. 武汉：武汉科技大学，2019.

［26］李力．新时代高校立德树人协同策略研究［D］．长春：东北师范大学，2019.

［27］刘又银．医学院校思想政治理论课实践教学研究——以部分医学院校为例［D］．遵义：遵义医学院，2017.

［28］孙俊芳，段其波．中医药院校实施课程思政的实践与反思［J］．中国校外教育，2019，6：120-121.

［29］朱梦洁．“课程思政”的探索与实践——以专业课为视角［D］．上海：上海外国语大学马克思主义学院，2018.

［30］林流动．“思政课程”与“课程思政”的协同要素探析［J］．闽南师范大学学报，2018，4：153-156.

［31］陆思思．“学习共同体”视域下的高校思想理论课教学模式研究与实践——以《思想道德修养与法律基础》课为例［D］．杭州：浙江工业大学政治与公共管理，2011.

［32］解从霞．专业课“课程思政”策略的构建与实践——以基础化学原理课程为例［J］．大学化学，2019，34（11）：38-44.

［33］冯莉．工业设计类课程思政融入中华传统文化教育［J］．科教文汇，2019，478：70-71.

［34］吴冬平，徐哲民．大思政理念下专业课课程思政改革研究［J］．科技视界，2018，49：107-108.

［35］孙建平，朱东岳，王建国．浅析思政元素与专业课程融入贯通的途径［J］．课程教育研究，2019，51：8.

［36］王海威，王伯承．论高校课程思政的核心要义与实践路径［J］．学校党建与思想教育，2018，581：32-34.

［37］高德毅，宗爱东．从思政课程到课程思政：从战略高度构建高校思想政治教育课程体系［J］．中国高等教育，2017，1：43-46.

［38］仇楠楠．大学生文化自信培育研究［D］．徐州：中国矿业大学，2019.

［39］严建会，王前．发挥中国传统医德文化优势深化思政教育改革的探索与实践［J］．成都中医药大学学报，2018，20（3）：65-66，108.

［40］展鹏，蒋小飞，王艺铭，等．药学专业无机化学“课程思政”教学初探［J］．大学化学，2019，34（11）：61-67.

［41］王彦才，郭翠菊．教育学［M］．北京：北京师范大学出版社，2012：310.

［42］顾明远．教育大辞典［M］．上海：上海教育出版社，1999：364.

［43］霍力岩，黄爽．表现性评价内涵及其相关概念辨析［J］．西北师大学报（社会科学版），2015（5）：77.

［44］边国英．学术的影响因素分析［J］．北京大学教育评论，2007,（4）：167 -172.

［45］任跃英．药用植物遗传育种学［M］．北京：中国中医药出版社，2010.

［46］张美玲，贾彩凤，杜震宇．见微知著，溶盐于汤——浅谈高校微生物学课程思政的探索与实践［J］．生物学杂志，2019，36（4）：102-104.

［47］刘宇，赵冬，张一昕．“课程思政”融入《临床中药学》课堂教学的认识与探讨［J］．教育现代化，2019，6（32）：30-32.

［48］马晶，包玉颖．医学伦理学课程思政教学改革与实践［J］．南京中医药大学学报（社会科学版），2019，20（2）：132-135.

［49］杨玲，刘雯，左伋．基于案例的医学遗传学“课程思政”设计与实践［J］．中国优生与遗传杂志，2019，27（8）：1023-1024.

［50］佟屏亚．保卫国产大豆一片净土［J］．种子科技，2014，32（11）：9-12.

［51］陈怡．打造中国野生物种的“诺亚方舟”［N］．上海科技报，2010-1-20（5）.

［52］王玲．袁隆平和他的杂交水稻梦（英文）［J］．Science Bulletin, 2015，60（6）：657-660.

［53］黄朝武．守望世界的“饭碗”——记“杂交水稻之父”袁隆平和中国杂交水稻推广历程［J］．北京农业，2009（02）：38-42.

［54］汤·巴来伯格，尹华奇．袁隆平和杂交水稻［J］．杂交水稻，1990（3）：46-48.

［55］扎木苏．内蒙古蒙医药产业发展研究［D］．呼和浩特：内蒙古师范大学，2013.

［56］策力木格，松林，刘梦娇，等．蒙医药特色与发展思路［J］．中国中医药图书情报杂志，2016，40（6）：4-9.

［57］包特日格乐．苦味蒙药地格达对高脂高能量饮食诱导肥胖症大鼠的减肥作用研究［D］．呼和浩特：内蒙古民族大学，2019.

［58］关永仙，白梅荣，娜仁满都拉，等．浅谈常用苦味蒙药的药性理论［J］．北方药学，2014，11（12）：130-131.

［59］李盼，陈雨微，丁丽琴，等．辛味中药在治疗消渴证中的应用价值及中药五味理论现代研究的思考［J］．中草药，2019，50（22）：5577-5583.

[60] 崔兰冲.《药物分析学》课程思政的研究与实践[J]. 教育教学论坛，2019（29）：175-176.

[61] 杨兴鑫，李维熙，张美，等.《中药分析》多维课外自主学习体系的构建及应用体会[J]. 中南药学，2019，17（7）：1164-1166.

[62] 张凤瑞，苏文龙，刘青梅，等. 基于中药学教学过程与思政教育有机融合的探讨[J]. 中医教育，2019，38（5）：66-68.

[63] 金黎明，侯熙彦，门磊，等. 课程思政融入《药物分析》的教学实践探索[J]. 科技风，2020（2）：56.

[64] 迟明艳，高秀丽，代泽琴，等. 论“大思政”格局下的《药物现代仪器分析》课程教学改革[J]. 新西部，2019（35）：146-147.

[65] 韩宪洲. 以课程思政推动立德树人的实践创新[J]. 中国高等教育，2019（23）：12-14.

[66] 石书臣. 正确把握“课程思政”与思政课程的关系[J]. 思想理论教育，2018（11）：57-61.

[67] 高德毅，宗爱东. 课程思政：有效发挥课堂育人主渠道作用的必然选择[J]. 思想理论教育导刊，2017（1）：31-34.

[68] 王德炎，谢今. 立德树人背景下高校从“思政课程”走向“课程思政”的思考[J]. 绵阳师范学院学报，2019，38（12）：11-15.

[69] 林敏，郑晓静，潘诚耀. 加强大学生思想政治教育和学工队伍建设研究[J]. 传播与版权，2019（11）：147-148.

[70] 韩宪洲. 深化“课程思政”建设需要着力把握的几个关键问题[J]. 北京联合大学学报（人文社会科学版），2019，17（2）：1-6.

[71] 宫维明.“课程思政”的内在意涵与建设路径探析[J]. 思想政治课研究，2018（6）：66-69.

[72] 郑永廷. 思想政治教育方法论[M]. 北京：高等教育出版社，2010.

[73] 徐建光. 坚持全课程育人 深化课程思政改革[J]. 上海教育，2017（12）：14.

[74] 卢杨，刘芳. 高校课程思政建设的关键点位思考[J]. 高教学刊，2019（23）：164-166.

[75] 贾红杰，张况，唐贻发. 广西高职院校课程思政师资队伍培训存在的问题及策略研究[J]. 大众科技，2019，21（238）：148-149.

[76] 赵文昌，宋丽军. 以培养中医药思维为导向的本科中药学类专业建设[J]. 中国中医药现代远程教育，2018，16（19）：39-41.

[77] 欧阳慧敏. 基于“课程思政”的大学生生态文明教育研究 [D]. 徐州：中国矿业大学，2019.

[78] 吴群. 基于大学生成长规律的思想政治教育原则与路径研究 [D]. 上海：上海师范大学，2019.

[79] 彭华胜，程铭恩. 本草释名文化融入药用植物学课程的教学探索 [J]. 皖西学院学报，2018，34（5）：1-3.

[80] 彭华胜，袁媛，黄璐琦. 本草考古：本草学与考古学的交叉新领域 [J]. 科学通报，2018，63（13）：1172-1179.

[81] 王瑞，郭夫江，贾琦，等. 思政教育融入“中药化学”教学的探索与实践 [J]. 中医药管理杂志，2018，26（18）：37-38.

[82] 吕金燕，陈睿，黄颖，等. 浅谈如何在药理学教学中开展思政教育 [J]. 传播力研究，2019，3（6）：170.

[83] 聂慧芳. 中医哲学思想在中西医结合教育体系中的应用 [J]. 湖南中医杂志，2019，35（12）：80-81.

[84] 袁颖，朱国福，杨柏灿，等. 立足文化内涵实施课程育人——中药学教学中课程思政的探索 [J]. 中医教育，2018，37（4）：27-30.

[85] 杨明，钟凌云，薛晓，等. 中药传统炮制技术传承与创新 [J]. 中国中药杂志，2016，41（3）：357-361.

[86] 杨明，张定堃，钟凌云，等. 对传统中药炮制文化与哲学的思考 [J]. 中国中药杂志，2017，38（17）：2223-2226.

[87] 黄春花，常潇丹. 找准切入点开展课程思政教育——以高职药学专业有机化学课程为例 [J]. 卫生职业教育，2019，37（5）：56-57.

[88] 王学红，梅霞. 高校思政课“线上线下”深度融合的研究与实践——以江苏农林职业技术学院为例 [J]. 现代职业教育，2017（36）：50-51.

[89] 张晓琴，刘爱明. 基于临床思维和思政教育的医学生药理学课程的教学设计探析——以教学专题“青霉素类抗生素”为例 [J]. 教育现代化，2019（103）：239-240.

[90] 韩玮. “流动智能应急中药房”开进江夏方舱医院，300 多味中药供速配 [EB/OL].（2020-02-14）. http://www.cjrbapp.cjn.cn/p/160215.html.

[91] 寇勇. 江西打造“中国药谷”建设中医药科研高地 [EB/OL].（2020-03-11）. https://article.xuexi.cn/articles/index.html?source=share&art_id=11552391064880044056&showmenu=false&study_style_id=feeds_default&t=1584248418301&share_to=wx_single.